Führungshandbuch für Ärztinnen

Ulrike Ley
Gabriele Kaczmarczyk

Führungshandbuch für Ärztinnen

Gesunde Führung in der Medizin

2., vollständig überarbeitete Auflage

Unter Mitarbeit von Isabell Lisberg-Haag, Uschi Heidel und Elke Köhler

Mit Zeichnungen von Franziska Becker

Mit 41 Abbildungen und 11 Tabellen

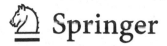

Dr. Ulrike Ley
coaching & seminare
Berlin

Prof. Dr. Gabriele Kaczmarczyk
Berlin School of Public Health
Berlin

ISBN 978-3-642-37121-9   ISBN 978-3-642-37122-6 (eBook)
DOI 10.1007/978-3-642-37122-6

Die Deutsche Nationalbibliothek verzeichnet diese Publikation in der Deutschen Nationalbibliografie; detaillierte bibliografische Daten sind im Internet über http://dnb.d-nb.de abrufbar.

SpringerMedizin
© Springer-Verlag Berlin Heidelberg 2010, 2013

Planung: Dr. Sabine Höschele, Heidelberg
Projektmanagement: Hiltrud Wilbertz, Heidelberg
Lektorat: Markus Pohlmann, Heidelberg
Projektkoordination: Barbara Karg, Heidelberg
Umschlaggestaltung: deblik Berlin
Fotonachweis Umschlag: © Franziska Becker, Köln
Herstellung: Crest Premedia Solutions (P) Ltd., Pune, India

Gedruckt auf säurefreiem und chlorfrei gebleichtem Papier

Springer Medizin ist Teil der Fachverlagsgruppe Springer Science+Business Media
www.springer.com

Geleitwort

Es gibt unzählige Gründe, warum Ärztinnen mehr Führungspositionen in der Medizin übernehmen sollten. Der wichtigste Grund für mich ist jedoch die Überwindung der homosozialen Reproduktionsstrukturen, die in Deutschland die Leitungsstrukturen und Gremien an Universitäten, Krankenhäusern, Ärztekammern, kassenärztlichen Vereinigungen, wissenschaftlichen Gesellschaften, Fachverbänden, Gutachterkommissionen etc. prägen und damit das Wertesystem der Gesundheitsversorgung.

Bedingt durch den gesellschaftlichen und demografischen Wandel steht das Gesundheitssystem vor großen, nicht nur finanziellen, Herausforderungen. Die Mitgestaltung dieser Veränderungen in Bezug auf die zu entwickelnden Versorgungsmodelle, Forschungsziele und Lehrinhalte kann nur aus Führungspositionen heraus erfolgen, für die sich zunehmend Kolleginnen engagieren.

Das vorliegende *Führungshandbuch für Ärztinnen* bietet bei der Vorbereitung auf diese Führungsaufgaben eine sehr wertvolle Unterstützung.

Prof. Dr. Doris Henne-Bruns
Ärztliche Direktorin für Allgemein- und Viszeralchirurgie
Universitätsklinikum Ulm

Vorwort

Frauen und Ärztinnen haben sich seit Jahrzehnten weltweit dafür eingesetzt, dass ihre Kompetenz und der weibliche Blick Eingang finden in die bislang primär an der männlichen Norm orientierte Medizin in Praxis, Klinik und Forschung, in Gesundheitsförderung und -versorgung. Auf der strukturellen Ebene holen sie nun zumindest zahlenmäßig auf, auch wenn wir bei einem Ärztinnenanteil von 43% von einer Repräsentanz analog der Bevölkerung noch entfernt sind. Besonders die Schere im Karriereverlauf hat sich nicht geschlossen: Immer noch ist der Anteil bei den meinungsbildenden C4/W3-Professorinnen in der Medizin mit unter 10% verschwindend gering.

Ärztinnen möchten das ändern, und Ärztinnen stärken sich gegenseitig. Im Deutschen Ärztinnenbund können wir im 89. Jahr nach der Gründung z. B. auf die erfolgreiche Arbeit unseres Mentorinnennetzwerkes blicken, auch Seminare und Bücher zum Thema Karriereplanung werden stark nachgefragt. Für Ärztinnen, die in Führungspositionen oder auf dem Weg dorthin sind, stellt nun dieses neue Buch eine dringend notwendige weitere Unterstützung dar. Wie führen sie erfolgreich in einem an männlichen Bedürfnissen ausgerichteten und von männlichen Strukturen geprägten System? Wer passt sich wem an? Führen Frauen aufgrund der ihnen bescheinigten höheren emotionalen Intelligenz vielleicht sogar gesünder? Wo sind die Fallen, wenn es um den Umgang mit Macht, mit Konkurrenz und Konflikten geht? Wie sind Führungspositionen mit Familienpflichten vereinbar?

Und nicht zu vergessen: Wie bleiben Ärztinnen in Führungspositionen selber gesund, wo können sie sich Unterstützung holen?

Viele der in dem Buch angesprochenen – und z. T. witzig ins Bild gesetzten –Themen resultieren aus Erfahrungen, die Frauen überall in Führungspositionen oder auf dem Weg dorthin gemacht haben. Das besondere Verdienst dieses Buches ist nun, die spezifischen Bedingungen des Arztberufes mit teilweise sehr hierarchischen Strukturen und besonderen Aspekten in den Blick zu nehmen. Insofern stehen die beiden Autorinnen Prof. Dr. Gabriele Kaczmarczyk (Ärztin, Hochschullehrerin, ehemalige langjährige Frauenbeauftragte) und Dr. Ulrike Ley (Sozialwissenschaftlerin, Coach, Trainerin) für eine gelungene Verbindung der verschiedenen Blickwinkel und vor allem für viele praktische Tipps.

Wir wünschen dem Buch und seinen Leserinnen viel Erfolg.

Dr. Regine Rapp-Engels
Präsidentin des Deutschen Ärztinnenbundes

Inhaltsverzeichnis

Autorinnenverzeichnis

Uschi Heidel
TRIO MedienService GmbH
Kaiserstraße 139–141, 53113 Bonn
heidel@trio-medien.de

Prof. Dr. med. Gabriele Kaczmarczyk
Berlin School of Public Health
Charité Berlin
http://prof-gabriele-Kaczmarczyk.de
gabriele.kaczmarczyk@charite.de

Elke Köhler
Spezialberatung für lösungsorientiertes Denken
und Handeln
Drakestraße 39, 12205 Berlin
info@elkekoehler.com

Dr. Ulrike Ley
coaching & seminare
Friedrich-Wilhelm-Platz 6
12161 Berlin
www.dr-ulrike-ley.de
info@dr-ulrike-ley.de

Dr. Isabell Lisberg-Haag
TRIO MedienService GmbH
Kaiserstraße 139–141, 53113 Bonn
lisberg@trio-medien.de

Das Potenzial nutzen

Ulrike Ley, Gabriele Kaczmarczyk

» Wär' ich auf dem Thron, so wollt ich die Welt mit lachendem Mut umwälzen. (Bettina von Arnim, 1840) «

1.1 Wie es ist, kann es nicht bleiben …

» Man denke sich eine Frau als ärztliche Dirigentin eines Hospitals … Muss nicht jeder bei dem Gedanken lachen (oder auch weinen), dass eine Frau, selbst wenn sie die medizinischen Kenntnisse dazu hätte, den hohen Grad von Autorität ausüben soll, welcher dem Dirigenten eines Spitals unentbehrlich ist? (T. L. von Bischoff, 1872) «

Das Lachen ist vergangen. Die Weigerungsphänomene der Mediziner sind geblieben. Die Ärztinnen auch.

Was fürchten Mediziner? Ärztinnen stören die Gemütlichkeit im Männerbund (oder moderner: in der Peer-Group), sie fürchten Emotionen und »Gezeter«, sie fürchten die Senkung der Einkommen (tatsächlich gibt es mehr gute Frauen für weniger Geld), sie fürchten die Abwertung »ihrer« Klinik und des Faches insgesamt. Wenn »nur« Frauen dirigieren, dann ist ihr Status gefährdet (◘ Abb. 1.1). Darin stecken viele Vorurteile und eine offene Frage: Wäre es denkbar, dass die führenden Männer in der Medizin gar nicht mit führenden Frauen in der Medizin auf Augenhöhe zusammenarbeiten können? Geht kreative Zusammenarbeit nur mit der Doktorandin, der Sekretärin, der Assistentin, der Partnerin im privaten Bereich? Vielleicht sind Männer und Frauen ganz anders, als wir es bisher glauben und wissen. Beides kann nur durch Erfahrung geklärt werden.

Heute finden wir viele Störfaktoren, die die Entwicklungspotenziale vor allem von Frauen einschränken. Ärztinnen, die dem weiblichen Ur-Rollenbild nicht entsprechen, die selbstbewusst und durchsetzungsfähig sind, die Führung beanspruchen, bekommen das Etikett »nervig« aufgeklebt – »Denn egal, wie klug und kompetent eine Frau ist«, schreibt die Publizistin Alice Schwarzer, »eine jede kann liquidiert werden, indem man ihr die ‚Weiblichkeit' und damit das Begehrtwerden abspricht.«

(Gaschke 2008). Ein Trick, um sich die hochqualifizierte weibliche Konkurrenz vom Hals zu halten.

1.2 Die Zukunft der Medizin ist weiblich

Etwa 65% der Medizinstudierenden sind weiblich. Eine Zahl, die viele Mediziner umtreibt und Warnungen vor einer »Feminisierung der Medizin« in die Welt setzen lässt. Das ist sicher voreilig. Tatsächlich kann von einer weiblichen Medizin erst dann gesprochen werden, wenn der Anteil von Ärztinnen in Führungspositionen dem Anteil von Medizinerinnen mit Staatsexamen entspricht. Dieser Prozess ist demografisch unvermeidbar, beschleunigt wird er durch Geld bzw. durch die zunehmende Abwesenheit von Geld. Genauer: Das Kürzen der Gehälter bringt Frauen in Führungspositionen. Unikliniken galten immer als Karrieresprungbrett zu einem Posten als Chefarzt an einem städtischen Haus oder als Universitätsprofessor. »Das System ist kollabiert, als die Mediziner merkten, dass sie keinen lukrativen Karrierepfad gewählt haben.« Damit begründet einer der Initiatoren 2008 den Ärztestreik für mehr Gehalt.

Nach wie vor gilt es allerdings zwei Fragen zu klären:
- Warum schaffen es so wenige Frauen, die Führungspositionen in der deutschen Medizin anstreben, nach oben?
- Warum lehnen viele Frauen von vornherein den vielleicht durchaus begehbaren und in seltenen Fällen sogar bereits geebneten Weg in eine Führungsposition dankend ab?

Trauen sie sich die Führungsrolle im Beruf nicht zu, während sie in ihrem häuslichen Umfeld meist selbstverständlich mit wechselnden Anforderungen, Widersprüchen und Widrigkeiten fertig werden und Harmonie herstellen können? Warum reicht ihnen der Blumenstrauß, den sie als Gattin eines geehrten Preisträgers erhalten (der übrigens oft ehrlich zugibt, dass es ohne sie gar nicht so erfolgreich gegangen wäre)?

Oder – und das ist das Wahrscheinlichere – ist es die feudale Struktur der Medizin, die abschreckt

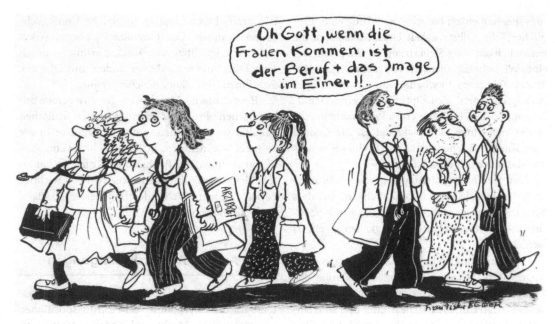

Abb. 1.1 (Copyright: Franziska Becker, mit freundlicher Genehmigung)

und den freiwillig-unfreiwilligen Verzicht auf Top-Positionen nahelegt? Ist es die Führungsmentalität, die abschreckt? Da es auch Männer gibt, die den Arbeitsbedingungen in der Medizin den Rücken kehren, kommen wir möglicherweise zu des Pudels Kern: Woran krankt das medizinische System? In diesem Buch wird, zumindest exemplarisch, auch dazu Stellung genommen.

1.3 Führung: Herrscher, Helden und Menschen

An Karriereratgebern mangelt es nicht. Auch nicht an kleinen, aber wichtigen Tipps für die Karriere. Gleich der erste lautet: »Die erste Voraussetzung, die man erfüllen muss, um als Manager (oder Mediziner) Karriere zu machen, ist die: Man darf keine Frau sein. Als Frau kann man höchstens die Frau eines Managers (Chefarztes oder Medizinprofessors) werden, aber das ist ein ganz anderer Weg ...« Sie glauben, das Zitat stammt aus einem Werk, sagen wir, Mitte der 1950er Jahre? Es ist aktuell, und hier bündeln sich die Ängste der Mediziner vor einer Feminisierung der Medizin. Mit »leisem Spott« haben die Autoren Peter Noll und Hans Ru-

dolf Bachmann mit *Der kleine Macchiavelli* eine »erfrischende Satire« über den Umgang mit der Macht verfasst, wirbt der Piper-Verlag noch heute. Ein Humor, den nur wenige Frauen erfrischend finden. Die Verfasser sind längst vergessen, aber ihre Überzeugungen lassen sich umstandslos noch überall finden. Ein Blick auf die Zahlen von Frauen in Führungspositionen reicht.

Auch an Führungsbüchern mangelt es nicht. Sie richten sich an Männer in Führungspositionen und an die, die Führung übernehmen wollen. Meist beginnen sie mit einem markigen Zitat, z. B. von Friedrich Schiller über Wallenstein in *Geschichte des Dreißigjährigen Krieges*: »Die Tugenden des *Herrschers* und der *Helden*, Klugheit, Gerechtigkeit, Festigkeit und Mut, ragten in seinem Charakter kolossalisch hervor; aber ihm fehlten die sanften Tugenden des *Menschen*, die den Helden zieren und dem Herrscher Liebe erwerben.«

Herrscher und Helden, Menschen – Frauen finden sich da zwar nicht, fühlen sich auch nicht angesprochen, haben vielleicht ein Störgefühl, sind aber selbstverständlich mitgemeint.

Noch ein Beispiel: Unter der Überschrift »Wie führt man richtig?« wird »Das Ideal« beschrieben (Schulz von Thun et al. 2003): »Die ideale Füh-

rungspersönlichkeit braucht: die Würde eines Erz-
bischofs, die Selbstlosigkeit eines Missionars, die
Beharrlichkeit eines Steuerbeamten, die Erfahrung
eines Wirtschaftsprüfers, die Arbeitskraft eines Ku-
lis, den Takt eines Botschafters, die Genialität eines
Nobelpreisträgers, den Optimismus eines Schiff-
brüchigen, die Findigkeit eines Rechtsanwalts, die
Gesundheit eines Olympiakämpfers, die Geduld
eines Kindermädchens, das Lächeln eines Filmstars
und das dicke Fell eines Nilpferds.«

Nun ja, die Anforderungen an eine Führungskraft sind vielfältig und widersprüchlich, aber dass
bei aller Übermenschlichkeit nur das Kindermäd-
chen als Vertreter weiblicher Fähigkeiten angeführt
werden?

Als führende Landespolitiker Bundeskanzlerin
Angela Merkel wieder einmal mit dem Verdikt »Sie
kann es nicht!« belegten, kommentierte Ursula von
der Leyen, Ärztin, mehrfache Mutter und jahrelan-
ge Bundesministerin, den Führungsstil ihrer Chefin folgendermaßen (*Financial Times Deutschland*,
17.3.2009): »Ich kann bei jedem Menschen etwas
vermissen. Bei Schröder war es zu viel Basta, kann
der nicht mal Zwischentöne hieß es da, bei Kohl
missfiel das lange Aussitzen. Ein Mensch ist immer
eine Persönlichkeit. Und Merkels Stil ist eben be-
sonnen, rational und fachlich äußerst kompetent.
… Wir haben eine Kanzlerin, die ist hoch angesehen in der Bevölkerung.«

1.4   Frauen in Führungspositionen

Frauen können etwas, was viele Männer kaum
können. Es sind die geforderten neuen Führungskompetenzen, die bei Frauen stärker vorhanden
sind: »inspiration, participative decision making,
expectations and rewards, people development,
role model« (Desvaux et al. 2007). Frauen neigen
dazu, Risiken abzuwägen, Umsicht, Anteilnahme,
Ehrlichkeit und Nachhaltigkeit zu betonen. Den
Ruf »Wir brauchen Sie oben. Sie müssen führen!«
hören sie (noch) nicht: Das liegt auch daran, dass
die gerade genannten Fähigkeiten und Leistungen
keine wesentlichen Auswahlkriterien für die Besetzung von Chefarzt- oder Professorenstellen sind.

Offen ist, wie lange die Geduld der Ärztinnen –
nicht zuletzt auch ständig hart geprüft durch viele

bürokratische und andere angebliche Unmöglichkeiten – anhält. Das Gesundheitssystem verliert
viele hochqualifizierte Medizinerinnen durch
Flucht ins Ausland oder in andere medizinnahe
Positionen – ein ökonomischer Irrsinn.

Eine deutsche Professorin, die ihre gerade an-
genommene Professur an einer großen deutschen
Fakultät wieder verließ, um eine Professur in der
Schweiz anzunehmen, beklagte sich: »Wenn man
beginnen muss, um Bücher oder Regale zu kämp-
fen, bleibt wenig Energie für die wirklich wichtige
Arbeit. Zudem machte der bestehende Filz faire
Verhandlungen unmöglich.«

1.5   Andere Arbeitsbedingungen

Wann gehen Frauen in Führung? Die Anreizsysteme für die Übernahme von Führungspositionen
wie mehr Geld, Macht und Ansehen (Status) einerseits, weniger Zeit und die Einbindung in eine
überholte Hierarchie andererseits sind für viele
Ärztinnen Grund genug zu sagen: »Das tue ich mir
nicht an« und »Für ein paar Euro mehr mache ich
mein Leben nicht kaputt!« Was wollen sie stattdes-
sen?

Wir haben Ärztinnen in Führungspositionen in
Deutschland und der Schweiz gefragt, was sie wirklich wollen. Das Ergebnis, kurz zusammengefasst:
Ärztinnen wollen andere Arbeitsbedingungen und
eine demokratisch-kooperative Führung statt der
Gehorsamkeitsstruktur der alten Hierarchie. Die
Rahmenbedingungen für Karriere müssen sich ändern: In der kritischen Aufstiegsphase mehr Zeit
und mehr Geld, hier und auch in Führungspositionen flexible Arbeitszeiten, ein familienfreundliches
Arbeitsumfeld und gleiches Gehalt wie die männlichen Kollegen.

1.6   Vorbilder

Eine wesentliche Bremse für die Übernahme von
Führungsverantwortung sind die fehlenden Vor-
bilder. In ganz Europa werden bisher nur 20%
der Frauen von Frauen geführt, lediglich 10% der
Männer haben eine Frau als Chefin. Chefärzte und
Professoren taugen nur bedingt als Vorbild, weil sie

mehrheitlich einen Führungsstil repräsentieren, der für Chefärztinnen und Professorinnen schon allein vom Habitus nicht »passt«.

Je mehr Frauen Machtpositionen erreichen, desto geringer wird ihr Anpassungsdruck und desto mehr werden sie andere Frauen unterstützen. Die Prognose einer Chefärztin lautet: »Mehr weibliche Führung wird zu einem faireren Umgang mit allen Frauen führen«.

Eines ist uns wichtig, damit keine Missverständnisse entstehen: Wir schätzen männliche Mediziner, fachlich und als Kollegen. Aus vielen Studien und eigenen Erfahrungen wissen wir um die Vorteile gemischter Teams. Und wir haben Chefs erlebt, die professionell führen und fördern. Es geht uns darum, das Gerechtigkeitsdefizit aufzuheben. Denn erst wenn auch Ärztinnen an entscheidenden Stellen tätig sind und Therapiekonzepte und Strukturen vorgeben, werden wir den Gegebenheiten und Anforderungen unseres Gesundheitswesens gerecht.

1.7 Neues Konzept: Gesunde Führung

Mit diesem Buch möchten wir eine Spur legen, zur Übernahme von Führungspositionen ermutigen und zeigen, dass Frauen führen (lernen) können. Wir verfolgen eine Top-down-Strategie: Führungskräfte haben die Macht zur Veränderung und zur Innovation. Sie sind Vorbild, leben professionelle Führung vor und ermutigen ihre Mitarbeiterinnen: »So könnte ich es auch.«

Wir haben dazu ein Führungskonzept entwickelt, das wir »gesunde Führung« nennen und das die Führungsfähigkeiten von Frauen betont. (Natürlich können und sollten auch Männer es lernen.)

Was ist mit gesunder Führung gemeint? Das wichtigste Potenzial einer Klinik sind all jene Führungskräfte, die in der Lage sind, ihre Mitarbeiterinnen und Mitarbeiter zur Entfaltung ihrer Potenziale einzuladen, sie zu inspirieren, einen kreativen Geist zu wecken, der von Zugehörigkeitsgefühl und Leistungsbereitschaft geprägt ist. In einem demokratisch-kooperativen Führungssystem werden Mitarbeiterinnen vor neue Herausforderungen

gestellt, sie denken mit, gestalten mit, haben die entsprechenden Spielräume dafür, sie übernehmen Verantwortung und arbeiten selbstbestimmt. Sie verspüren wenig Druck und Versagensangst, weil eine positive Fehlerkultur praktiziert wird. Chefs und Chefinnen kommunizieren klar und transparent und geben differenziertes Feedback. Wertschätzung ist für all dies die Grundlage. Jene, die führen, achten auf ihre seelische Gesundheit, machen Pausen und sind auch damit Vorbild. Dann bleiben Mitarbeiterinnen, Mitarbeiter, Chefs und Chefinnen gesund.

1.8 »Und dann sind natürlich auch die Ärztinnen mitgemeint ...«

Wir haben uns entschieden, die männliche und weibliche Form *abwechselnd* zu benutzen. So wird eine Gruppe, die sowohl männliche als auch weibliche Mitglieder hat, einmal als »Mitarbeiterinnen« und ein anderes Mal als »Mitarbeiter« bezeichnet oder als »Kolleginnen« bzw. »Kollegen«. Aus dem Wissen, dass in medizinischen Studiengängen Frauen mehrheitlich vertreten sind, und mit der Absicht, Ärztinnen zu ermutigen, Führungspositionen zu übernehmen, sind die Handelnden im Text mehrheitlich Oberärztinnen, Chefärztinnen, Professorinnen.

Wir glauben, das Ungewohnte in der Lektüre wirkt als »Stolperstein«, der für Sprache sensibilisiert. Die Sprache formt unsere Wahrnehmung und Kommunikation, weist aber vor allem darauf hin, wie anstößig es ist, dass Medizinerinnen nicht die Positionen besetzen, die ihnen aufgrund ihrer Qualifikationen zustehen.

Sie führen täglich, Sie haben viel Erfahrung, und wir möchten Sie mit diesem Buch anregen zum Dazulernen und Reflektieren. Auch mit dem Blick auf die besonderen Fallstricke des Führungsalltags von Frauen. Wir haben dieses Führungsbuch so konzipiert, dass Ihnen beim Lesen einiges bekannt sein wird und Sie viele neue Anregungen bekommen. Und wir setzen Impulse und stoßen Innovationen an, im Führungsalltag und in der Medizin insgesamt. Denn: Wie es ist, kann es nicht bleiben.

Literatur

Gaschke S (2008) Der Fluch der Nervensägen Oh! ZEIT, Nr. 41 vom 01.10.2008. Online abrufbar unter: www.zeit.de/2008/41/Nervensaegen-41 (Zugriff 14.6.2013).

Noll P, Bachmann HR (1987) Der kleine Machiavelli. Handbuch der Macht für den alltäglichen Gebrauch. Zürich: Pendo (Neuausgabe 2007, München: Piper).

Schulz von Thun F, Ruppel J, Stratmann R (2003) Miteinander reden: Kommunikationspsychologie für Führungskräfte: Reinbek: Rowohlt, S. 13.

Lesenswerte Bücher zum Thema Ärztinnen in Führungspositionen

Börchers K, Kirchner H, Trittmacher S (2006) Den Chefsessel im Visier – Führungsstrategien für Ärztinnen. Stuttgart: Thieme.

Desvaux G, Devillard-Hoellinger S, Baumgarten P (2007) Woman matter. Gender diversity, a corporate performance driver. McKinsey & Company.

Dettmer S, Kaczmarczyk G, Bühren A (2006) Karriereplanung für Ärztinnen. Heidelberg: Springer.

Hellmann W, Andreas M (2010) Ärztliche Karriere im Krankenhaus. Ein Leitfaden für die Übernahme von Führungsaufgaben. Heidelberg: medhochzwei.

Hollmann J (2010) Führungskompetenz für leitende Ärzte. Motivation, Teamführung, Konfliktmanagement im Krankenhaus. Berlin: Springer.

Ley U, Michalik R (2009) Karrierestrategien für Frauen. Neue Modelle für Konflikt- und Konkurrenzsituationen. 2. Aufl. München: Redline.

Lüthy A, Schmiemann J (2004) Mitarbeiterorientierung im Krankenhaus. Stuttgart: Kohlhammer.

Frauen in Führung?!

Gabriele Kaczmarczyk

2.1   Das System männerzentrierte Medizin

Der Weg hin zu Führungspositionen wird von Frauen zunehmend gewollt und wenn möglich, auch beschritten: Der Anteil von Frauen in Aufsichtsräten und Konzernvorständen soll auch in Deutschland steigen – in einigen europäischen Ländern liegt er bereits bei über 20%. In der Medizin, wo seit einigen Jahren ein ständiger Anstieg an weiblichen Studierenden zu verzeichnen ist (2012: 63%) und wo mehr als jede zweite Promotion von einer Frau abgeschlossen wird (◘ Abb. 2.1), geht es jedoch kaum vorwärts. 2005 hatten in der deutschen Universitätsmedizin 5,6% Frauen einen Lehrstuhl inne. 6 Jahre später, im Jahr 2011, waren es knapp 10%. Und im Jahr 1998 hatte z. B. ein Student eine 9-mal höhere Chance auf eine Führungsposition 10 Jahre später als die neben ihm im Hörsaal sitzende Kommilitonin, wie sich leicht ausrechnen lässt.

Was hätte der Züricher Physiologie-Professor Ludimar Herrmann wohl zu einem Anteil von 63% Medizinstudentinnen gesagt? Er skizzierte 1872 menetekelhaft seine Horrorvision (zit. nach Lukesch 2007): »Es könnte grenzenloses Unglück entstehen, welches die Universität vernichten würde, dass nämlich die Zahl der Medizinstudentinnen größer würde als die der Studenten.« Der zweite Teil dieser Vision ist zwar jetzt Wirklichkeit geworden, allerdings ohne dass die Universität vernichtet worden ist. Die Daten von 2001, 2006 und 2011 zeigen jedoch, dass der Anteil von Frauen in Führungspositionen der Medizin in vielen Fächern fast unverändert geblieben ist (◘ Abb. 2.3b).

Da die interessierte Öffentlichkeit – Männer und Frauen – die »meinungsbildenden Persönlichkeiten« der Medizin in erster Linie in den Universitäten mit Lehr- und Forschungsaufgaben verortet, muss von einem gravierenden und folgenschweren Ungleichgewicht zwischen den Geschlechtern ausgegangen werden. Darüber hinaus fehlen im deutschen Schrifttum – im Gegensatz zum amerikanischen (Carnes 2008) – gänzlich Betrachtungen über einen möglichen Zusammenhang zwischen Defiziten in der gesundheitlichen Versorgung von Frauen und mangelnder Repräsentanz von Frauen in Führungspositionen der Medizin.

Gender-Medizin und die Geschichte weiblicher Ärzte

Was die Defizite in der gesundheitlichen Versorgung von Frauen angeht, wenn man die Fächer Frauenheilkunde/Geburtsmedizin außer Acht lässt, so ist es kein Zufall, dass sich in mehreren europäischen Universitäten vor allem Professorinnen für das Thema »Geschlechtergerechte Medizin: Längst überfällig« stark machen. Eine männliche Führungskultur hat es bisher weitgehend versäumt, sich dieses Themas in Forschung, Ausbildung, Weiterbildung, Diagnostik und Therapie anzunehmen. Allerdings scheint sich das allmählich zu ändern (z. B. Miemietz u. Polikashvii 2013). Geschlechtsblinde Stereotypen, in den USA weitaus klarer angesprochen als in Deutschland (Carnes 2008, Burgess et al. 2012), beherrschen noch weitgehend den studentischen Unterricht und das verfügbare Unterrichtsmaterial, ebenso die Arzneimittelreklame und die Titel von Fachzeitschriften (auch von denen, die in diesem Verlag erscheinen). Vermutlich wird mit mehr weiblichem Führungspersonal der Blick auf die Medizin ein anderer werden und sowohl der biologische Unterschied zwischen Männern und Frauen als auch der Genderaspekt mit seinen weitreichenden psychosozialen Faktoren wird den angemessenen Stellenwert bekommen, um Krankheiten zu behandeln und, besser noch, zu verhindern.

Man kann die Ursache der – ebenfalls öffentlich kaum thematisierten – mangelnden Repräsentanz von Medizinerinnen in Führungspositionen sowohl im universitären als auch im außeruniversitären Bereich nicht verstehen, wenn man die Geschichte der weiblichen Ärzte (Brinkschulte 1994) nicht kennt. Aus diesem Grund folgt hier eine Zusammenfassung der wichtigsten Fakten aus der Vergangenheit:

Es überrascht nicht, dass Pionierinnen der Medizin – und es sind nicht wenige – kaum bekannt sind, wurden sie doch meist totgeschwiegen, abgesehen von Hildegard von Bingen, die nun wirklich keine Bedrohung der männlichen Hegemonie mehr darstellen kann. Somit fehlten Leitbilder weiblichen Geschlechts, und sie werden auch noch in den folgenden Jahrzehnten fehlen, wenn keine

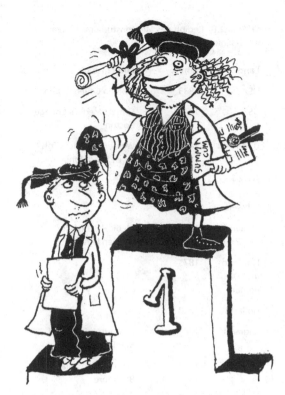

☐ **Abb. 2.1** (Copyright: Franziska Becker, mit freundlicher Genehmigung)

Änderung eintritt. Die Auffassung von der Bestimmung der Frau und ihren Aufgaben verzögerte das Vorankommen von Frauen in der Medizin zur Zeit des Nationalsozialismus (siehe unten) stark. Die Aufnahme eines Medizinstudiums wurde in dieser Zeit für Frauen erschwert oder unmöglich gemacht. Die Folgen dieser Restriktionen, die sich in den Köpfen und Strukturen festgesetzt hatten, reichten weit in die nachfolgenden Jahre. So gab es z. B. in der Universität Freiburg von 1960 bis etwa 1965 (nach eigenem Erleben der Autorin) im Fach Medizin keine einzige Vorlesung, die von einer Professorin angeboten wurde, sondern nur Lehrveranstaltungen von Professoren. Von diesen wurden einige übrigens ein paar Jahre später als ehemals stramme Nationalsozialisten identifiziert.

Die erste Frau, die sich dafür einsetzte, dass Frauen eine medizinische Ausbildung absolvieren konnten, war **Dorothea Christiane Erxleben** (geb. Leporin, 1715–1762). Sie promovierte als 39-Jährige und wurde durch die Unterstützung ihres Va-

ters, der Äbtissin und von Herzogin Elisabeth und Friedrich dem Großen die erste Doktorin der Medizin in Deutschland. Mehr als 150 Jahre blieb sie die einzige. Eva Brinkschulte charakterisiert sie so:

»Dorothea Christiane Erxleben (geb. Leporin), die im Jahre 1754 an der Universität Halle als erste Frau promovierte, wurde 1715 als Tochter eines Arztes in Quedlinburg geboren. Ihr Vater, Christian Polycarpus Leporin, unterrichtete Dorothea in Latein und Heilkunde. 1738 – im Alter von 23 Jahren – schrieb sie ihr erstes wissenschaftliches Werk: »Gründliche Untersuchung der Ursachen, die das weibliche Geschlecht vom Studieren abhalten«. In dieser Abhandlung thematisierte sie die gesellschaftlichen und ökonomischen Bedingungen ebenso wie die moralischen Normen, die das Studium der Frauen behinderten. Sie kritisierte aber auch die mangelnde Bereitschaft und das fehlende Aufbegehren der Frauen selbst (Erxleben 1742).

1741 wurde sie mit besonderer Bewilligung Friedrichs des Großen an der Universität Halle zur Promotion in der Medizin zugelassen. Doch es kam anders: Sie heiratete den Geistlichen Johann Christian Erxleben, dessen Frau, Dorothea Leporins »beste Freundin und Kusine«, nach der Geburt des fünften Kindes im Wochenbett gestorben war. Im Laufe der nächsten Jahre bekam Dorothea vier eigene Kinder, ihre Neigung zur Medizin blieb trotz der neun Kinder jedoch lebendig. Sie machte die Erfahrung, *dass der Ehestand das Studieren des Frauenzimmers nicht aufhebe, sondern dass es sich in Gesellschaft eines vernünftigen Ehegatten noch vergnügter studieren lasse*.

10 Jahre später nahm sie ihre Promotionspläne wieder auf. In einer Anzeige der ortsansässigen Ärzte, denen ihr Praktizieren ohne die ärztliche Approbation ein Dorn im Auge war, wurde ihr »Kurpfuscherei« vorgeworfen und behauptet, dass sie sich »ohne Scheu Frau Doctorin« grüßen lasse. Die Promotionsbewilligung Friedrichs des Großen wurde erneuert. Sie bekam die Auflage, ihr Examen innerhalb von 3 Monaten abzulegen, andernfalls dürfe sie nicht mehr praktizieren. 1754 promovierte sie im Alter von 39 Jahren und wurde damit die erste Doktorin der Medizin. Ihrer Dissertation *Quod nimis cito ac jucunde curare saepius fiat causa minus tutao curationis* wurde 1755 in Halle in erweiterter deutscher Fassung als *Abhandlung von der gar ge-*

2

schwinden und angenehmen, aber deswegen öfters unsicheren Heilung der Krankheiten publiziert. Nach 12-jähriger erfolgreicher Praxistätigkeit starb sie 1762 – im Alter von 47 Jahren – an einer Brusterkrankung.«

Erxlebens Erfolg resultierte auch aus der Unterstützung ihres kleines Netzwerkes in Gestalt von König Friedrich, ihrem Vater Leporin und der Äbtissin und Herzogin Elisabeth, einer Mentorin im besten Sinne des Wortes, die 1732 äußerte (Erxleben 1742):

»Ich weiß, die ganze Welt steht gegen dich, … aber es wäre eine Sünde, mein Kind, wenn du deine Gabe nicht nutzen würdest, … wir müssen die Vorurteile zerstreuen, die auf unserem Geschlecht liegen … du wirst beweisen müssen, dass eine Frau fähig ist, die Gelehrsamkeit zu beherrschen wie ein Mann … du wirst gegen Misstrauen zu kämpfen haben, gegen Hohn, Spott und Neid. Ich werde dir beistehen. Was in meiner Macht liegt, werde ich tun, um dir zu helfen.«

Diese Frau war jedenfalls erheblich klüger als der Gynäkologe Paul Moebius, der seine Machtstellung über Frauen missbrauchte und sich noch 1908 nicht entblödete, vom »physiologischen Schwachsinn des Weibes« herumzufaseln. Seine unglaublichen und durch nichts belegten Theorien fielen jedoch offensichtlich auf fruchtbaren Boden, denn sein Pamphlet erlebte immerhin die 7. Auflage!

Im 19. Jahrhundert konnten Mädchen im deutschen Sprachraum noch immer kein Gymnasium besuchen – die höhere Schulbildung war ausschließlich Jungen vorbehalten. (Im Jahre 2012 waren mit 55% die Mehrzahl der Abiturienten in Deutschland weiblichen Geschlechts.) Auch der Besuch einer »höheren« Mädchenschule und deren Abschluss berechtigten nicht zur Aufnahme eines Studiums. Es ist das Verdienst von **Helene Lange** (1848–1930), die Einrichtung von »Realkursen für Frauen« erkämpft zu haben. Damit machte sie den Weg für Gymnasialkurse frei, die mit dem Abitur abgeschlossen werden konnten, und trug zur Einrichtung von Mädchengymnasien bei. Aufgrund Langes beharrlichen Kampfes konnten 1894 als erste Hildegard Wegscheider und 1896 weitere sechs Frauen in Preußen die Reifeprüfung ablegen.

Allerdings sollte es noch viele Jahre dauern, bis in Deutschland Frauen auch das Medizinstudium

◘ Tab. 2.1   Beginn des Medizinstudiums für Frauen in verschiedenen Ländern

Land	Jahr	Einrichtung
USA	1833	Oberlin College, Ohio
USA	1848	Female Medical College Boston
USA	1850	Women's Medical College Philadelphia
Frankreich und Schweiz	1863/1864	
England	1874	Medical School for Women London
Finnland und Dänemark	1875	
Holland	1878	
England	1886	Edinburgh School of Medicine for Women
USA	1893	John Hopkins University Baltimore
Japan	1900	Tokyo Women's Medical University

aufnehmen konnten – zuerst in Baden (um 1900), zuletzt in Preußen und Mecklenburg (1908/09). Andere Staaten waren Deutschland weit voraus, sei es durch die Einrichtung von Medizinschulen für Frauen oder die Zulassung von Frauen zum Medizinstudium an Universitäten (◘ Tab. 2.1).

Nachdem die Immatrikulation in Deutschland möglich war, zählte man 1908 bereits mehr als 300, 1915 weit über Tausend Studentinnen an medizinischen Fakultäten. Sie behandelten jedoch als ausgebildete Ärztinnen in der Regel nur Frauen und Kinder – ein mühsam gegen den starken Widerstand der männlichen Professorenschaft erreichtes Ziel. Männliche Patienten konnten sich kaum vorstellen, von einer Frau behandelt zu werden, wohingegen bis dato den Frauen selbstverständlich nur männliche Ärzte zur Verfügung standen und allein durch den öffentlichen Druck der Frauenbewegung eine Änderung möglich war. Allmählich wurden auch Frauen Schulärztinnen (die erste war 1918 Ilse Szagunn), wenngleich noch 1928 sich Gymnasiasten

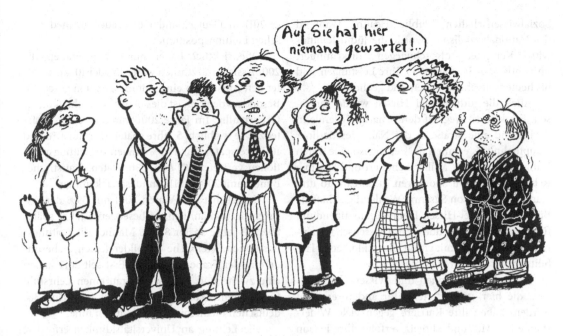

Abb. 2.2 (Copyright: Franziska Becker, mit freundlicher Genehmigung)

beim sog. »Primanerstreik« weigerten, sich von einer Frau untersuchen zu lassen. Unterstützend wehrte sich die etablierte männliche Ärzteschaft damals gegen jegliches Vorankommen von Frauen in der Medizin.

Hat sich etwas geändert? Dazu ein Zitat aus dem Jahre 2002 anlässlich eines Vorstellungsgesprächs einer Frau im Rahmen einer Berufung an eine deutschsprachige Universität (Hochleitner 2002): »Auf Sie hat hier niemand gewartet…« (**Abb. 2.2**).

Die ersten deutschen Ärztinnen, die praktizieren durften (z. T. nach einem Studienbeginn in der Schweiz und einem Abschluss in Deutschland, als dies möglich war), waren:

— Emilie Lehmus (1841–1932)
— Franziska Tiburtius (1843–1927)
— Agnes Bluhm (1862–1943)
— Hope Bridges Adams Lehmann (1855–1916)

Die erste deutsche Frauenärztin und Kämpferin gegen den Paragraphen 218 war Hermine Heusler-Edenhuizen (1872–1955). Ihre Lebenserinnerungen tragen den Titel: *Du musst es wagen* (Heusler-Edenhuizen 2002).

Die erste Professorin (ohne Lehrbefugnis, da die Habilitation für Frauen noch nicht möglich war) an der Berliner Charité im Jahre 1913 war **Rahel Hirsch** (1870–1953). Ihre Forschungsergebnisse zum Übertritt großmolekularer Zucker durch die Darmwand wurden nicht etwa nach wissenschaftlichen Kriterien diskutiert und überprüft, sondern sofort bezweifelt und universitätsöffentlich lächerlich gemacht. Hirsch ließ sich, als die aus dem Krieg zurückkehrenden männlichen Kollegen sie aus der Charité verdrängten, als Allgemeinärztin in Berlin-Charlottenburg nieder, bevor sie, die Jüdin, nach England emigrieren musste. Erst ein halbes Jahrhundert später wurden ihre Entdeckungen wissenschaftlich anerkannt und kamen als »Hirsch-Effekt« in die Lehrbücher der Medizin.

1912 wurde der Naturwissenschaftlerin, Bakteriologin und Mitarbeiterin von Robert Koch, **Lydia Rabinowitsch-Kempner**, die Professorenwürde verliehen (ohne Habilitation). Rabinowitsch-Kempner beschränkte sich nicht auf ihre anspruchsvolle Laborarbeit, sondern setzte sich immer wieder öffentlich dafür ein, die Tuberkulose auch als soziales und hygienisches Problem zu betrachten. Heute nennen wir diese Verbindung von Medizin und

Sozialwissenschaften "Public Health". Während des Nationalsozialismus wurde die Jüdin Rabinowitsch-Kempner totgeschwiegen, diskriminiert und entlassen. Sie starb 1935. Ihre Leistungen sind bis heute weitgehend unbemerkt geblieben.

Auch die Jüdin Rahel Hirsch wurde vergessen. Ein kleiner Weg auf dem Charité-Gelände in Berlin und eine Straße in der Nähe des Berliner Hauptbahnhofs erinnert an sie, ebenso eine durch Initiative von Antje Müller-Schubert und Susanne Rehm mithilfe von Sponsoren (u. a. Christo und Jeanne-Claude) von Susanne Wehland geschaffene Büste. Ein Rahel-Hirsch-Habilitationsstipendium für Medizinerinnen und Naturwissenschaftlerinnen der Charité ist mit vielen abgeschlossenen Habilitationen seit Jahren erfolgreich.

Die beiden Ärztinnen und Wissenschaftlerinnen, die hier stellvertretend für andere erwähnt werden, haben ihre Karriere gegen viele Widerstände mit Mut und Ehrgeiz verfolgt. Ihre Person und ihr Wirken wären ohne die doppelte Diskriminierung als Frau und Jüdin während des Nationalsozialismus heute sicher bekannter.

Heutige Situation

Frauenförderung und Gender-Mainstreaming sind inzwischen bekannte Konzepte, um Chancengleichheit herzustellen. Die Bestrebungen zur Herstellung von Chancengleichheit werden auch im Zusammenhang mit dem Konzept "Diversity" thematisiert, was jedoch nicht vom Prinzip des Gender-Mainstreaming ablenken sollte.

Der Anteil von Frauen auf Assistenzarztstellen lag 2001 in den medizinischen Fachgebieten zwischen 61% (Gynäkologie und Geburtsmedizin) und 20% (Chirurgie); in fast allen Fächern und insbesondere in der Frauenheilkunde/Geburtsmedizin ist ein Anstieg zu verzeichnen (im Jahr 2006 waren es bereits 73 %). In einzelnen medizinischen Fächern war 2011 die Anzahl leitender Frauen in Bezug auf die Gesamtzahl der Leitenden zwar unterschiedlich, aber meist gering. Der Anteil von Frauen in den Leitungspositionen ist von 2001 bis 2011 meist nur geringfügig gestiegen, durchschnittlich lag er 2011 bei 10% (◘ Abb. 2.3a). Insgesamt gab es 2011 in Deutschland 1361 Frauen in medizinischen Leitungspositionen.

Offensichtlich haben nur wenige Frauen, die 2001 Assistenzärztinnen waren, 5 oder 10 Jahre später den Aufstieg in eine Leitungsposition geschafft. Besonders deutlich ist dies in der Frauenheilkunde/Geburtshilfe: Im Jahre 2001 waren 61% der Assistenzärzte weiblich, 5 Jahre später aber nur 11% und 10 Jahre später nur 15,5% Frauen in Leitungspositionen vertreten (◘ Abb. 2.3b; Daten: Statistisches Bundesamt 2001–2011, Bundesärztekammer).

Umgekehrt gilt: Waren 2001 nur 39% der Assistenzärzte männlich, so besetzten 5 Jahre später 89%, 10 Jahre später 84,5% Männer die Leitungspositionen. Weibliche Vorbilder fehlen insbesondere in der Frauenheilkunde: Erst seit 2012 haben eine zweite und eine dritte Frau einen Lehrstuhl für Frauenheilkunde an einer (der insgesamt 36) deutschen medizinischen Fakultäten inne.

Die Leitung an Universitätskliniken erfordert besondere Beachtung, weil hier Lehrmeinungen, Standesdenken und Verdienstmöglichkeiten meist anderen (und öffentlich nicht thematisierten) Regeln folgen als in städtischen, privaten oder konfessionellen Häusern. Hierarchien sind an den Wirkungsstätten der männlichen »meinungsbildenden Persönlichkeiten« besonders stark repräsentiert und grenzen Frauen durch stereotype Vorstellungen und Handlungen in althergebrachter Manier oft aus: Man hilft ihnen zwar in den Mantel, aber die Oberarztstelle bekommen sie trotz guter Leistungen nicht, das schönere Büro auch nicht (Frankel 2004). Es fällt nicht schwer, Parallelen zu den institutionalisierten Männerbünden Kirche (zwar »Mutterkirche«, aber bitte meist ohne Priesterinnen!) und Militär (Krieg ist für Frauen in der Regel nur in der Rolle des Opfers denkbar) zu ziehen.

Das innere Bild einer Klinik mit vorbeihuschenden »Göttern in Weiß« (früher in einer deutschen Universitätsklinik sichtbar innerhalb der Ordnung noch weiter unterschieden durch Kittelknöpfe aus Goldimitat, Silberimitat und Plastik) erzeugt Respekt und das Gefühl eigener Hilflosigkeit, letzteres vor allem bei Patienten und Patientinnen. Hierarchien werden von den jüngeren Ärzten und Ärztinnen oft fraglos akzeptiert, allerdings aufgrund eigener Erfahrungen oft mit dem unbestimmten Gefühl

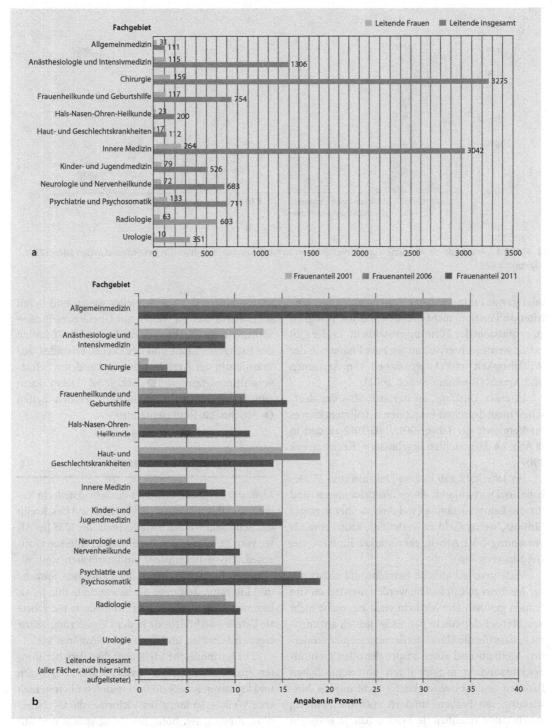

□ **Abb. 2.3** Frauen in medizinischen Leitungspositionen in Deutschland – relative und absolute Zahlen (Daten: Statistisches Bundesamt 2001–2011, Bundesärztekammer).

a Anzahl leitender Frauen an der Gesamtzahl der Leitungspositionen in den medizinischen Fachgebieten im Jahr 2011; **b** Anteil von Frauen in Leitungsfunktionen in den medizinischen Fachgebieten in den Jahren 2001, 2006 und 2011

2

Das Balkendiagramm zeigt folgende Werte:

Kategorie	2001	2005	2012
Studentinnen	54%	60%	63%
Professorinnen insgesamt (plus Juniorprofessorinnen)			15%
C3/W2-Professorinnen	6.5%	5.9%	20%
C4/W3-Professorinnen	4.5%	5.6%	9%

☐ Abb. 2.4   Anzahl der Studentinnen und Professorinnen an medizinischen Fakultäten in Deutschland in den Jahren 2001, 2005 und 2012

oder gar aus unmittelbarer Anschauung, dass eine leitende Position nicht automatisch die Fähigkeit zu professioneller Führung einschließt. Leider gibt es nur wenige Üntersuchungen zum Phänomen der Willfährigkeit und Angepasstheit von Ärztinnen und Ärzten (Ruebsam-Simon 2002).

In einer Umfrage, an der sich 80% der deutschen medizinischen Fakultäten beteiligten, kam es im Vergleich der Jahre 2001/2005/2012 zu den in ☐ Abb. 2.4 dargestellten Ergebnissen (Kaczmarczyk 2007).

Im Jahr 2012 gab es eine Dekanin und 35 Dekane in Deutschland, einige Prodekaninnen sind für die Lehre zuständig (viel Arbeit, eher geringer Einfluss, wenig Geld zu verteilen), kaum eine für Forschung (viel Arbeit, eher starker Einfluss, viel Geld zu verteilen).

Viele gesellschaftliche Bereiche, die nichts mit der Medizin zu tun haben, werden inzwischen von Frauen geführt. Die Medizin stellt ein meist nicht beachtetes Schlusslicht dar. Es ist jedoch anzunehmen, dass für die Herausforderungen einer modernen Medizin und einer anspruchsvollen Gesundheitsversorgung mit all ihren unterschiedlichen Facetten und Notwendigkeiten nicht nur die Mitwirkung von Frauen, sondern auch die Führung durch dafür qualifizierte Frauen (die ja entgegen den Befürchtungen besorgter Männer tatsächlich vorhanden sind) unerlässlich ist. Die Frauen selbst müssen jedoch den Aufstieg trotz der instabilen

letzten Stufen der Karriereleiter wagen und bereit sein, den Anker zu werfen zur Chefärztin, Professorin, Institutsdirektorin, zur Ersten Vorsitzenden der Fachgesellschaft und des Berufsverbandes, zur Präsidentin der Ärztekammer und anderen Selbstverwaltungsgremien (☐ Abb. 2.5)! Dabei kann eine feste Quote für qualifizierte Frauen helfen (▶ Abschn. 3.2, Repräsentation).

2.2   Idylle mit Professor

Idylle mit Professor, so nennt die Schriftstellerin Renate Feyl ihren Roman (Feyl 1986). Feyl beschreibt das Schicksal von Victoria Kulmus, die 1735 im Alter von 22 Jahren den berühmten Professor Gottsched, einen bekannten, einflussreichen und allseits geschätzten Kritiker der deutschen Sprache und Literatur, heiratete. Sie bewunderte ihn, ja, sie himmelte ihn an, er wiederum förderte sie, lehrte sie Latein und bildete sie in der Übersetzung seiner eigenen Schriften und der anderer Autoren aus.

Die harmonische Idylle zwischen dem berühmten Professor und seiner wissbegierigen, gelehrigen und kreativen Schülerin und späteren Ehefrau hielt eine Weile – so lange bis Victoria, »die Gottschedin«, ihre eigene, hohe Begabung spürte und anfing, mit großer Freude selbstständig zu arbeiten. Alsbald hatte sie große Erfolge und wurde berühmter als ihr Mann: Voltaire etwa besuchte sie und

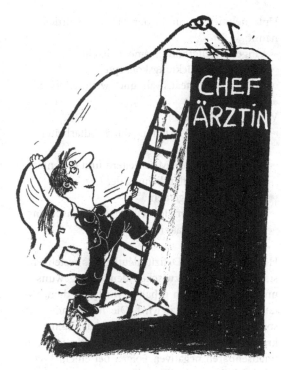

nicht ihn! Der Mann Gottsched konnte diese Entwicklung, den Aufstieg seiner Frau, nicht ertragen, schließlich war sie sein Produkt und hatte ihm gefälligst dankbar und folgsam zu sein.

Die Ehe zerbrach durch Victorias intellektuelle und geistige Emanzipation, obwohl äußerlich (wir schreiben das Jahr 1735!) noch zusammengehalten. Victoria starb in totaler Resignation im Alter von 49 Jahren. Der Witwer wertete die aus aller Welt eintreffenden Kondolationen, Nachrufe und Würdigungen ihrer Persönlichkeit als Zeichen seines Erfolgs – schließlich hatte er diese berühmte Persönlichkeit ja erschaffen.

Was hat diese Geschichte nun mit einer Führungsposition in der Medizin zu tun?

Eine junge Professorin berichtet: »Vor meiner Habilitation haben wir – mein Prof. und ich – gut zusammengearbeitet und gemeinsam publiziert. Durch mein Habilitationsthema, aus dem eine sehr gute Publikation in einem hochrangigen peer-reviewed Journal hervorging, wurde ich zu einem längeren Vortrag auf einen internationalen Kongress eingeladen. Ich werde nie sein Gesicht vergessen, als ich ihm freudestrahlend die Nachricht, frisch aus der Post gerade eingetroffen, überbrachte. Der »Haussegen« hing ab sofort schief, und das Klima besserte sich erst wieder nach einigen Tagen, als auch er eine Einladung zu einem thematisch verwandten Forum dieses Kongresses erhielt.«

Da es kaum weibliche Führungskräfte in der Medizin gibt, haben junge Forscherinnen meist männliche Vorgesetzte und Förderer. Aus zahlreichen Gesprächen wissen die Frauenbeauftragten an den medizinischen Fakultäten, dass es für das gute Verhältnis zwischen beiden – dem etablierten Professor und der aufstrebenden jüngeren Wissenschaftlerin – meist keine lebenslange Garantie gibt. Ist *sie* erfolgreich, publiziert gut, wird eingeladen und arbeitet gut mit ihrer Gruppe zusammen, fühlt *er* sich isoliert, versagt jede Unterstützung und ist eifersüchtig (es sei denn, der Mann begreift sich als ein Mentor, freut sich über ihre Erfolge und ahnt, dass der Dank für seine Unterstützung auch in der einen oder anderen Form zu ihm zurückkommen wird). Übrigens ist ein derartiges Szenario durchaus auch im Zusammenhang mit einer weiblichen Vorgesetzten denkbar.

Eine junge Privatdozentin sagt: »Ich habe mich nicht getraut, einmal einen eigenen Forschungsantrag an die DFG zu schicken. Erst als eine in der Wissenschaft erfolgreiche Freundin und Kollegin aus dem Ausland mit mir sprach ("Don't care about him, go ahead and write your own proposal!"), habe ich es gewagt- und vollen Erfolg gehabt. Dies war eine wichtige Erfahrung für mich, denn ab da ging es mit meiner Karriere so richtig bergauf. Ich konnte Mitarbeiter und Mitarbeiterinnen einstellen, Promotionen mit Bezahlung vergeben, die Laborausstattung verbessern, Kongressreisen bezahlen usw. Es ist wohl so, dass wir Frauen uns scheuen, eventuell jemanden zu kränken. Aber ich glaube, das muss man dann bewusst in Kauf nehmen, sonst ärgert man sich für den Rest des Lebens.«

Als Führungsperson, als jemand, der es bereits geschafft hat, werden Sie ihre jüngeren Mitarbeiter und Mitarbeiterinnen auffordern, an ihrer Karriere zu arbeiten und sich freuen, wenn es bergauf geht. Denn das ist dann auch Ihr Verdienst!

2

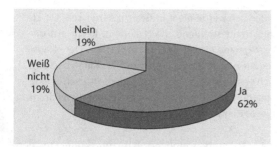

● **Abb. 2.6** Die Mehrzahl der befragten Frauen bejahen die Frage, ob sie Freude an der Macht haben

2.3   Ansichtssache Führung und Macht

Eine eigene Umfrage unter weiblichen Führungskräften in der Medizin 2008/2009 brachte die in diesem Abschnitt zusammengefassen Ergebnisse: Mehr als zwei Drittel der Befragten lebte in Partnerschaft, arbeitete mehr als 45 Stunden pro Woche und fühlte sich überlastet, obwohl das Thema Work-Life-Balance in der eigenen Klinik beachtet wurde (offensichtlich aber nicht persönlich).

Eine eigene ranghohe Position in der Klinik halten 94% der Medizinerinnen für wichtig oder sehr wichtig. Fachkompetenz wird für wichtiger als Führungskompetenz gehalten. Der hohe Stellenwert der Fachkompetenz in der Medizin überrascht nicht und erklärt sich aus der Struktur dieses verantwortungsvollen Berufs. Macht bedeutet für die Befragten in erster Linie »Dinge bewegen und verändern können« (77%), dann »Verantwortung für Menschen übernehmen« (35%), sozial kompetent handeln können (23%) und nicht die »Chance, den eigenen Willen durchzusetzen« (nur 12%).

Mehr als 60% der Frauen hatten Freude daran, Macht zu haben (● Abb. 2.6).

Die drei wichtigsten Eigenschaften einer guten Führungskraft sind in absteigender Reihenfolge: Fachkompetenz, Einfühlungsvermögen und Authentizität. Moderationskompetenz bei Konflikten wird nur von 17% der Medizinerinnen für wichtig gehalten. Werden Konflikte etwa nicht sichtbar (▶ Abschn. 4.7)?

Als wichtige, der Umfrage zufolge aber nur zu etwa 20% realisierte Instrumente für eine »gute«

Unternehmenskultur in der Medizin wurden genannt:
— Eigene Weiterbildungsmöglichkeiten
— Personalentwicklungskonzepte
— Führungskräfteauswahl und -weiterbildung.

Wichtig sind ferner:
— Managementbeurteilung durch Mitarbeiter und Vorgesetzte
— Befragungen von Mitarbeitern und Patienten inklusive Veröffentlichung der Ergebnisse
— Qualitätsmanagement
— Instrumente zur Herstellung von Transparenz
— Schulung des Patientenkontakts.

Hier werden große Defizite deutlich: Es besteht eine starke Diskrepanz zwischen dem, was gewünscht und für erforderlich gehalten wird und dem, was tatsächlich umgesetzt wird. Die mangelnde Mitsprachemöglichkeit bei der Auswahl der Führungskräfte z. B. führt, wie jede Medizinerin weiß, zu unabsehbaren negativen Folgen bei einem Wechsel der Führungskraft, zu Energieverlusten durch Reibung, Kündigungen, Ausgrenzungen, Mobbing und Streit um Geld, Räume und Personal. Bekannte Konflikte entstehen z. B. zwischen dem vor Ort bleibendem Stellvertreter des scheidenden Chefs und dem neuen Chef – Konflikte, die oft quer durch eine Abteilung gehen, zu Gruppenbildung und damit zu Frust und innerer Kündigung führen.

Aussagen, denen mehr als 60% der Befragten zustimmten, sind in ● Abb. 2.7 dargestellt. Was ist also wichtig? Führung kann man/frau lernen (82%), Unternehmenskultur muss vorgelebt werden (79%), Unterstützung von Netzwerken erleichtert die Karriere (76%), Führung braucht klar definierte Regeln (71%), zur Klinikkultur gehören klar definierte Führungsleitsätze (65%), Frauen brauchen Förderprogramme (61%). Weniger wichtig (nur 12%) ist das Machtbewusstsein als Voraussetzung für Führungsqualität (● Abb. 2.7).

Überraschend war der relativ geringe Bedarf (61%) an Frauenförderprogrammen. Haben die Programme oder die dafür verantwortlichen Personen versagt? Angesichts der den Frauenbeauftragten geläufigen Verrenkungen in den Vorstandsetagen bei den ewig hinausgezögerten Beschlüssen zu Frauenförderplänen oder -richtlinien liegt diese

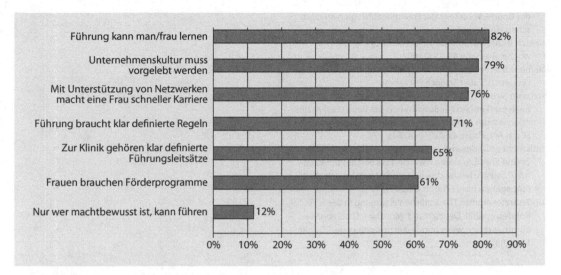

Abb. 2.7 Was ist Frauen in medizinischen Führungspositionen wichtig? Ergebnisse einer Umfrage unter weiblichen Führungskräften in der Medizin 2008/2009

Vermutung nahe. Oder ist die befragte Führungsfrau einfach nur durch Exzellenz und ohne Förderprogramme aufgestiegen? Denkt sie, die jungen Frauen sollten es genauso schwer haben wie sie? Hat sie Angst, »Quotenfrau« genannt zu werden? (Diese Befürchtung ist unbegründet, weil sie tatsächlich qualifiziert ist und wir seit Jahrzehnten mit nichtthematisierten Männerquoten leben.)

In einer hierarchischen Struktur wie in der Medizin, die in den Führungsetagen vorwiegend Männer (oft Repräsentanten des sog. Anwesenheitskultes) präsentiert, kann man sich geteilte Führungsaufgaben immer noch nicht vorstellen. Fehlt hier die Phantasie? Weibliches Organisationstalent ist vorhanden: Ein großer Teil der Frauen hat Kinder großgezogen! Interessant sind in diesem Zusammenhang die in freien Meinungsäußerungen wiederholt ausgesprochenen Wünsche und Forderungen nach **flexiblen Arbeitszeiten auch für Führungskräfte**. Dies lässt sich auch in vielen (nicht allen) Bereichen der Medizin realisieren, wenn es wirklich gewollt ist (► Abschn. 3.3)!

Es wird immer wieder behauptet – aus welchen Gründen auch immer –, dass sich Kinder und Karriere ausschließen, aber nur 27% der Medizinerinnen teilen diese Ansicht.

Weibliche Führungskräfte in der deutschen Medizin erleben durch Kollegen vor allem Unter-

schätzung (45%), Arroganz (39%), Neid (39%) und Abwertung/Misstrauen (33%). Siehe hierzu auch die Worte der Äbtissin Elisabeth an ihre Mentée, Dorothea von Erxleben.

Literatur

Burgess DJ, Joseph A, van Ryn M, Carnes M (2012) Does Stereotype Threat Affect Women in Academic Medicine? Academic Medicine 87: 506–512.

Brinkschulte E (Hrsg) (1994) Weibliche Ärzte. Zur Durchsetzung des Berufsbildes in Deutschland, 2. Aufl. Berlin: Hentrich.

Carnes M, Morrissey C, Geller SE (2008) Women's health and women's leadership in academic medicine: Hitting the same glass ceiling? J Women's Health 17: 1453–1462.

Erxleben D (1993) Gründliche Untersuchung der Ursachen, die das weibliche Geschlecht vom Studiren abhalten. Zu finden bei Johann Andreas Rüdiger, 1742. Zürich: eFeF.

Feyl R (1986) Idylle mir Professor. Berlin: Neues Leben.

Frankel LP (2004) Nice girls don't get the corner office. 101 unconscious mistakes women make that sabotage their careers. New York: Warner.

Heusler-Edenhuizen H (2002) Du musst es wagen. Reinbek: Rowohlt.

Hochleitner M (2002) »Hier hat niemand auf Sie gewartet« – Frau in der Medizin: »Ärztinnenstudie« 2002. Innsbruck: University Press.

Kaczmarczyk G (2007) Chancengleichheit an medizinischen Fakultäten und Universitätsklinika in Deutschland 2001/2005. Erstellt im Auftrag der Kommission Klinika

der Bundeskonferenz der Frauenbeauftragten an deutschen Hochschulen.

Lukesch B (2007) Empfindliche Verweiblichung. Die Welt-
woche. Ausgabe 43, 25.10.2007.

Miemietz B, Polikashvilli N (2013) Medizin und Geschlecht.
Lengerich: Pabst Science Publishers.

Ruebsam-Simon E (2002) Veränderung beginnt im Kopf. Einige Bemerkungen zur Sozialisation des deutschen Arztes
oder: Warum taugen Ärzte so wenig zum Widerstand?
Dtsch Ärzteblatt 43: A2840–A2843.

Statistisches Bundesamt. Jahrbücher 2001–2011. Wiesbaden.
Online abrufbar unter: www.destatis.de/DE/Publikatio-
nen/StatistischesJahrbuch/StatistischesJahrbuch_Aelte-
reAusgaben.html (Zugriff 17.6.2013).

Bundesärztekammer. Die ärztliche Versorgung in der
Bundesrepublik Deutschland. München. Daten online
abrufbar unter: www.bundesaerztekammer.de. (Zugriff
17.6.2013).

Wenn Frauen führen

Ulrike Ley

Wann gehen Frauen in Führung? Ihre Anreizsysteme heißen Anerkennung, gutes Klima, gutes Einkommen, Sinn und vor allem Zeit. Die traditionell männlichen Macht- und Statussymbole wie Geld (die vielen Nullen) oder der dicke Dienstwagen interessieren wenig. Führung muss sich für Frauen emotional lohnen (◘ Abb. 3.1).

3.1   Wer passt sich an?

Gute Führung muss vorgelebt werden, das ist *ein* Ergebnis unserer Umfrage unter weiblichen Führungskräften (▶ Abschn. 2.3, Abb. 2.7). Mit dem Anspruch »Jetzt bin ich endlich oben, nun bestimme ich die Spielregeln!« starten viele in die (erste) Führungsposition. Der Vorsatz ist richtig, denn Führungskräfte sind entscheidend für Neu- und Weiterentwicklungen. Den einen gelingt die Umsetzung, den anderen mehr oder weniger, einige scheitern.

Woran liegt das? Fehlt es weiblichen Führungskräften an Durchsetzungsstärke? Warum haben sich etliche – oft nach heftigen Konflikten – doch mehr angepasst, als sie ursprünglich vorhatten? Dafür gibt es zwei Gründe. Der eine liegt im System Medizin, der andere, wen wundert's, hat mit dem Geschlecht zu tun. Die Ursache liegt zuerst in der monokulturell geprägten Organisation einer Klinik, deren Innovationsresistenz ist groß. Charakteristische Grundüberzeugungen von monokulturellen, männlich dominierten Organisationen sind:

- Anders zu sein (etwa: eine Frau zu sein) bedeutet, Defizite zu haben.
- Anders zu sein stellt eine Bedrohung für das effektive Funktionieren der Organisation dar.
- Wer die herrschenden Werte infrage stellt, ist überempfindlich.

Die Starrheit monokultureller Organisationen gegenüber Veränderungen läuft darauf hinaus, dass sich die Menschen verändern (anpassen), nicht die Organisationskultur. Das hat für die, die etwas anders machen will, Folgen. Der ausgeübte Zwang zur Anpassung absorbiert Energien und zügelt die Leistung; die damit einhergehende Diskriminierung führt zur Demotivation. Wer voller Euphorie gestartet ist, landet im schlechtesten Fall

bei Arbeitsunzufriedenheit. Das passiert Männern *und* Frauen. Weibliche Führungskräfte aber geraten in ein besonderes Dilemma. Entsprechen sie den Erwartungen der Herren Kollegen, führen mit »Weiblichkeit« und tragen zur Klimaverbesserung bei, geraten sie in die Gefahr des Statusverlusts in der Gruppe: Sie ist dann »keine von uns«. Entsprechen sie den Erwartungen nicht, fällt die Legitimität weg: »Da hätten wir auch einen Mann nehmen können.«

In der Medizin herrscht nicht nur eine monokulturelle Ordnung, hier ist noch in reiner Form eine Hierarchie – im Wortsinne eine »heilige Ordnung« – erhalten geblieben mit ihren Rängen Assistenzarzt, Oberarzt, Chefarzt. Frauen in Führungspositionen fallen da als »Fremdkörper« auf und sind mit Abwehrstrategien und Einschüchterungsversuchen konfrontiert. Mit dem Anspruch auf Führung und Autorität, eben Oberärztin, Chefärztin, Professorin zu sein, kündigt jede weibliche Führungskraft ihren traditionell untergeordneten Platz sichtbar auf. Das löst Unbehagen und Widerstand aus.

Aber: Es gibt sie, die Frauen in der Medizin, die durchsetzen, was nötig ist, und zudem die Wege für die Kolleginnen zur Führungsposition ebnen. Die eine oder andere hat das Image »Respekt!« Im Alltag bedeutet das, dass sich jeder und jede überlegt, ob er oder sie ihr und ihren Vorhaben Widerstand entgegensetzt. »Ich habe erreicht, was ich wollte«, sagt eine Professorin. »Wir haben die 40%-Quote, wir haben geschlechtergerechte Lehre, und es traut sich keiner mehr…« Über den langen Kampf urteilt sie pragmatisch: »Widerstände gegen Veränderungen sind alltäglich. Es ist beunruhigend, wenn sich kein Widerstand zeigt. Wenn niemand aus der Ruhe gebracht wird, es keinen Widerstand gibt, ist die Frage zu stellen: Hatte mein Vorhaben Veränderungspotenzial?«

3.2   Innovationen: Realitäten, Repräsentation, Ressourcen

Wenn Frauen führen, ist die Klinik auf der Höhe der Zeit. Um dieses Ziel zu erreichen, sind Innovationen notwendig. Die Dosis heißt 3 × R. Nach dieser Formel lauten die Leitfragen für Innovation:

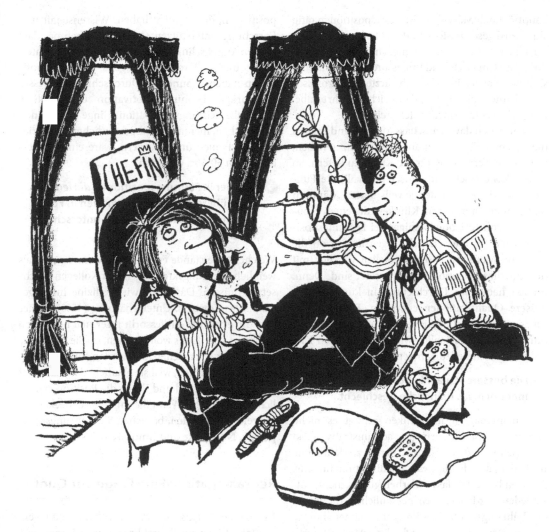

□ **Abb. 3.1** (Copyright: Franziska Becker, mit freundlicher Genehmigung)

- **Realitäten:** Wie wirkt sich die gegenwärtige Organisationskultur auf männliche und weibliche Berufskarrieren aus?
- **Repräsentation:** Wie sind Frauen und Männer in Führungspositionen vertreten?
- **Ressourcen:** Wie sind Geld, Zeit, Räume, Sachmittel auf Frauen und Männer verteilt?

Realitäten

Den Realitäten begegnen wir Frauen im Alltag. Männer entwickeln bisher die Perspektiven; strategische Entscheidungen über Zielsetzungen, Budgets, Ressourcen oder Personen fallen unter Männern. Sie benutzen dafür die traditionellen Geschlechterrollen, grenzen Frauen aus und die Männer, die modern und anders leben wollen, auch. Was sie noch nicht wissen: Sie beschränken sich damit selbst.

Wenn Frauen führen, ist das Urteil »Frauen können nicht oder nicht so gut führen« schnell gefällt. Mit der Qualität der Führung hat das in der Regel nichts zu tun, es ist Ausdruck männlicher (und manchmal weiblicher) Irritation. Weil 95% Männer führen, glauben viele, nur sie könnten es. Aber Quantität sagt nichts aus über Qualität. Da

3

hauptsächlich Männer in Führungspositionen tätig sind, wird geschlussfolgert, dass Männer besonders für Führungsaufgaben geeignet sind. Von der Realität, dass Chefärzte und Professoren meist Männer sind, wird abgeleitet, dass Chefärzte und Professoren Männer sein sollten, da es sich bewährt habe. Ein Zirkelschluss oder Teufelskreis?

Wir gehen davon aus, dass Männer und Frauen die gleichen Fähigkeiten und Kompetenzen haben, um einen Wertbeitrag für die Klinik zu liefern. So ist es ökonomisch und ethisch sinnvoll, die Führungspositionen mit den jeweils besten Männern und Frauen zu besetzen. Kliniken, die einen Frauenanteil von 10% oder weniger bei Führungspositionen haben, müssen sich fragen lassen, ob die 90% von Männern besetzten Stellen wirklich mit den für diese Position Besten besetzt sind. Denn: Frauen haben im Durchschnitt in kürzerer Zeit bessere Qualifikationen erworben. Bessere Leistungen und Qualifikationen lohnen sich jedoch oftmals nicht. Tatsächlich wird nach anderen Kriterien als nach Leistung besetzt:

> **Die bessere »Qualifikation« ist heute immer noch das männliche Geschlecht.**

Personalmanagern in Kliniken gelingt es nicht, Qualifikationsanforderungen administrativ exakt zu fassen und zuverlässige Kriterien zu definieren, nach denen sich die beste Qualifikation für eine Position bewerten lässt. Klarheit gibt es nicht, entschieden wird nach den persönlichen Interessen der Führungskräfte. Das Programm lautet »homosoziale Reproduktion« nach dem Motto: Gleich und gleich gesellt sich gern. Der Chefarzt sieht im jungen männlichen Bewerber für die Führungsposition sein eigenes jüngeres Selbst und stellt ihn ein, nicht sie. Für die Qualifikationen der Bewerberin ist er oft »geschlechtsblind«.

Die beste Qualifikation ist aber das Potenzial und nicht das Geschlecht. Wer nach Geschlecht auswählt, begeht zwei gravierende Fehler: die falschen Männer für Führungspositionen auszuwählen und die richtigen Frauen abzuweisen.

> **Ein Mann zu sein ist die günstigste Aufstiegsprognose in der Medizin.**

Zu viele Männer haben unverdient Führungspositionen, und zu viele Frauen verdienen Führungs-

positionen, die sie nicht haben. Wissenschaft und Forschung unterstützen stark die Annahme, dass Frauen durchschnittlich bessere Beziehungsintelligenz und höhere sachbezogene Leistungsmotivation haben, Männer im Durchschnitt die besser ausgeprägte Dominanzmotivation und größere materielle Leistungsmotivation. Ginge es nach den genetischen, mentalen und persönlichen Potenzialen von Frauen und Männern, wäre ein Männeranteil von 50% zu erwarten.

> **Männer in Führungspositionen _dürfen_ nicht überschätzt werden, Frauen in Führungspositionen _wollen_ nicht unterschätzt werden.**

Welche Widerstände erleben Sie, wenn Sie sich als weibliche Führungskraft gegenüber Kollegen durchsetzen müssen? Das haben wir Medizinerinnen gefragt. Das Ergebnis: Unterschätzung (45%). Daher sagt die erfahrene Professorin ihrer neu berufenen Kollegin: »Die Jungs wollen sehen, ob Sie ,springen' und wie Sie das machen. Sie werden Ihnen das Leben schwer machen, weil sie glauben, dass sie selbst besser geeignet sind und Ihnen die Position eigentlich nicht zusteht. Wenn Sie im Haifischbecken erfolgreich sein wollen, brauchen Sie Führungskompetenz, Netzwerke und Innovationslust.«

Repräsentation: Eine Frage der Quote

Es gibt eine kritische Masse, und die heißt »ein Drittel«: Wenn ein Drittel Frauen in Leitungspositionen sitzen, dann »kippt es Richtung Qualität«. Dafür sind die bessere Kommunikationsfähigkeit der Frauen, ihre soziale Kompetenz und emotionale Intelligenz verantwortlich, einmal ganz abgesehen von ihrer fachlichen Qualifikation. Warum soll das, was sich in der Wirtschaft als Erfolg rechnet, nicht auf die Medizin übertragbar sein?

Gewiss, wir sollten uns davor hüten, aus den traditionellen Zuschreibungen (wie Frauen sind bzw. sein sollen) einen »weiblichen« Führungsstil abzuleiten. Tatsächlich sind die Aussagen der Führungsforschung widersprüchlich. Wir wissen noch nicht genau, wie »die Frauen« führen, dazu sind es noch zu wenige. Da erwarten wir noch spannende Ergebnisse. Was aber in der Medizin zu beobachten ist: Ärztinnen haben kommunikative Stärken und ihre patientenzugewandte Art verbessert das Ärztin-Patient-Verhältnis und das gesamte Arbeitsklima. Bessere Heilergebnisse dürften die Folge sein.

Wie wir aus ersten Studien wissen, therapieren Ärztinnen anders als Ärzte.

Frauen werden mit chronischer Herzschwäche von Ärztinnen besser behandelt als von deren männlichen Kollegen. Das zeigt eine Studie des Universitätsklinikums des Saarlandes. Während weibliche Ärzte ihre Patienten gleich versorgen, und zwar unabhängig von deren Geschlecht, therapieren Ärzte weibliche Herzkranke signifikant seltener und verordnen seltener die erforderlichen Medikamente, noch dazu in unzureichender Menge. Ärztinnen halten sich, was Wahl und Dosierung der Arzneien betrifft, zudem konsequenter an die Vorgaben der Leitlinien.

Ein anderes Beispiel: Fachärzten mangelt es im Gespräch mit Krebspatienten an Einfühlung. »Das kriegen wir schon hin!« ist der Standardsatz. 48% der Ärzte, aber nur 20% der Ärztinnen gingen nie darauf ein, wenn Patienten niederschmetternde Emotionen ausdrückten. Am häufigsten wurde über Gefühle (Angst, Niedergeschlagenheit, hilfloser Ärger) gesprochen, wenn eine Patientin auf eine Onkologin traf.

Diese Tatsachen werden auch ökonomisch für Kliniken künftig eine Rolle spielen.

Woran liegt es, dass Männerdomänen nur sehr langsam von Frauen unterwandert werden? »Wenn ein Chefarzt, eine Berufungskommission unter gleich Ausgebildeten wählen kann, so wählen sie den Mann. Das größte Hindernis für Frauen ist die männerdominierte Medizin.« Das sagen alle Studien.

Viele Unikliniken stärken die Berufsposition von Frauen mit einer Quote. An der Universitätsklinik Innsbruck z. B. besteht eine 40%-Quote in allen Personengruppen, insbesondere für leitende Positionen. Nach dem Motto: Bei uns wird eine Bewerbung erst angefasst, wenn sich eine Frau beworben hat. »Bei uns sind 40% der Assistenzärztinnen in der Chirurgie Frauen«, sagt eine Teilnehmerin im Mentoring-Programm, »das ist normal, wir sind ja gut.« Viel Selbstbewusstsein strahlt sie aus. Den Vorwurf »Sie sind ja eine Quotenfrau« hört sie von Kollegen und Vorgesetzten schon, darauf reagiert sie mittlerweile gelassen und schlagfertig: »Quoten für

die Besten waren ja schon lange überfällig.« Oder (je nach Anlass) schärfer: »Ohne die übliche hohe Männerquote hätten Sie Ihren Job doch nie bekommen.«

So weit, so gut argumentiert? Dass die seit Jahrhunderten wirksamen Nachteile für Frauen allmählich abgebaut werden und mit der Quote »nur« die seit 1949 im Grundgesetz verankerte Gleichberechtigung durchgesetzt wird, dagegen wenden einige Medizinerinnen in Spitzenpositionen das Argument ein: »Qualität setzt sich durch! Ich brauchte keine Quote!« Der Vorwurf, »nur eine Quotenfrau«, trifft sehr aus dem Mund einer Frau aus der Generation von Medizinerinnen, die davon überzeugt waren, sie müssten einfach »ihren Mann stehen«. Die hart gekämpft haben – ohne Fleiß kein Preis – und nun zu sehen glauben, der anderen falle alles in den Schoss: »Ich hatte es nicht leicht. Ich habe geackert. Und nun glaubt die, ich serviere ihr die Karriere auf dem silbernen Tablett«, sagt eine Lehrstuhlinhaberin. Viel Bitterkeit und das Gefühl, nicht respektiert zu werden, schwingen hier mit.

Was hilft? Ein offenes, wertschätzendes Gespräch, in der die Jüngere anerkennt, dass die Ältere es schwer hatte und ihr sagt, dass sie sich freut, mit einer Vorkämpferin zu kooperieren.

Und die Zukunft? Ein Seitenblick genügt: Andere Länder sind schon weiter. Seit 2008 sind in Norwegen 40% der Aufsichtsratsitze in börsennotierten Unternehmen mit Frauen besetzt. (In Deutschland müssen wir die Frauen mit der Lupe suchen.) Der konservative norwegische Wirtschaftsminister Gabrielsen begründete diese gesetzliche Zwangsmaßnahme damit, er sei es einfach leid, so viel (männliche) Inkompetenz in den Unternehmen zu sehen.

> **Daraus folgt: Frauen sind keine defizitäre Gruppe, und Gleichstellung ist eine ökonomische Notwendigkeit.**

»Es gibt keine Beschäftigung eigens für die Frau, nur weil sie Frau ist, und auch keine für den Mann, nur weil er Mann ist: Die Begabungen finden sich vielmehr gleichmäßig auf die Geschlechter verteilt.« Dies ist nicht etwa die Aussage einer Frauenbeauftragten des Jahres 2013, sondern die eines Philosophen aus dem Jahr 400 vor Christus, von Platon. Heutige Unternehmensberaterinnen fordern einen »Defizitausgleich für die Männerteams in Kliniken«.

3

Die berufliche Gleichstellung von Frauen sowie die stärkere weibliche Präsenz in Führungspositionen ist eine ökonomische Notwendigkeit und für die medizinische Forschung unverzichtbar. Ein Unternehmensberater, der im Gesundheitswesen tätig ist, sagt bissig: »Intelligenz ist nach der Gauss-Normalverteilung verteilt. Bei den Männern sind wir, was die Jobverteilung angeht, schon ganz am Rand der Kurve angelangt, bei den Frauen noch lange nicht. Wenn wir auf Frauen weiterhin verzichten, bleiben der Volkswirtschaft viele Ressourcen an Intelligenz vorenthalten.«

Keine Klinik, die im Wettbewerb bestehen will, wird es sich künftig leisten, auf weibliche Führungskräfte zu verzichten. Um dem nachzuhelfen, fordern Medizinerinnen offensiv die Quote in der Medizin.

▪ Initiative für die Quote

Im März 2013 ging die Website www.pro-quote-medizin.de online. Parallel dazu wurden der Bundesminister für Gesundheit, die Präsidenten und Präsidentinnen der medizinischen Fachgesellschaften, der Präsident der Bundesärztekammer und die Präsidenten der Landesärztekammern, die Dekane und Dekaninnen der Universitätskliniken sowie 600 Ärztliche Direktoren, Chefärzte und -ärztinnen großer Kliniken angeschrieben:

»Erst wenn auch Ärztinnen an entscheidenden Stellen leitend tätig sind und Therapiekonzepte und Strukturen gestalten, werden wir den Gegebenheiten und Anforderungen unseres Gesundheitswesens gerecht – denn auch mehr als die Hälfte der Patienten ist weiblich. . . . Wir fordern, dass Führungspositionen in Universitätskliniken und Krankenhäusern und in allen Gremien der Universitäten und der ärztlichen Selbstverwaltung sowie in Präsidien und Vorständen der Fachgesellschaften und Berufsverbände im Lauf der nächsten 5 Jahre zu 40%, bis 2023 zu 50% mit Frauen besetzt werden – auf allen Hierarchiestufen.«

Die Zeitstufen sind im Sinne einer vorausschauenden Personalpolitik gewählt. 2018 werden wir den höchsten Nettoverlust an Arbeitnehmern haben, die dann in Rente gehen. Die Begründungen von Medizinerinnen und Medizinern für die Quote sind vielfältig und kreativ, sie beschreiben das ganze Dilemma, nachzulesen auf der Website. Die Antworten auf den offenen Brief bleiben häufig stecken in der Problematik der Vereinbarkeit von Karriere und Familie. Dabei wissen wir doch längst: Die mangelnde Förderung durch Vorgesetze ist das Haupthindernis für den Aufstieg – nicht die defizitäre Kinderbetreuung. Die Unterstützerinnen der Quote sind sich sicher, dass weibliche Führungskräfte der Schlüssel zur Lösung sind.

Ressourcen

Die Quote ist z. B. in Norwegen ein rechtlich verankertes Prinzip, sie ist einklagbar und bei Nichteinhaltung an Sanktionen gekoppelt. Norwegischen Unternehmen drohte die Schließung. Die Quote ist der erste Schritt. Wer das Ziel hat, die Interessen und Machtstrukturen zu verändern, setzt auf ein Modell zur Chancengleichheit, das noch einen Schritt weitergeht und nicht nur Ungleichheit als soziales Unrecht und Verstoß gegen das Grundgesetz auffasst. Das Zauberwort heißt **Gender-Management** – eine Strategie des Personalmanagements, die auf Qualität und Wettbewerbsvorteile (um gutes Personal, Kreativität, Effizienz) durch Vielfalt der Perspektiven zielt (Welpe u. Welpe 2003). Genutzt werden:

- **Erfahrungswissen:** Die unterschiedliche Sozialisation und geschlechtsspezifische Erfahrung (auch: Kinder-, Familienmanagement) führt zu unterschiedlichen Kompetenzen, die in Entscheidungsprozesse und beispielsweise Qualitätszirkel einbezogen werden.
- **Interessenorientierung:** Entscheidungsgremien sind einseitig (von Männern und deren Interessen) dominiert, es sind also interessenausgleichende Lösungen bei der Ressourcenverteilung (Arbeitsplätze/Geld) gefragt.

An den Führungskräften führt bei dieser Strategie kein Weg vorbei, sie werden in die Verantwortung genommen. Ihre Entscheidungen über Leitbilder, Ziele, Personalpolitik führen zum Wandel der Organisationsstruktur und -kultur. Die Umsetzung funktioniert als Top-down-Strategie: Dabei ist der Faktor Macht eine wichtige Variable. Wenn Frauen führen, sind sie die Machthaberinnen und in der Lage, andere und neue Interessen zu vertreten.

Beim Gender-Management geht es um die Orientierung an Potenzialen, darum, individuelle

Stärken zu erkennen, zu aktivieren und zu nutzen. Darin steckt ein großes Potenzial für Veränderungen, die Unterschiede als strategische Ressource produktiv zu nutzen. Die Herausforderung an Führungskräfte, die Interessen und Bedürfnisse zu erkennen, wertzuschätzen und zu fördern, setzt voraus, über die Zuschreibungen, Bewertungen und Folgen von Unterscheidungen zwischen Ärztinnen und Ärzten nachzudenken. All das zielt ab auf

- Den Wandel der monokulturellen (männlichen) Organisationskultur, also auf Chancengleichheit in allen Positionen und Hierarchieebenen, auf Integration statt Diskriminierung
- Hierarchieabbau
- Den Entwicklungsbedarf männlicher Führungskräfte durch Fortbildung und Sensibilisierung
- Die Veränderung des homogenen Ideals, also darauf, sich bei der Besetzung von Führungspositionen von der Vorstellung (Unterstellung) zu verabschieden, Frauen seien in erster Linie familienorientiert (Kinder und Familie zuerst), Männer dagegen karriereorientiert

Es gibt eben auch karriereorientierte Frauen und die ersten familienorientierten Männer. Und viele, die eine Balance bzw. Mehrfachorientierung wollen.

Was heißt das konkret? Die Ressource »Frau« zu fördern statt auszugrenzen, hat Vorteile. Wie wir aus Studien und dem Klinikalltag wissen, sind Ärztinnen besser in der Lage, sich auf die Bedürfnisse und Wünsche der Patienten einzustellen und die Bedürfnisse der Patientinnen besser zu verstehen. Es ist also eine größere Patientenzufriedenheit zu erwarten. Für die Ärztinnen selbst ist eine Steigerung der Motivation, Arbeitszufriedenheit und Bindung an die Klinik zu erwarten. All das kommt dem Image, dem Ruf der Klinik zugute. Voraussetzung ist ein Personalmarketing, das Rekrutierungsvorteile auf dem Arbeitmarkt erzielt.

3.3 Die Umsetzung

Stellenanzeigen

In den letzten Jahren ist es schwer geworden, Stellen in Krankenhäusern qualifiziert zu besetzen. Ein Blick auf den Umfang der Stellenanzeigen im *Deut-*

schen Ärzteblatt verdeutlicht die Misere. Mittlerweile gibt es Führungspositionen an renommierten Kliniken, auf die sich niemand bewirbt. Die Klinik hat ein Problem: Sie kann die Stelle nicht besetzen. Die Stellenanzeigen senden nun aber keineswegs die Botschaft: Wir sind besser als andere Kliniken und suchen die Besten.

Wer eine Stelle sucht, als Oberärztin, Chefärztin oder Professorin, und die Stellenanzeigen durchsieht, dem fällt schnell auf, dass die Anzeigen nicht bewerberorientiert sind. Die Zielgruppen sind keine abstrakten Bewerber, sondern qualifizierte Frauen und Männer. Der Blick der Inserenten aber ist verengt auf den Bewerber. Eine Klinik sucht über eine Personalberatung einen neuen Mitarbeiter:

» . . . zur Sicherung der Kontinuität der Arbeit ... und zur weiteren Profilierung ... eine versierte Persönlichkeit als

Chefarzt – Facharzt für Innere Medizin

...

Sie verfügen als Facharzt für Innere Medizin über den Abschluss ... sowie über umfassende, in langjähriger Berufsausübung erworbene fundierte Kenntnisse und breit angelegte Fähigkeiten in der ... Praxis auf aktuellem Stand. Sie sind ggf. schon in leitender klinischer Tätigkeit bewandert und zeichnen sich durch Führungsstärke und Freude an der Weiterbildung junger Kolleginnen und Kollegen aus. Soziale Kompetenz, Organisationsgeschick und Durchsetzungsvermögen zählen ebenso zu Ihren Stärken wie Teamfähigkeit und Sinn für Wirtschaftlichkeit.

Neben einer auf Langfristigkeit ausgelegten Bindung in unbefristeter Anstellung zu interessanten Konditionen ... bieten wir ...«

Die Klinik sucht einen Mann und spricht eine Frau nicht an. So werden 50 % des Potenzials ausgeschlossen. Warum? Wir unterstellen keinen Vorsatz, sondern nehmen einfach Ignoranz der beauftragten Personalberatungsgesellschaft und der suchenden Klinik an. Die eigene Inkompetenz im Personalmarketing ist meist unbewusst. Die suchende Klinik und das Personalberatungsunternehmen sollten wissen, dass Ärztinnen ihren Kollegen in der fachlichen Leistung überlegen sind, denn wer als Medizinerin nicht »sehr gut« ist, ist auf dem Karriereweg gar nicht so weit gekommen, dass sie eine Position als Chefärztin in Betracht ziehen kann.

Nun zu den annoncierten Führungsaufgaben:
- Fakt 1: Engagement in der Weiterbildung ist die Stärke von Ärztinnen.
- Fakt 2: Soziale Kompetenz und Teamfähigkeit sind Stärken von Ärztinnen.
- Fakt 3: Organisationsgeschick und Sinn für Wirtschaftlichkeit sind Stärken von Ärztinnen.

Die Stellenanzeige berücksichtigt nicht, dass Frauen in der Qualität des Beziehungsmanagements viele Männer übertreffen und daher führungsstärker sind. Wer bei Führungsaufgaben auf Spezialistinnen verzichtet, versteht nicht genug von Personaleinsatz.

Eine interessierte, qualifizierte und karriereorientierte Ärztin wird sich auf diese Anzeige nicht bewerben. Sie hat die Wahl, und die Klinik ist für sie zu schlecht. Die Klinik wird es sich leicht machen und sagen, es hat sich ja keine beworben.

So wird die Stelle, wenn überhaupt, mit einem Mann besetzt. Das hat einen weiteren gravierenden, oft nicht beachteten Nachteil: Die Klinik hat weniger Leistung für mehr Geld eingekauft, denn Frauen erhalten 20% weniger Gehalt als Männer – noch. Die Klinik hätte mit der Kostenersparnis eine weitere Person einstellen können.

Für eine Frau ist die Stelle nicht interessant, weil sie die Person nicht anspricht und bezogen auf weibliche Wünsche und Karrierevorstellungen nicht vielversprechend ist. Was ist zu tun? Wer die Beste will, braucht eine Strategie: Die ersten vier Gebote für ein gutes Personalmarketing lauten:
- Seien Sie der Erste!
- Machen Sie etwas Neues!
- Setzen Sie auf ein Schlagwort!
- Seien Sie anders!

Ein Arbeitgeber ist nicht der Erste, und es ist nicht neu, hinter die Bezeichnung Chefarzt das Kürzel »(m/w)« zu setzen. Diesen Standard beachten bereits 50% der Arbeitgeber. Es ist auch nicht neu zu schreiben »Bewerbungen von Frauen sind ausdrücklich erwünscht« oder die vage Bemerkung, dass die Klinik »die Vereinbarkeit von Familie und Beruf fördert«. Das alles sind Absichtserklärungen, die es seit Jahren gibt und die die niedrige Beschäftigungsquote von Frauen in Führungspositionen kaum verändert haben.

Was müsste verändert werden? Nur wenig, aber das würde die Anzeige attraktiv machen.

> Wir suchen eine Chefärztin oder einen Chefarzt
> …
> Wir beschreiten nicht nur in der Medizin innovative Wege. In unserer Klinik gibt es Gender-Exzellenz. Frauen in Führungspositionen erhalten bei uns dasselbe Gehalt wie Männer in Führungspositionen. Wir realisieren flexible Arbeitszeitmodelle mit individueller Zeitsouveränität.
> Wir unterstützen und fördern die Führungskompetenz unserer Mitarbeiterinnen und Mitarbeiter durch gezielte Weiterbildung und individuelles Coaching.
> Wir sind ein moderner Arbeitgeber, der sich der Gesundheitsförderung der Mitarbeiterinnen und Mitarbeiter widmet und die Vereinbarkeit von Familie und Beruf ermöglicht. Wir bieten eine 24-Stunden-Kinderbetreuung und leisten Unterstützung bei Double-Career-Paaren. Bitte geben Sie Ihre Vorstellungen und Wünsche dazu in der Bewerbung an.

In Kliniken wird der Frauenanteil weiter zunehmen. Das ist das eine. Zum anderen geht es künftig darum, die Generation Y zu gewinnen und zu binden. Diese Generation hat andere Karrierevorstellungen als noch ihre Vorgänger: Arbeit ist ihnen, Männern und Frauen, wichtig, aber Leben bedeutet für sie mehr als Karriere. Fast 80% der Eltern zwischen 25 und 39 Jahren würden nach einer Studie des Bundesfamilienministeriums für ein familienfreundliches Umfeld die Stelle wechseln, über 90% ist Familienfreundlichkeit – dazu gehören eigene Kitas, Tagesmuttervermittlungen, Betreuung für Grundschüler in den Ferien, berechenbare Arbeitszeiten und flexible Arbeitszeitmodelle – bei der Arbeitgeberwahl wichtiger als das Gehalt. In Stellenanzeigen steht dazu nichts. Kliniken müssen umdenken und sich rasch anpassen – wer sich jetzt nicht ändert, so die Prognose, ist bald nicht mehr am Markt.

Mehrfachorientierung als Berufs- und Lebensmodell

Die Zukunft der Medizin ist eindeutig weiblich, ein Blick auf die Zahl der Medizinstudenten reicht für diese Vorhersage. Noch aber sind 95% der einflussreichen Positionen an Universitäten, also da, wo Rollenvorbilder prägend sind, von Männern besetzt. Das hat Folgen, die alle kennen und an denen viele leiden: Männer legen die Arbeitsstrukturen fest, diese sind zementiert und auf die klassische männliche Berufsbiografie abgestimmt. Es gibt Rituale, wie z. B. den Anwesenheitskult, und Regeln, etwa dass neben der Stationsarbeit abends und am Wochenende geforscht wird. Forscherin sein heißt, das Leben der Wissenschaft unterordnen, der Familie, den Freunden. Die Karriere bindet die gesamte Lebenszeit.

> **Berufstätigkeit als Lebensinhalt ist ein männliches, starres Lebenskonzept (und überholt).**

Wer meint, es sei das Beste, das Leben mit Berufstätigkeit auszufüllen, ist nicht bereit, darüber nachzudenken, wie sich Arbeit teilen ließe. Persönliche Glaubenssätze (»Das geht nicht!«) lassen die Frage »Wie geht es?« gar nicht erst zu, die Antwort ist ja klar.

Die Annahme der Unteilbarkeit von Entscheidungsmacht, von Geld und Einfluss sowie der Unvereinbarkeit von Führungsposition mit Kindern und Familienleben hat längst ideologische Züge. Dahinter steckt die Angst vor Bedeutungsverlust, Sorgen um Karriere und Lebensgestaltung, eine Angst, die die Wahrnehmung verzerrt und Denkhemmungen auslöst. All das steht im Weg und verhindert, innovativ zu denken und zu handeln.

All das muss sich ändern! Der Weg zur Veränderung führt über die Mehrfachorientierung. Das Lebens- und Berufsmodell Mehrfachorientierung
- verhindert die Reduktion auf eine einzige Karriere,
- schützt vor Sucht nach Positionen und Ämtern,
- befreit eingeschlossene Potenziale.

Es wird höchste Zeit für Innovationen, nicht zuletzt deshalb, weil die Gründe für die Unzufriedenheit der Ärztinnen – schlechte Arbeitsbedingungen und hohe Belastungen, schlechte Vereinbarkeit – im »männlichen Modell« liegen, das keine flexiblen Elemente enthält, dafür aber fixierte Geschlechterrollen, und unvereinbar ist mit Tätigkeiten außerhalb des Berufs. Der Arztberuf ist familien- und freizeitfeindlich. Ist flexibel leben zu können ein weiblicher Traum? In der Praxis heute eher ein Alptraum (◘ Abb. 3.2).

Was ist zu tun?
- Verabschiedung vom »Altherrenmodell« der Arbeits(zeit)organisation
- Individualisierung der Berufs- und Lebensstrategie

Flexible Arbeitszeitmodelle

Ärztinnen sind Expertinnen, sie sind professionell, wenn es um flexible Lebensführung geht. Vollzeit, Teilzeit, Arbeit auf Zeit, Elternzeit, Mehrfachteilzeit ist in Führungspositionen möglich, wenn der Leitsatz heißt: Nicht die Präsenz, sondern das Ergebnis der Arbeit zählt. Für einige Ärztinnen, die heute in hohen Führungspositionen sind, war diese Erfahrung Teil ihrer beruflichen Sozialisation.

Ursula von der Leyen hat z. B. als junge Ärztin an der Uniklinik gemeinsam mit einer Kollegin ein flexibles Arbeitszeitmodell entwickelt, ein Experiment, das der Chef abgesegnet hat: »Ich habe mir mit einer Kollegin eine Stelle in der Ambulanz geteilt. Wir beide hatten zusammengerechnet fünf Kinder und es lief reibungslos. Die Stelle war das ganze Jahr durch besetzt, weil wir uns gut abgesprochen haben und füreinander eingesprungen sind, wenn Einschulung, Kindergeburtstag oder Masern anstanden. Wir wollten beweisen, dass wir gut sind und die Kinder zu ihrem Recht kommen, wenn man uns Zeitsouveränität gewährt!«

Es ist notwendig, an unkonventionelle Lösungen zu denken, sagt die erste Ordinaria für Chirurgie in Deutschland, Prof. Dr. Doris Henne-Bruns. Für zwei Kolleginnen, die nach der Babypause gleichzeitig in die Uniklinik zurückwollten, fand die Chefärztin Henne-Bruns eine Lösung:

»Um ihnen die Möglichkeit zu geben, bei größeren Eingriffen im OP teilzunehmen, hatten wir den Modus gefunden, dass beide Kolleginnen auf Halbtagsstellen jeweils wochenweise im Wechsel ganztags arbeiteten, sich ergänzen und die Übergaben

3

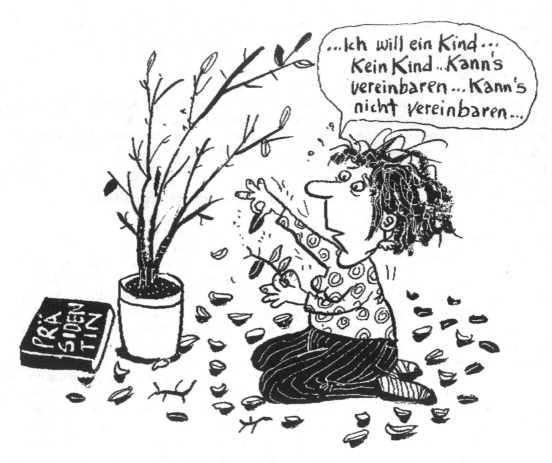

■ **Abb. 3.2**   (Copyright: Franziska Becker, mit freundlicher Genehmigung)

selber organisieren. War eine der Kolleginnen krank, so haben sie ihre Dienstpausen getauscht. Das Modell funktionierte, es war allgemein akzeptiert.« Mit flexiblen Arbeitsmodellen, flacher Hierarchie und »abgespeckter Eitelkeit«, damit kann man eine Klinik leiten, sagt Henne-Bruns, dafür ist sie bewusst ein Vorbild.

Ein Blick über den deutschen Tellerrand zeigt, dass die Schweizerinnen noch weiter sind: Am Kinderspital der Universitätsklinik Zürich läuft seit 2003 ein Pilotprojekt, um Erfahrungen zu sammeln mit der Teilung leitender Funktionen. An der Kinderklinik am Universitätsspital Genf sind 80% der Assistenz- und Oberärzte weiblich, die acht Professorenstellen sind zu 50% mit Frauen besetzt. Kinderheilkunde ist ein Lieblingsfach der Frauen, aber entscheidend ist hier, dass der Chefarzt eine Frau ist.

Was ist das Erfolgsgeheimnis der Chefärztin Susanne Suter, die Mutter von drei Kindern und Präsidentin des Schweizer Wissenschafts- und Technologierates ist? Sie wähle Medizinerinnen aus, »die sich eher durch Aufmüpfigkeit, dafür aber auch durch Zähigkeit und Ausdauer auszeichnen«. Ihre männlichen Kollegen hingegen setzen »eher auf konziliante Frauen, die ausnehmend nett, aber nicht so tough sind«. Ihre Klinik hat die Chefärztin so organisiert, dass sie Schwangerschaften von Ärztinnen aller Hierarchiestufen verkraftet. Dafür sorgen eine engagierte Oberärztin und ihr perfektes Mikromanagement beim Austüfteln der Dienstpläne und Stellvertretungen. 80% der Oberärztinnen haben Kinder. Und: Die Kinderärztinnen der »durchfeminisierten Klinik« forschen genauso viel wie ihre männlichen Kollegen an anderen Häusern. Es geht also.

Was die Familienzeit für die Berufstätigkeit bewirkt hat, darüber gibt eine Umfrage des Instituts für Demoskopie (IfD) Allensbach Auskunft. Das IfD fragte: Wenn man die Berufstätigkeit für eine Weile unterbricht und sich dem Kind und der Familie widmet, kann sich das unterschiedlich auf die berufliche Zukunft auswirken, was trifft auf Sie zu?

- 54% der Mütter antworteten: »Ich bin jetzt organisierter als früher.«
- 52% sagen: »Ich kann jetzt besser Wichtiges von Unwichtigem unterscheiden.«
- 32% können besser mit Stresssituationen umgehen.
- 29% können sich besser durchsetzen.

Alle haben also Führungskompetenzen erworben.

Und die Kinder? Wenn es um Frauen in Führungspositionen geht, werden Mütter immer noch stark angezweifelt. »Ich finde es schade, dass wir immer noch nicht die Vorteile für Kinder sehen, wenn Mütter mit neuen Impulsen von der Arbeit kommen«, sagt eine Institutsdirektorin.

- **Job-Sharing**

Die beiden jungen Ärzte Maren Bongartz und Raphael Tsoukas haben 2012 die Agentur ArztInTeilzeit und ein Such-Portal für Ärzte und Kliniken (www.arztinteilzeit.de) gegründet, um Lösungen zu finden, die das Arbeiten in Teilzeit flexibler machen, genauer, um Arztberuf und Familie oder Forschung oder anderes Tun zu ermöglichen.

- **Top-Sharing – Arbeitsteilung in der Chefetage**

Frauen sind auf Spitzenpositionen in der Medizin eine Randerscheinung. Eine medizinische Karriere und Familie gelten als kaum vereinbar, spätestens in Führungsfunktionen ist mit Teilzeit Schluss. Aber was wäre wenn? Was wäre, wenn Führungspositionen in der Medizin geteilt würden. Wären dann mehr Frauen motiviert, eine Führungsposition zu übernehmen? Wäre geteilte Führung auch ein Mittel zur Vereinbarkeit von Familie und Beruf?

Das Modell Top-Sharing geht weit darüber hinaus: Es ermöglicht, eine Führungsposition auszuüben, wenn die Lebensumstände eine Vollzeitstelle nicht möglich machen, es bietet Entlastung (bei drohendem Burn-out, zur Vereinbarung von Kindern und Karriere, am Ende des Berufslebens) und die Möglichkeit, ein anderes Leben, einen anderen Lebensentwurf zu leben als die 60-Stunden-Woche eines Chefarztes.

Das Modell Top-Sharing geht davon aus, dass Arbeit teilbar ist und Verantwortung auch, es geht um ein partnerschaftliches Führungsmodell, das Führung in Teilzeit und Führung als Doppelspitze ermöglicht. Das Modell, entwickelt von der Schweizer Unternehmensberaterin Dr. Julia Kuark (Kuark 2003), reagiert auf den Fachkräftemangel am Arbeitsmarkt und berücksichtigt die Wünsche der kommenden »Führungs-Generation Y«, die das Arbeitsmotto »Leben beim Arbeiten« verfolgt.

Zwei Umfragen aus der Wirtschaft zeigen, wie attraktiv das Modell schon heute ist:
- Laut einer Umfrage der *Wirtschaftswoche* 2012 wünschen 74% der Führungskräfte für sich selbst flexiblere Arbeitszeiten, 78% können sich vorstellen, in bestimmten Lebensphasen Teilzeit zu arbeiten, 78% halten Führung für teilbar.
- 94% der weiblichen und 78% der männlichen befragten Führungskräfte in Europa, Asien, USA interessieren sich für Führung in Teilzeit.

Ein Mann, ein Job, immer mit voller Kraft – dieser Klassiker ist ein Auslaufmodell.

Top-Sharing, das Teilen einer Führungsposition mit einem explizit definierten Anteil gemeinsamer Verantwortung, ist ein Arbeitszeitmodell der Zukunft. Die Umsetzung von Top-Sharing in der Medizin setzt einiges voraus: einen Paradigmenwechsel und den Abschied von alten Mythen. Eines sei vorausgeschickt: Das Modell ist nichts für Alphatiere und Narzissten, weiblicher und männlicher Art. Es bedeutet den Abschied von traditionellen Vorstellungen (Leben, um zu arbeiten, und Arbeiten, um zu leben) sowie den Leitbildern, die das Führungsverständnis und die Führungspersonen heute prägen. Genauso wie von Mythen, etwa dass Macht und Führung nicht teilbar sind und Leistung primär mit Anwesenheit gleichgesetzt ist. Wer sich davon löst, für die öffnet sich ein riesiger Gestaltungsspielraum.

Die Vorteile von Top-Sharing für Führungskräfte und Klinik sind überzeugend:

- Loyalität und die Bindung der Führungskräfte an die Klinik steigt.
- Es existiert ein Austausch auf Augenhöhe: Vier Augen sehen mehr als zwei, und zwei Stimmen sind mächtiger als eine.
- Keine Isolation und Einsamkeit an der Spitze: Mit den Sorgen ist keine/r allein.
- Schwierige Entscheidungen sind breiter abgestützt.
- Stellvertretungen sind besser abgedeckt.

Damit all dies gelingt, müssen für die Doppelspitze etliche Voraussetzungen gegeben sein:
- Die vorgesetzte Person oder Institution fördert das Modell – das ist ausschlaggebend.
- Die »Chemie« zwischen den Tandemchefs/-chefinnen muss stimmen.
- Das Duo spricht mit *einer* Stimme – gegenseitiges Einverständnis und Vertrauen sind unverzichtbar.
- Hohe Sozialkompetenz muss vorhanden sein.
- Klare Zeit- und Aufgabenteilung (z. B. zwei Spezialistinnen ergänzen sich komplementär) ist entscheidend.
- Gemeinsame Verantwortung – das ist der Knackpunkt.
- Gemeinsame Strategien.
- Transparenz über die Arbeitszeiten der beiden Chefs/Chefinnen.
- Das Team akzeptiert, dass die/der Vorgesetzte nicht immer anwesend ist.

Top-Sharing wird in der Wirtschaft gerade erprobt – meist von weiblichen Doppelspitzen. Die Führungsposition ist häufig in zwei 60%-Stellen geteilt. 10% der jeweiligen Stelle ist »Überlappungszeit«, dann sind beide anwesend. Dann finden Meetings mit dem Team statt, und Strategien werden gemeinsam abgestimmt. Ein Modell auch für die Medizin?

■ Top-Sharing in der Medizin

Wir haben Oberärztinnen, leitende Oberärztinnen, Chefärztinnen, Institutsdirektorinnen, Professorinnen und Ordinarias gefragt. Welches Fach sie auch vertreten, ob Gynäkologie und Geburtshilfe, Oral-, Kinder- oder Gefäßchirurgie, Dermatologie, Pädiatrie, Neonatologie, Kardiologie, Innere Me-

dizin oder Humangenetik, in einem sind sich alle einig: Top-Sharing ist möglich.

Und woran liegt es, dass das Modell nicht längst praktiziert wird? Auch da sind sich alle einig: Die Macht des Bestehenden, traditionelle Rollenverteilung, Phantasielosigkeit und festgefahrene Strukturen sind die Haupthindernisse. Und offenbar hat noch kaum eine danach gefragt, sodass das Thema in den meisten Kliniken noch nie diskutiert worden ist. Das liegt auch am Selbstverständnis der Führungskräfte. »Jetzt habe ich endlich die Macht«, sagt eine Chefärztin, »kann gestalten, wie ich es will, und jetzt soll ich teilen?« Das eigene, traditionelle Modell erscheint oft als einzige Möglichkeit und die »Dreitagewoche als Führungskraft« ist für die einen ein Traum, für andere (noch) eine Provokation.

Anders ist die Situation der Oberärztinnen, hier ist Job-Sharing üblich. »Alle Kolleginnen, die aus familiären Gründen ihre Stundenzahl reduziert haben, konnten dies auf oberärztlicher Ebene tun«, sagt eine Chefärztin. Auch bei schwieriger Personalsituation, denn »in den Zeiten der Abwesenheit gab es keinen Ersatz«.

Chefärztinnen, insbesondere in der Gynäkologie, haben in ihrer Klinik flexible, individuell abgestimmte Modelle entwickelt, die »gut laufen«. »Manchmal habe ich den Eindruck, die Mitarbeiterinnen sprechen sich bei ihren Schwangerschaften ab«, sagt eine Chefärztin.

Im Oberarztbereich ist Kontinuität wichtig, zumal die Assistenten ständig wechseln. Die Neurologin Dr. Bettina Wiese berichtet: »Wir sind drei Oberärzte, die unterschiedliche fachliche Schwerpunkte haben. Die Arbeitsteilung ist fachlich begrenzt möglich, weil nicht alle alles können. Ich kann mir ein Sharing in Form von Früh- und Spätschichten gut vorstellen (OA vom Dienst), dann könnten sich zwei Kolleginnen eine Stelle teilen.« Die Spezialisierung kombiniert mit Job-Sharing bedeutet eine Zunahme der Expertise der gesamten Klinik. Wenn unterschiedliche Stärken zusammenkommen, ist das ein wirtschaftlicher Mehrwert.

Ordinaria Prof. Marion Kiechle hat »sehr gute« Erfahrungen gemacht. In ihrer Klinik arbeiten Oberärztinnen in Teilzeit, tage oder wochenweise. Das klappt, weil es Zeit für den »Infoaustausch« bei den Übergaben gibt. Welcher Wechselrhythmus sinnvoll ist, das ist »abhängig von der jeweiligen Einsatzsituation. In der Ambulanz sehr flexibel, in einem stationären Setting, wo es um eine gewisse Kontinuität in der Patientenversorgung geht, wäre ein wöchentlicher oder monatsweiser Wechsel ratsamer«, sagt eine Chefärztin. Nicht bewährt hat sich Halbtagsarbeit, vor allem aus Sicht ambitionierter Oberärztinnen, denn dabei gehen viele Informationen verloren und es entsteht der Eindruck, »die ist nie da«, und das bedeutet für die Karriere »wer nicht voll arbeitet, wird nicht für voll genommen«.

»Die Organisation von Top-Sharing ist in Kliniken kein Problem, solange genau definierte Zuständigkeiten und Vertretungsregelungen existieren, die Qualität der Dienstübergabe gewährleistet und die Übernahme von Verantwortung gewahrt ist«, sagt die Professorin Eva Mildenberger.

Doch würden Medizinerinnen in Spitzenpositionen, die mit Job-Sharing bei ihren Oberärztinnen gute Erfahrungen machen, auch selbst teilen und, wenn ja, aus welchen Gründen? Da sind viele zögerlich. Ein gutes kollegiales Klima ist die Voraussetzung, für das Teilen der Macht. Die Befürworterinnen sehen ihre Vorteile: bessere Work-Life-Balance, mehr Zeit für die Familie und die Einsichten »zusammen ist man stärker, gemeinsame Verantwortung beflügelt, Konflikte sind besser zu bearbeiten«. Ob der Sharing-Partner männlich oder weiblich ist, ist den meisten egal, entscheidend sind Charakter, Vertrauen, gleiche Ziele.

Das Interesse wächst, die Skepsis bleibt. Top-Sharing wird nicht wegen finanzieller Einbußen, arbeitsrechtlicher Hürden oder aus ökonomischen Gründen kritisch gesehen. Wie empirische Studien belegen, sind Teilzeitkräfte anteilig produktiver als Vollzeitbeschäftigte: 2×50% ist mehr als 100%. Die bessere Balance zwischen Arbeits- und Privatleben fördert die Produktivität am Arbeitsplatz.

Für die Skepsis entscheidend sind emotionale Gründe: Viele Führungskräfte können sich gerade in der Medizin nicht vorstellen, auf einen Teil ihrer Macht zu verzichten oder einem Tandempartner hundertprozentig zu vertrauen. Die über Jahrzehnte gelebte Konkurrenz untereinander ist ein Risiko. Wer weiß schon, worauf er sich einlässt. Das ist ein menschliches Problem, kein Masterplan-Problem.

Langsam kommt etwas in Bewegung: Ärztliche Direktoren arbeiten im Doppel, Chefarztduos teilen nach dem Prinzip der Spezialisierung die

Arbeit – nicht die Stelle. Es gibt erste Empfehlungen zur bewussten Förderung und zum Ermöglichen von Führung in Teilzeit, geteilter Führung und Job-Sharing für medizinische Führungspositionen. Und am Wichtigsten, es gibt die ersten Vorbilder, die zeigen, dass es geht:

Die Doppelspitze:

Katrin Glaß und Dr. Reina Dobberkau, beide Kardiologinnen, beide Chefärztinnen, teilen sich eine Leitungsposition. Sie arbeiten jeweils in Teilzeit zu 80%. Wie ist ihnen das gelungen, und was ist der Grund für das Arbeitszeitmodell »Chefärztin in Teilzeit«, und dann noch als Doppelspitze? Beide kennen sich gut aus vorherigen Tätigkeiten, und sie schätzen sich. Beide wollten aus ganz unterschiedlichen Gründen mehr Zeit für ihre Familien und hatten den Mut, ihre Forderung der Konzernleitung vorzutragen. Deren Schwierigkeit, die Chefarztposition zu besetzen, und der Wunsch, auch als Chefärztin an der direkten Patientenbetreuung beteiligt zu sein, führte dazu, dass sich die MediClin Klinik am Brunnenberg, Bad Elster, quasi eine 160%-Chefärztin leistet und eine Oberarztstelle einspart.

Die anfängliche allgemeine Skepsis konnten beide schnell ausräumen, mittlerweile ist ihre Doppelspitze ein Erfolgsmodell. »Die Chemie muss stimmen«, sagt Glaß. Bei Meinungsverschiedenheiten finden sie »einen Kompromiss und tragen diese Absprache dann nach außen«, betont Dobberkau. Disziplin ist wichtig und Leistung: »Den Stuhl, den sie besetzen, den müssen sie auch ausfüllen.«

Die Führungsposition teilen und gemeinsam Leitungsverantwortung übernehmen, wie geht das organisatorisch? Beide haben einen freien Tag in der Woche, die eine dienstags, die andere donnerstags, die Kollegen haben immer eine Chefärztin als Ansprechpartnerin. Aufgaben haben sie verteilt, den Informationsfluss gesichert, sie vertreten sich gegenseitig, so ist auch die Kontinuität der Patientenversorgung kein Problem, und die Bettenbelegung hat gute Werte.

Beide glauben, dass Top-Sharing nicht nur in der Rehabilitationsmedizin, sondern auch in großen Akuthäusern gut funktioniert. Gewonnen haben sie mehr Zeit für ihre Familien und für sich selbst. Eine Vollzeitstelle als Chefärztin kommt (auch später) nicht infrage: »Vor allem auf meinen

3

einen freien Tag in der Woche möchte ich nicht verzichten«, sagt Katrin Glaß.

Die Doppelspitze als Zukunftsmodell? Eines ist gewiss: Flexible Arbeitszeitmodelle, Job-Sharing und Top-Sharing werden zum entscheidenden Faktor im Wettbewerb der Kliniken.

Als Ärztin in einer Führungsposition haben Sie Handlungsmöglichkeiten. Sie brauchen Innovationslust, und Sie müssen ein paar Denkhürden überspringen, um handlungsfähig zu werden. Um die eigenen Grenzen des Denkens zu erkennen, hilft ein Selbstcheck.

Selbstcheck zum Thema flexible Arbeitszeitorganisation

- Sind Sie eine vollzeitbeschäftigte Führungskraft?
- Warum haben Sie das für Führungskräfte in der Medizin übliche Arbeitszeitmodell »Vollzeit« gewählt?
- Leben Sie in einer konventionellen Partnerschaft?
- Warum leben Sie in einer konventionellen Partnerschaft?
- Welche Konzepte empfehlen Sie Nachwuchskräften für eine erfolgreiche berufliche Karriere und ein erfülltes persönliches Leben?
- Wenn Sie Führungsverantwortung und Führungsposition mit Arbeitszeitflexibilität für unvereinbar halten, wie begründen Sie das?
- Was geht in Ihnen vor, wenn Ihr Chef oder Ihre Chefin vorschlägt, als Führungskraft Ihre Aufgaben zeitflexibel zu erledigen?
- Kennen Sie Kliniken und deren Argumente, die eine flexible Arbeitsorganisation für alle Positionen praktizieren?
- Haben Sie das Thema flexible Arbeitszeitorganisation jemals auf die Tagesordnung einer Führungsrunde setzen lassen? Wenn ja, für welche Führungspositionen?
- Wie würden Sie flexible Arbeitsorganisation argumentativ und operativ durchsetzen? Was hindert Sie bisher?

Familienfreundliches Krankenhaus

Lange Dienste, viele Überstunden, fehlende Kinderbetreuungsmöglichkeiten – das ist die Realität an deutschen Kliniken. Etwa 10.000 Medizinerinnen üben ihren Beruf nicht aus, weil sie keine familienkompatiblen Stellen finden, schätzt der Deutsche Ärztinnenbund. Eine unglaubliche Vergeudung von Ressourcen!

»Mit Kindern können Sie die Chirurgie vergessen«, hörte eine Ärztin zu Beginn ihrer Karriere. Heute ist sie leitende Oberärztin mit zwei Kindern und ein Vorbild für junge Kolleginnen. Wie sie das geschafft hat? Alles selbst organisiert, Männer und Väter helfen mit, Tagesmütter und Au-Pairs betreuen die Kinder, Großmütter und Großväter springen ein (◘ Abb. 3.3). Aber die Verantwortung und »dieser Druck« waren immer bei ihr. Es geht, diese Praxis kann aber kein Modell für die Zukunft sein. Worum es geht: in einer Umgebung zu arbeiten, die Kinder im ganz normalen Berufsalltag »mitdenkt«, Familienkompetenz wertschätzt, flexible Arbeitszeiten organisiert und als Minimum eine 24-Stunden-Kinderbetreuung anbietet. Nebenbei lassen sich damit Kosten sparen, Familienfreundlichkeit rechnet sich auch betriebswirtschaftlich. Hier ein einfaches Beispiel von vielen – mit großer Wirkung:

Das Klinikum der Martin-Luther-Universität in Halle richtete auf Initiative der kaufmännischen Direktorin den Betriebskindergarten Medikids ein, weil 2003 ein Ärztemangel aufgetreten war und eine Mitarbeiterbefragung den Bedarf geklärt hatte. Der Kindergarten ist inzwischen refinanziert; der Erfolg spiegelt sich auch im gestiegenen Bewerberaufkommen.

In ► Abschn. 7.10 finden sich die von Astrid Bühren, der Ehrenpräsidentin des Deutschen Ärztinnenbundes, entwickelte und erprobte Checkliste für das familienfreundliche Krankenhaus. ► Abschn. 7.11 enthält Infos, wo Kliniken professionelle Kinderbetreuung fix und fertig einkaufen können.

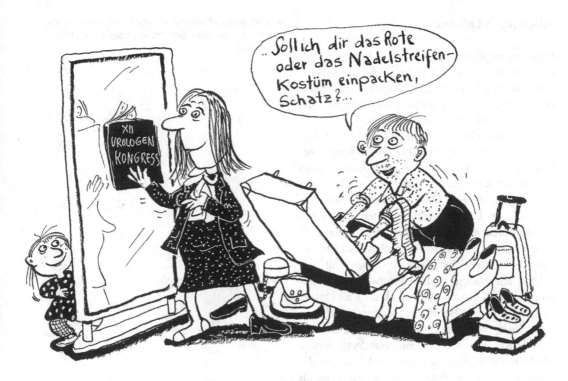

Du bist Vater!

Viele Männer in Führungspositionen sprechen im Coaching über ein »vagabundierendes« schlechtes Gewissen, wenn sie an ihre Familien denken: nicht-geleistete Hausarbeiten, Urlaubsverschiebungen, mangelnde Anwesenheit zu Hause, Desinteresse an Familienproblemen. Sind sie zu Hause, kommen die Gedanken an die Arbeit, daran, was alles nicht geschafft wurde, das andere schlechte Gewissen. Nirgendwo ganz anwesend, dafür mit dem Vorsatz und dem Versprechen: »Bald wird alles anders, bald habe ich mehr Zeit.« Trotzdem würden sie nichts Entscheidendes ändern. Aktive Vaterschaft ist kein Lebensziel für (Karriere-)Männer.

Elternschaft ist nicht allein Aufgabe der Mutter, und Karriere darf nicht mehr die gesamte Lebenszeit binden, weder bei Männern noch bei Frauen. Berufliche Leistung und familiäre Arbeit sind Aufgaben von beiden. Zwei Sätze, bei denen junge Ärzte und Ärztinnen zustimmend nicken. Danach, wenn es ernst wird und Entscheidungen getroffen werden müssen, wer denn nun …, ereignet sich bei Ärzten das, was mit »verbaler Aufgeschlossenheit bei weitgehender Verhaltensstarre« ein geflügelter Ausdruck geworden ist.

Ärztinnen scheuen sich, häusliche Aufgaben abzugeben. Sie könnten hier von Männern lernen, die sind das gewöhnt, die können das, weil z. B. die Mutter für sie zu Hause sauber gemacht hat. Das ist ein Dilemma für Männer und Frauen. Vereinbarkeit – oder wie eine erfahrene Chefärztin sagt: »Da gibt es nichts zu vereinbaren, da gibt es nur etwas zu addieren und zu teilen« – ist keine private Angelegenheit. Das Signal an die Männer, sagt eine Unternehmensberaterin, muss sein: »Du bist Vater. Dann musst du Verantwortung übernehmen. Das heißt z. B., dir Zeit für deine Kinder zu nehmen. Die Klinik bietet den Rahmen und unterstützt dabei. Das ist Innovation, nicht aus Gutmenschentum, sondern weil nur so die guten Ärztinnen und Ärzte gefunden und gebunden werden können. Das Ziel ist Familienbewusstsein als Markenzeichen deutscher Kliniken.«

»Richtiges Leben«

Soziale Kompetenzen, die zu einer Führungsposition gehören, erlangt man im »richtigen Leben«. Dort, wo es Kinder gibt, Freundinnen und Freunde, Nachbarn, alte Menschen und Menschen, die einen ganz anderen Lebensstil haben.

Ein nur in der Öffentlichkeit verbrachtes Leben führt zu einer »eigentümlichen Verflachung«, beobachtete die Philosophin Hannah Arendt schon vor Jahrzehnten. Ein Leben nur im Beruf in hohen Führungspositionen führt zu Verhaltensweisen, die mit dem Privatleben unvereinbar sind, sagen Partnerinnen von Chefärzten und Professoren. Ein Leben, aufgestellt wie ein Potemkinsches Dorf, mit Fassaden, hinter denen das wahre Leben fehlt.

Ein ausbalancierter Lebensentwurf, von Frauen mit dem Vor-Satz »Ich will alles…« als Option für drei Rollen – Berufsfrau, Mutter, Hausfrau – bezeichnet, enthält innovatives Potenzial für eine flexible Klinikstruktur, für ein verändertes System Medizin. Dafür braucht es flexible Menschen, das sind bis jetzt meist Frauen: Sie können mehr, als nur einen Beruf managen, nämlich ein ganzes Leben.

Kliniken brauchen mehr flexible Männer in Führungspositionen. Das ist klar, aber darauf wird sich keine verlassen und die Aufgabe lieber selbst in die Hand nehmen.

Literatur

Baumhäkel M et al. (2009) Geschlecht des Patienten und des behandelnden Arztes: Ein Risikofaktor für Patienten mit chronischer Herzinsuffizienz? Clin Res Cardiol 98, Suppl 1: P1066.

Dettmer S, Kaczmarczyk G, Bühren A (2006) Karriereplanung für Ärztinnen. Heidelberg: Springer.

Institut für Demoskopie Allensbach. IfD-Umfrage 5231. September 2007. Archiv.

Kuark J (2003) Das Modell TopSharing: Gemeinsam an der Spitze. Hrsg.: Netzwerk Arbeitsgesellschaft. Bestellung online unter: www.topsharing.ch (Zugriff 18.6.2013).

Pollak KI (2007) Oncologist communication about emotion during visits with patients with advanced cancer. J Clin Oncol 25: 5748–5752.

Trawicka A (2013) Die Doppelspitze. Wie sich zwei Ärztinnen eine Leitungsposition teilen. XX Die Zeitschrift für Frauen in der Medizin 03: 135–139.

Welpe I, Welpe I (2003) Frauen sind besser – Männer auch. Das Gender-Management. Wien: Signum Wirtschaftsverlag.

Andere führen und sich selbst

Handwerkszeug für Personalführung, Organisationskompetenz und
Selbstmanagement

*Ulrike Ley, Isabell Lisberg-Haag, Uschi Heidel, Gabriele Kaczmarczyk,
Elke Köhler*

4.1   Der Führungsalltag

Ulrike Ley

» Nur Huldigung gebührt mir, nicht Kritik ... Dir huldigen, ich, der dich so kennt? (Faust in Goethes gleichnamiger Tragödie) «

Wenn wir in unseren Workshops fragen: »Wie möchten Sie geführt werden?«, weiß jede eine Antwort und hat genaue Vorstellungen, wie die Chefin oder der Chef führen soll. Der Alltag aber ist anders. »Könnten Sie nicht mal meinen Chef coachen?« Und: »Wie könnte ich ihm am besten sagen, dass er Sie anrufen soll?« Das werde ich oft gefragt. Und die Chefs und Chefinnen? Kennen sie die eigenen Führungsfehler? Oder sind sie längst immun? Einige treibt das »ungute Gefühl« um, nicht alles richtig zu machen, andere merken: »Irgendwas läuft falsch.«

Genauere Auskunft geben Studien. Werden Führungskräfte (in den verschiedensten Branchen) anonym befragt, wo sie ihre eigenen Schwachpunkte und die Ursachen dafür sehen, zeigen ihre Antworten, dass sie selbstkritisch sind (◘ Tab. 4.1). Und die Ursachen der Fehler? Nahezu einmütig (97%) führen die Befragten zu wenig Zeit an (Langguth 2003).

Führungsfehler sind also nicht die großen Unbekannten. Sie passieren täglich, das wissen und merken alle. Über Führungsfehler von Chefs und Chefinnen werden viele Gespräche geführt, in der Kaffeerunde und auf dem Flur. Die Klage ist allgegenwärtig, und Lösungen sind schnell benannt: »Er müsste doch nur...« oder »Warum macht sie denn nicht...?« »Also, ich würde doch...«

Von unten betrachtet ist Führung leicht. Das ändert sich meist rasch, wenn man selbst dran ist. Denn welche Medizinerin, welcher Mediziner hat professionelle Führung schon gelernt? Was also ist zu tun? Werden wir konkret.

Eine alltägliche oder allwöchentliche Situation in einer großen Abteilung der Universitätsmedizin in Deutschland, in einer Klinik, in der auch intensiv geforscht werden soll und muss: In der vorabendlichen Forschungsbesprechung berichten die beteiligten Ärzte und Ärztinnen über den Stand der einzelnen Forschungsprojekte. Das medizinisch-technische Personal, das täglich bei den Projekten hilft, hat lange Feierabend und ist nicht anwesend. Doktoranden und Doktorandinnen, meist noch Studierende, schweigen, weil sie Hemmungen haben, in dieser großen Runde das Wort zu ergreifen, und dazu auch nicht ermutigt werden.

Der Chef, als junger Assistent selbst ein erfolgreicher Forscher, hat eine tolle Idee zu einem neuen Forschungsprojekt. Er skizziert das Projekt, das ihm am Herzen liegt und das man »unbedingt machen müsste« (◘ Abb. 4.1). Aber – wer erwärmt sich für dieses arbeitsintensive und natürlich viel Freizeit kostende Unternehmen? Wer führt das Projekt durch?

Sein Blick schweift in die Runde, man schaut nach unten. Schließlich beauftragt er zwei seiner Oberärzte, dieses ehrgeizige Projekt gemeinsam durchzuführen. Alle sind erleichtert außer den beiden Oberärzten, die mit undurchdringlicher Miene dasitzen. Bei den anderen Anwesenden macht sich, vom Chef unbemerkt, ein verstecktes Grinsen breit. Denn alle – außer ihm – wissen aus täglicher Erfahrung, dass ausgerechnet diese beiden Oberärzte sich gegenseitig überhaupt nicht leiden können und sich dauernd in die Quere kommen.

Aus dem Projekt ist nie etwas geworden, und irgendwann hatte der Chef es dann auch vergessen.

Was läuft hier schief? Der Chef hat doch vieles richtig gemacht. Er ist innovativ, treibt die Forschung voran, ermöglicht ein neues Projekt mit den entsprechenden Veröffentlichungen, sagt, was er will, benennt die Verantwortlichen ... Und das Projekt versandet. Woran liegt's?

◘ Tab. 4.1   Die fünf wichtigsten Führungsfehler

Kein Feedback geben	93%
Konflikten ausweichen	78%
Entscheidungen aufschieben	64%
Mitarbeiter unterfordern	52%
Keine Verantwortung übertragen	48%

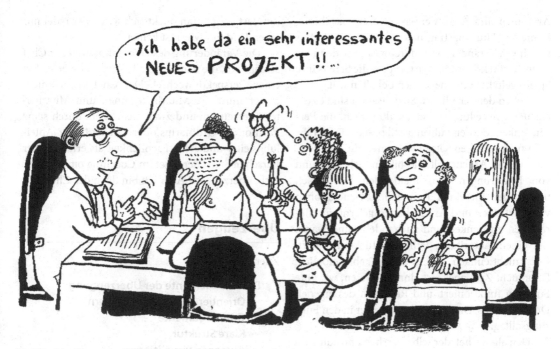

Der Chef geht voran, aber wo ist seine Truppe?

Ein paar Führungsfehler sind schnell identifiziert. Alle wissen aus der täglichen Arbeit, dass die Oberärzte nicht zusammenarbeiten wollen oder können; würden wir ihre Kolleginnen und Kollegen fragen, könnten sie uns sicher ein paar Beispiele dafür nennen. Wir könnten auch die Oberärzte nach ihren Interessen fragen: Was wollen Sie? Weniger arbeiten, ein anderes, eigenes Projekt? Wie sind ihre wissenschaftlichen Ambitionen? Worum konkurrieren sie? Warum können und wollen sie nicht an einem gemeinsamen Projekt arbeiten? Dann bekämen wir aufschlussreiche, manchmal auch überraschende Antworten. Die kennt der Chef nicht, oder er setzt sich darüber hinweg. Jedenfalls hat er noch nie mit ihnen darüber gesprochen und ihnen sein Feedback gegeben oder gar den Konflikt angesprochen und gelöst. »Keine Zeit«, wird er sagen, wenn wir ihn fragen, »es gibt Wichtigeres.«

Was aber ist wichtiger als effizientes Arbeiten in dem Team, das ich führe? Davon hängt der Erfolg aller ab (auch mein eigener). Dass dieses Projekt versandet, ist mehr als ein Symptom für Führungsschwäche. Tatsächlich steckt viel mehr dahinter.

Stellen wir uns vor, der Chef lässt sich beraten. Es ist ihm nicht zum ersten Mal passiert, dass seine Vorschläge nicht umgesetzt werden. Die Gründe aus seiner Sicht: »Die Oberärzte boykottieren meine Forschung, nicht offen, aber effektiv. Das hätte es zu meiner Zeit als Oberarzt nicht gegeben. Da wurde gearbeitet! Schließlich gab es Konkurrenten. Man war froh, wenn der Chef einem eine Aufgabe übertragen hat! Das waren harte Zeiten, viel Arbeit, klar. Aber, mein Engagement hat sich gelohnt. Meinem Chef habe ich viel zu verdanken, ohne ihn wäre ich nie Ordinarius geworden.«

Jeder Chef und jede Chefin ist versucht, den Weg des eigenen Erfolgs zum Maßstab ihres Handelns zu machen. Die eigene berufliche Sozialisation wird fortgeschrieben. »Das war schon immer so.« Immerhin steht man damit auf festem Boden. Wer mit einem selbstherrlichen Chef aufgewachsen ist, wird sich an diesem Vorbild orientieren oder alles ganz anders machen wollen, nur wie genau!

Ärztinnen und Ärzte werden in ihrer Ausbildung ja nie für Führungsfragen weitergebildet. Und es ist schwer, Veränderungen durchzusetzen, denn die neue Chefin kommt in eine Gruppe, die bereits ihre Spielregeln hat und meist auch behalten will.

Neben der beruflichen Sozialisation sind es die eigenen Einstellungen, der Denkrahmen, die Persönlichkeit, die den Führungsstil prägen. Denkrahmen oder Glaubenssätze bestimmen die Sichtweisen auf die Arbeitswelt. Sie bilden sich aufgrund von Erfahrungen, einschneidenden Erlebnissen und sorgen für einen Tunnelblick. Generationen von Ärztinnen und Ärzten haben gelernt, in Hierarchien zu denken und zu handeln, und waren mit einem autoritären Führungsstil konfrontiert. Es ist nicht einfach, dies zu ändern, aber möglich. Es braucht Zeit, aber erst einmal Wissen, wie gute Führung funktioniert, und Reflexion des eigenen Denkrahmens. Dann folgt der Transfer in den Führungsalltag.

Den alten Chef, der selbstherrlich und autoritär agieren konnte, einfach zu kopieren, das ist heute kein erfolgreicher Weg mehr. Führen ist nicht mehr Bestimmen und Anordnen. Die Zeiten haben sich auch in den Kliniken schneller geändert als der Denkrahmen vieler Chefs und Chefinnen. Bleiben wir beim Beispiel:

Immer dann, wenn das große Schweigen herrscht und die Mitarbeiter mit passivem Widerstand reagieren, lohnt es sich, einen Blick auf die »Haltung« des Chefs zu werfen.

Die Haltung

»Ich Chef – du nix«, lautet die Aufschrift auf einem viel gekauften T-Shirt, das viele Chefs und Chefinnen unsichtbar unter ihrem Kittel tragen. Sichtbar wird die Haltung an fehlender Anerkennung für die Mitarbeiterinnen und Mitarbeiter, an einer nichtkollegialen Arbeitsatmosphäre. Diese Haltung erzeugt eine Atmosphäre der Angst und des Schweigens: »Da sag ich lieber nichts.« Hier wird nicht offen diskutiert, Ziele werden nicht gemein-

sam festgelegt, man duckt sich weg. Hier redet nur einer. Und motiviert ist keiner.

Die Veränderung des Denkrahmens – der Chef schlägt vor, die Mitarbeiter führen aus – erfordert einen Perspektivwechsel. Der Chef ordnet nicht an, er muss die Mitarbeiterinnen und Mitarbeiter überzeugen, und zwar nicht allein durch seine Position als Ordinarius oder Chefarzt oder Abteilungsleiter und seine Fachlichkeit als erfolgreicher Forscher. So ist der Chef im Coaching oft verblüfft: »Ich, überzeugen? Aber ich bin doch der Chef!«

Überzeugen

Zuerst das Wissen:

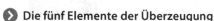 **Die fünf Elemente der Überzeugung**
  — **Orientierung an den Zuhörern**
  — **Gute Argumente**
  — **Klare Struktur**
  — **Aussagen visualisieren**
  — **Persönlichkeit**

- **Orientierung an den Zuhörern (und ihren Interessen)**

Die Mitarbeiterinnen und Mitarbeiter stehen im Mittelpunkt der Überlegungen. (Sie werden die Arbeit machen.) Wichtig: Alle sind da, die an dem Projekt beteiligt sein werden, auch die MTA. Viele Köpfe denken mehr, als einer es kann. Und es ist immer sinnvoll, auch »unten« nachzufragen, das Wissen und die Erfahrungen der Basis einzubeziehen. Da die Chefs und Chefinnen keine Zeit haben für die Details der praktischen Umsetzung, wissen sie nicht, dass z. B.
  — das Labor diese Untersuchung nicht mehr anbietet,
  — eine Untersuchungsmethode erst wieder neu etabliert werden muss,
  — eine wichtige Person sich mit Kündigungsgedanken trägt, schwanger ist oder ein Sabbatical plant.

Nächster Punkt: Was interessiert die Zuhörer, Oberärztinnen und Oberärzte, Doktorandinnen und Doktoranden, an dem neuen Projekt? Sie wollen wissen, warum sich das Projekt für sie und die Klinik lohnen wird. Dieser Nachweis interessiert, denn natürlich verfolgen die Mitarbeiterinnen und Mitarbeiter auch eigene wissenschaftliche Interessen.

— Welche Auswirkungen auf ihre Arbeit und ihre Freizeit wird es haben?
— Wie werden sie dazu stehen? Wird es Zurückhaltung geben, Widerstand oder Begeisterung?
— Welche Befürchtungen, welche Hoffnungen löst der Vorschlag bei wem aus?
— Welche Fragen, welche Einwände werden kommen? Wird eine peinliche Stille nach den Ausführungen entstehen? Was tue ich dann?

Auch der Zeitpunkt der Besprechung ist wichtig. Wenn alle nach dem Tagesgeschäft müde sind, und der Chef mit (noch mehr) Arbeit kommt, ist Überzeugen schwer. Wer ist abends nach einem anstrengenden Arbeitstag noch motiviert?

• Gute Argumente

Ohne gute Argumente lässt sich niemand überzeugen. Die Argumentation könnte mit einem Blick nach außen, auf die anderen (Konkurrenten) beginnen. Gibt es wissenschaftliche Neuigkeiten? Die mit dem Projekt weiterverfolgt werden können?

Argumentation zur Sache: Was wird die Mitarbeiterinnen überzeugen? Die Begründung lässt sich aus dem Nutzen oder der Notwendigkeit entwickeln. Die Mitarbeiter sollten den Nutzen für sich und die Klinik klar erkennen können. Welche Chancen ergeben sich aus dem Projekt?

Und: Es sollte ein persönlicher Bezug zur Erfahrungswelt der Mitarbeiter/innen hergestellt werden. Was ändert sich für sie?

• Klare Struktur

Wer überzeugen will, braucht eine klare Struktur. Es lohnt sich, vor der Präsentation des neuen Projekts darüber nachzudenken, welches die Hauptpunkte sind, was logisch zusammengehört, und einen Spannungsbogen zu entwickeln, damit das Interesse wach bleibt.

Zuerst die Leitfrage: Welches Ziel haben Sie als Chef/Chefin? Was wollen Sie bewirken?

> **Tipp**
>
> Bewährt hat sich dieses Vorgehen: Sie schildern ihre Idee, benennen mögliche Einwände, um dann Ihre Idee zu bekräftigen und Ihre Erwartungen an die Mitarbeiter zu schildern. Sie geben einen Überblick über das Vorgehen, machen einen ersten Vorschlag zur Umsetzung und schließen mit einem Appell (mehr Arbeit, aber …).

Und nun kommt das Wichtigste: das Feedback. Sie aktivieren die Diskussion mit Fragen: Was sagen Sie dazu? Wie beurteilen Sie? Eine offene Diskussion über die Umsetzung, die zeitlichen Möglichkeiten und Unmöglichkeiten klärt auch die Interessen, Konkurrenzen, Widerstände etc. Sie ist ein Abbild der Arbeitsbeziehungen. Nehmen Sie dabei die Anregungen und Befürchtungen der Mitarbeiter/innen ernst und auf. Erst wenn Ziele gemeinsam vereinbart und festgelegt werden, sind die Interessen der Mitarbeiterinnen berücksichtigt, und dann sind motivierte Mitarbeiter am Werk, die sich mit dem Projekt identifizieren. Das »Wir-Gefühl« ist etabliert.

• Aussagen visualisieren

Bilder prägen sich ein. Skizzen am Flipchart, Folien und Grafiken unterstreichen, dass hier nicht spontan eine Idee vermittelt wird; das neue Projekt ist ernst gemeint.

• Persönlichkeit

Wenn Sie selbst überzeugt sind von dem, was sie vorschlagen, und sich mit selbstbewusster Freundlichkeit an die Mitarbeiterinnen wenden, wird sich diese Haltung durch Stimme, Mimik und Körpersprache ausdrücken und andere überzeugen.

Der Erfolg von Projekten beginnt mit einer überzeugenden Präsentation der Idee. Dann ist der nächste Schritt zur Umsetzung schon leichter. Dieser nächste Schritt ist die gemeinsame Diskussion der Umsetzung und die Festlegung von terminierten Zielen und Teilzielen. Dies alles wird dokumentiert und auch, wer wofür die Verantwortung trägt (► Abschn. 4.2).

Der Erfolg ist wesentlich davon bestimmt, ob die beteiligten Mitarbeiterinnen und Mitarbeiter gut miteinander kooperieren. Effektive Arbeit setzt voraus, dass der Chefin die sozialen Beziehungen in ihrer Klinik (wer kann mit wem nicht und warum?) wichtig und präsent sind (▶ Abschn. 4.2).

Was aber tun, wenn Mitarbeiterinnen fachlich gut zusammenarbeiten könnten, sich aber nicht mögen, miteinander konkurrieren etc., und wenn die praktische Umsetzung deshalb nicht klappen kann? Dass Chefs und Chefinnen dem Konflikt ausweichen, hat damit zu tun, dass sie meist nicht wissen, wie das geht – Konflikte ansprechen und lösen (▶ Abschn. 4.7). Oft ist schon vorher ein Führungsfehler passiert: fehlendes Feedback (▶ Abschn. 4.8).

Entscheiden

Zum Schluss, wenn alle Argumente ausgetauscht sind, wird entschieden. Machen wir das Projekt? Wenn ja, wer ist verantwortlich und wer arbeitet mit? Wann ist der nächste Termin? Aber wer entscheidet denn nun? Da gibt es einen großen Unterschied. Männer fällen gern einsame Entscheidungen, geben Ziele vor und setzen ihre Entscheidung durch. Frauen entscheiden teamorientiert, beziehen die Mitarbeiter/innen in die Entscheidungsfindung ein, werben für ihr Projekt, bis es akzeptiert ist, und verhandeln Ziele. Das ist der erfolgreiche Weg. »Erfolg bedeutet, so gute Entscheidungen wie möglich zu treffen und diese dann zu akzeptieren. Sich keinen Perfektionismus abzuverlangen. Es geht einfach darum, das Beste aus dem zu machen, was man hat, ganz pragmatisch«, rät eine Forscherin ihrer Mentee.

Die Doktorandinnen und Doktoranden, die Assistenzärztinnen und -ärzte werden auch in diesen Besprechungen beruflich sozialisiert. Chef und Chefin sind immer Vorbild, so oder so. Aus deren Führung ziehen sie Schlüsse, wie sie später selbst führen werden. Genauso oder anders.

Was gute Führung ist, weiß jede, und dass jede führen kann, wissen wir aus unserer Erfahrung. Vorausgesetzt sie weiß, wie es geht. Davon handeln die folgenden Abschnitte dieses Kapitels. Das Lesen ist die Trockenübung, schwimmen lernen Sie

im Führungsalltag und in Workshops, den Freischwimmer macht man und frau mit dem Coach. Aber bevor ein Coach kommt, beginnen wir mit den Trockenübungen…

4.2   Die Führung übernehmen

Ulrike Ley

Die ersten 100 Tage

Jede Führungskraft wird an ihren ersten 100 Tagen – dem 1. Quartal – gemessen, mehr noch, diese Anfangsphase ist entscheidend. Entscheidend dafür, ob Sie als Chefin tatsächlich akzeptiert und respektiert werden, entscheidend für die neue Kultur, für die künftige Zusammenarbeit, die Motivation der Mitarbeiter und die Festlegung der Aufgaben und Ziele; **v. Bülow (2010) charakterisiert diese Phase so:**

Jede neue Chefin wird von ihren Mitarbeitern und Mitarbeiterinnen beobachtet. Es kommt darauf an, sich in der neuen Rolle gleich zu Beginn gut zu positionieren. Wie stelle ich mich professionell dar? Wie muss ich mich verhalten, um die Position erfolgreich auszufüllen, und wie werde ich der Verantwortung gerecht? Das ist eine persönliche Herausforderung. Dazu gehört auch, sich von der alten Rolle (der Oberärztin) zu lösen und die neue Rolle (der Chefärztin) anzunehmen.

Was für eine Chefin wollen Sie sein? Wie wollen Sie gesehen werden? Wie werden Sie führen? Welches Signal wollen Sie am Anfang setzen? Am einfachsten ist es, sich in die Situation der künftigen Mitarbeiterinnen hineinzuversetzen: Was bewegt diese Menschen? Sie selbst erinnern sich bestimmt daran, wie es war, als Sie als Assistenzärztin und als Oberärztin einen neuen Chef bekamen oder eine Chefin? Welche Erwartungen, welche Hoffnungen und welche Ängste bewegten Sie damals?

Mitarbeiterinnen wollen und brauchen eine Chefin, die

— sie fachlich und menschlich achten können,
— interessante Aufgaben überträgt,
— den Arbeitsplatz sichert,
— Wert auf verlässliche Dienstpläne legt,

— die Komfortnischen erhält,

— faires Feedback gibt,

— Kritikpunkte endlich angeht.

In den ersten Wochen als Chefin geht es darum, sich Respekt und Anerkennung zu »verdienen«, es geht nicht darum, gemocht oder geliebt zu werden. »Ich bin verständnisvoll zu den Menschen und konsequent in der Sache«, sagt eine erfahrene Chefärztin, »für mich gehört dazu, dass ich Menschen mag und ihnen das zeige, dass ich mich für sie interessiere, für ihre Arbeit, ihre Situation, ihre Wünsche.«

»Ich bin da« – Der erste Tag als Chefin

Die Position der Chefärztin, Professorin, Ordinaria ist die Krönung der ärztlichen Karriere. Nach einem langen Weg sind Sie endlich angekommen. An Ihrem ersten Arbeitstag werden Sie begrüßt, vorgestellt und eingeführt. Sie entscheiden mit, ob Sie zunächst in Ihrer Abteilung allein starten und die offizielle Begrüßung in die Mittagszeit legen, oder ob Sie dort erst nach der offiziellen Begrüßung am Morgen beginnen. Ob Sie auf Überraschungsmomente setzen – die neue Chefin ist an ihrem ersten Arbeitstag vor allen anderen Mitarbeitern da –, oder ob Sie in der ruhigeren Zeit (gegen 9:00 Uhr) kommen. Mit diesen Entscheidungen zeigen Sie, welche Chefin mit welchem Image Sie sein wollen.

Das gilt auch bei Ihrer Begrüßungsrede: »Ich bin die neue Chefin« – zeigen Sie Freude über die neue Aufgabe, Interesse an der Klinik und den Mitarbeiterinnen, und kommunizieren Sie Ihren Führungsauftrag klar und deutlich. Skizzieren Sie den Ablauf des Tages und der ersten weiteren Tage, das gibt den Mitarbeitern Orientierung. Wie Sie es genau machen, ist Ausdruck Ihrer Persönlichkeit. Dazu gehört es auch, die Kleidung mit Bedacht zu wählen, feierlich im Kostüm oder schon im Kittel?

❯ Am ersten Tag setzen Sie klare Signale des Wechsels und des Neuanfangs.

Wichtige Aufgaben Ihres ersten Tages:

— Sich und andere orientieren

— Den Rahmen setzen

— Netzwerke aufbauen

■ **Sich und andere orientieren**

Es gilt das Potenzial des Anfangs zu nutzen und Akzeptanz, Zusammengehörigkeit und Bindung zu fördern. Wie könnte das gehen, ganz konkret?

Sie beginnen mit einem Welcome-Meeting mit den Mitarbeiterinnen und Mitarbeitern Ihrer Abteilung. Sie brauchen dafür ca. 15 Minuten. Es geht darum, dass Sie sich persönlich vorstellen, über Ihre Motive, die Chefärztinnenstelle anzunehmen, sprechen; es ist höflich und freundlich, eine kleine Liebeserklärung an die Klinik und die Stadt einzuflechten und schließlich auf das gute Gelingen »anzustoßen«.

Danach sollte es ein Gruppengespräch mit den Oberärztinnen und Oberärzten geben (ca. 30 Minuten). Eine gute Möglichkeit für ein erstes Kennenlernen, geeignet ist eine Vorstellungsrunde, in der auch die Aufgabenbereiche genannt werden. Hier wird die erste Frage platziert: Was ist gut, was würden sie ändern? Ihre Aufgabe dabei: zuzuhören, nicht zu bewerten, nichts zu versprechen. Und bedanken Sie sich für die Informationen.

Nun starten Sie, wie in Ihrer Begrüßung angekündigt, zur Arbeitsplatzvisite bei *jedem* Mitarbeiter, Sie propagieren damit Ihr »management by walking around«. Für jede Mitarbeiterin nehmen Sie sich etwa 5 Minuten Zeit für ein direktes Gespräch und eine persönliche Begegnung. Sie bekommen einen kurzen, prägnanten Eindruck von der Stimmung und der Stimmigkeit der Arbeits- und Leistungssituation. Dabei ist es hilfreich, sich Notizen zu machen.

Abteilungstreffen, Gruppengespräch und Arbeitsplatzvisite sorgen für doppelte Aufmerksamkeit. Sie vermitteln Ihren Mitarbeiterinnen und Mitarbeitern: »Ich werde gesehen und gefragt«, eben Wertschätzung: »Ich bin wichtig, meine Arbeit auch.« Und Sie vermitteln Ihren Führungsstil: Sie wollen Kontakt und (fachliche) Nähe, vor allem zeigen Sie Interesse, das ist die Basis für gemeinsames, erfolgreiches Arbeiten.

■ **Den Rahmen setzen**

Schon am ersten Tag beginnen Sie Signale nach innen und außen zu setzen. Es geht um erste Taten: Ihr Sekretariat soll von Beginn an nach ihren Wünschen organisiert sein. Dazu gehört, dass Sie die Kommunikationsregeln für Ihr Vorzimmer mit Ihrer Sekretärin besprechen und festlegen. Wahrscheinlich hat die Chefsekretärin für Sie vorgearbeitet, z. B. Accounts für IT-Anwendungen eingerichtet. Geben Sie ihr ein Feedback, bedanken Sie sich. Das Sekretariat ist der Arbeitsbereich der Chefsekretärin, aber eben auch Ihr eigenes Vorzimmer. Wenn Sie hier umgestalten, sagen Sie gleich, was Sie wie anders haben möchten – eindeutig und klar.

Wichtig: Der Neuanfang wird für alle sichtbar vollzogen. Achten Sie darauf, dass alle Schilder im Krankenhaus Ihren Namen tragen. Gestalten Sie in Ihrer Abteilung die Wartezonen ansprechend, mit aktuellen Hinweisen und Informationen.

Am ersten Tag gestalten Sie auch ihren persönlichen Arbeitsbereich – das Zimmer der Chefin – mit persönlichen Bildern und Objekten, die signalisieren: Ich bin angekommen. Es sind im Moment die einzigen Dinge, die Ihnen in der neuen Umgebung vertraut sind. Männer markieren gerne ihr Territorium und richten sich das Büro komplett neu ein. Frauen meinen, das sei nicht nötig, und nehmen, was schon da ist. Seien Sie nicht bescheiden, und arbeiten Sie keinesfalls im Ambiente des Vorgängers. Stellen Sie zumindest Möbel um, achten Sie auf kommunikationsfördernde Anordnungen von Schreibtisch, Besprechungstisch und Sitzgruppe. Signalisieren Sie: Etwas Neues beginnt.

- **Netzwerke aufbauen**

Ohne gut eingespielte Netzwerke stehen Sie in der Klinik auf verlorenem Posten. Am ersten Tag beginnen Sie damit, Ihre Kontakte zu knüpfen. Ein Mittagessen mit der Leitung der Klinik oder dem Ärztlichen Direktor in der Kantine ist ein guter Beginn. So bekommen Sie gleich viele weitere Eindrücke von der Klinik und dem Umfeld, eine weitere Möglichkeit, sich zu orientieren. Am Nachmittag nehmen Sie Kontakt auf zu den Chefarztkollegen und -kolleginnen im Klinikum. Ein Besuch in den Abteilungen nach Anmeldung durch Ihre Sekretärin ist am wirkungsvollsten, zumindest sollte es einen Anruf geben. Es geht darum, einander kennenzulernen, es darf beim Small Talk bleiben, erste Termine sollten aber schon vereinbart werden. Informieren Sie sich vorab über die Berufsbiografie der Kolleginnen und Kollegen (vielleicht gibt es Gemeinsamkeiten). Wenn es Ihnen gelingt, sympathisch, interessant

und selbstbewusst zu wirken, haben Sie viel gewonnen.

> **Was immer Sie über die Klinik hören, wichtig ist, dass Sie nichts an ihr bewerten – bleiben Sie neutral!**

Am ersten Tag oder in den ersten Tagen besuchen Sie auch die Stabsstellen und die internen Dienstleister (IT, Controlling, Qualitätsmanagement). Der persönliche Kontakt ist für die Zusammenarbeit sehr hilfreich, sicher werden Sie auf diese Kollegen noch einmal angewiesen sein. Am Ende des Tages rufen Sie die wichtigsten Zuweiser selbst an, Sie setzen damit ein Signal hoher Wertschätzung. Vereinbaren Sie ein Treffen zum Geschäftsessen, und lassen Sie die niedergelassenen Kollegen das Restaurant festlegen.

Zuletzt: Am Ende des Tages nehmen Sie sich noch einen Moment Zeit, um Ihre Eindrücke zu resümieren und aufzuschreiben. Nie wieder werden Sie eine so genaue »Fremdansicht« auf die Klinik, Ihre Kollegen und Mitarbeiterinnen haben. Dann beginnen Sie mit der Planung des kommenden Tages. Es ist ihr erster normaler Arbeitstag mit den Mitarbeiterinnen und Mitarbeitern in Ihrer Klinik und der Beginn der 100 Tage.

Die ersten 100 Tage in der Praxis

In den ersten 100 Tagen geht es darum, Akzeptanz zu schaffen, einen Überblick über den Verantwortungsbereich und die Aufgaben zu bekommen, erste Handlungsfelder zu definieren und die Führungsstruktur festzulegen. Mehr nicht. Es geht gar nicht darum, alles anders zu machen. Es geht nicht um Aktionismus.

Die ersten 100 Tage teilen sich in drei Phasen:
1. Orientierungsphase: Verstehen und Beziehungen aufbauen
2. Bewertungsphase: Diskutieren und Planen
3. Umsetzungsphase: Handeln und Kontrollieren

- **1. Orientierungsphase: Verstehen und Beziehungen aufbauen**

Sicher haben Sie sich vor der Bewerbung und während der Verhandlungen schon ein Bild gemacht, von Ihrer Klinik, Ihrer Abteilung. Und sie haben Ihre Pläne dargelegt. Nun gilt es das Perspektivkonzept für die nächsten 5 Jahre konkret werden zu lassen, innovative Lösungen zu entwickeln und vor allem umzusetzen und dabei markante persönliche Akzente zu setzen. Wie das geht?

Sie entwickeln ein Grobkonzept und einen Fahrplan für die ersten 100 Tage. Ihr Konzept bietet genügend Spielraum für Ergänzungen, es lässt sich modifizieren. Wer mit einem fertigen Plan, entworfen am grünen Tisch, beginnt oder gar durchstartet, wird mit großer Wahrscheinlichkeit scheitern.

Vor dem ersten Arbeitstag beschaffen Sie sich offiziell alle Informationen: Organigramm, Leistungsdaten, Personallisten, Organisationshandbücher usw., die Ihnen ein erstes Bild geben sowie Impulse für konkrete Interventionen und Veränderungen. Basis ist Ihre bisherige Berufserfahrung, auch Gespräche mit Kolleginnen und Kollegen schaden nicht.

> **Diese 1. Phase Ihrer Tätigkeit in der Klinik besteht wesentlich aus Fragen, Zuhören und Beobachten.**

Welche Fragen haben Sie? An ärztliche Mitarbeiterinnen? An Pflegekräfte, an Chefarztkolleginnen und -kollegen, an die Verwaltung, an niedergelassene Mediziner? Mit allen Mitarbeitern führen Sie ein Gespräch unter vier Augen, sie lernen sich kennen, Sie fragen nach Stärken und Veränderungswünschen, individuell und auf die Klinik bezogen. Bitten Sie die Mitarbeiterinnen und Mitarbeitern, eine eigene Arbeitsplatzbeschreibung zu erstellen, aus der die Haupttätigkeiten, Zuständigkeiten, Verantwortung etc. hervorgehen. So lernen sie die Menschen kennen, mit denen Sie im Team arbeiten werden. Sie machen sich ein Bild über Regeln und Abläufe und finden heraus, wer im Team welche Rolle und welche Stellung hat. Ihre Haltung ist interessiert und würdigend, geben Sie ein Feedback, mit Kritik halten Sie sich zurück. In dieser Hinsicht ist Ihr Vorgänger tabu.

In dieser Phase geht es also darum, die Klinik und die Mitarbeiter zu »erfassen«. Und gleichzeitig bewerten Sie im Stillen, was Sie hören, und implementieren neue Fakten und Ideen in ihr Grobkonzept.

> — **Der größte Fehler in dieser Phase besteht darin, Ihre eigenen (alten) Erfolgsrezepte**

und (neuen) Vorstellungen *ohne Veränderung* auf die neue Klinik zu übertragen.
 — **Ihre Herausforderung besteht darin, die neue Klinik mit der Haltung einer Forscherin zu sehen.**

Welche Kultur herrscht hier? Welche Abläufe und Strukturen gibt es? Auf welchem fachlichen Stand sind die Kollegen und Kolleginnen? Welche heimlichen Spielregeln gibt es? Kurz: Wie schwingt das System? Es ist eine Kunst, Innovation und Tradition zu verknüpfen. Damit Ihnen dies gelingt, müssen sie die Traditionen kennen. Nur mit diesem Wissen wird es Ihnen gelingen, Ihre Ideen, Wünsche und Vorstellungen anzukoppeln. *Kleine* Veränderungen sind in dieser Phase möglich und erwünscht.

Wichtig zu wissen: In diesen Wochen stehen auch Sie selbst auf dem Prüfstand, fachlich und als Führungskraft! Sie werden beobachtet und beurteilt. In diesen ersten Wochen spielen Sicherheitsdenken, Skepsis gegen Neuerungen und motivierende Hoffnung die Hauptrolle bei den Mitarbeiterinnen und Mitarbeitern. Es entscheidet sich, ob die Zusammenarbeit gelingt und ob ein Gefühl der Zusammengehörigkeit, das »Wir«, entsteht. Dazu gehört, dass Sie Ihren Einstand geben. Sie kennen jetzt die Traditionen und zeigen, dass Sie einen eigenen Stil haben.

▪ **2. Bewertungsphase: Diskutieren und Planen**
Jetzt, nach 4–6 Wochen, haben Sie den Ist-Zustand erhoben und einen guten Überblick über Fähigkeiten, Stärken und Schwächen der Mitarbeiterinnen und Mitarbeiter und über die Klinik und die Arbeitsprozesse gewonnen. Nun gilt es die Führungsstruktur festzulegen, das Zukunftskonzept zu diskutieren und konkrete Maßnahmen zu planen. Im ersten Schritt sichten und bewerten Sie die gewonnenen Informationen. Die Leitfrage heißt dabei:

Was will ich, was wollen die Mitarbeiter/innen bezogen auf
 — die Kultur der Klinik/Abteilung,
 — die Aufgaben,
 — die Kernprozesse,
 — die Ressourcen?

In einem Start-Workshop lässt sich das Zukunftskonzept gemeinsam mit den Leistungsträgern gut erarbeiten. Ihre Strategie: Betroffene zu Beteiligten machen. Gehen Sie gemeinsam in Klausur. Dort stellen Sie ihr modifiziertes Grobkonzept vor, das nun gemeinsam diskutiert und erweitert wird. Gemeinsam definieren sie Handlungsfelder, planen langfristige Veränderungen, entwickeln konkrete Ziele, vereinbaren kurz- und langfristige Maßnahmen, stoßen erste Projekte an. Sie treffen konkrete Vereinbarungen und legen Umsetzungsschritte, Zuständigkeiten und Verantwortlichkeiten fest.

Im Workshop werden auch die Termine wiederkehrender Besprechungen und Meetings mit Zeitrahmen neu bestimmt bzw. die tradierte Form bestätigt, wenn sie sich bewährt hat. Legen Sie Regeln fest, um eine leistungsfördernde Besprechungskultur zu etablieren. In Struktur und Ablauf des Workshops zeigen Sie schon praktisch, was Sie darunter verstehen.

Bearbeitet wird auch das Organigramm der Abteilung: Was ist darin festgelegt, wie wird *in der Praxis* verfahren? Nach den Arbeitsplatzbeschreibungen und den Informationen aus den Mitarbeitergesprächen entsteht ein neues Organigramm, das festlegt: Wer hat welche Aufgaben, wer ist wofür verantwortlich und wem gegenüber weisungsbefugt? Ein Organigramm, in dem alle Mitarbeiterinnen und Mitarbeiter benannt sind, bildet all dies auf einen Blick ab. Wer weiß, woran er ist, fühlt sich sicher.

- **3. Umsetzungsphase: Handeln und Kontrollieren**

Alles was sie gemeinsam an Maßnahmen und Veränderungen besprochen haben, wird nun konkret eingeleitet und umgesetzt. Richten Sie Feedbackschleifen ein, damit Sie die Umsetzung kontrollieren können. Nicht alles wird nach Plan ablaufen, haben Sie Geduld. Die ersten Prozesse dienen auch dem Kennenlernen in gemeinsamer Arbeit. Nun, am Ende der 100 Tage, sind Sie »drin«, Sie haben die Basis gelegt für den langfristigen Erfolg Ihrer Arbeit und Ihrer Klinik.

Fachliche Qualifikation und Führungskultur

» Der Fisch beginnt am Kopf zu stinken. (Lebensweisheit) «

Viele Ärztinnen und Ärzte leiden unter den hierarchischen Strukturen in den Kliniken und unter denen, die oben stehen und die Arbeitsatmosphäre bestimmen, unter den Chefs. »Bei uns ist die Hölle oben und der Himmel unten«, charakterisiert eine Oberärztin ihre Arbeitssituation.

Menschen sehnen sich nach Anerkennung, nach Zuwendung, nach Ermutigung, nach Wegweisung, nach Gerechtigkeit – all das ist Führung. Diese Sehnsucht wird im medizinischen Arbeitsalltag meist nicht erfüllt. Woran liegt das?

> **Die Führungs- und Leitungsstrukturen in Kliniken wirken sich leistungshemmend aus und schaffen ein unproduktives Arbeitsklima.**

- **Die unterschätzte Doppelrolle des Chefarztes**

Generell gilt in der Berufswelt: Je höher ein Mitarbeiter in der Hierarchie steigt, desto weniger befasst er sich mit operativen Tätigkeiten und umso mehr Zeit setzt er für Führungs- und Managementaufgaben ein. In Krankenhäusern ist das anders: Der klassische Chefarzt versteht sich zuerst immer als Arzt, in Universitätskliniken auch als Forscher und Lehrer. Gleichzeitig hat er aber eine Vielzahl von klassischen Managementaufgaben zu bewältigen: Er befasst sich mit Organisations- und Finanzierungsfragen, nimmt an Besprechungen teil, beschäftigt sich mit Qualitätsmanagementaufgaben, kümmert sich um Personalentwicklung, trifft Entscheidungen, denkt über Strategien nach.

Für Chefärzte ergibt sich eine besondere Herausforderung. Anders als Führungskräfte etwa in der Wirtschaft sind sie im Alltag doppelt gefragt: Der wirtschaftliche Erfolg der Klinik verlangt ihre organisatorische Leistungsfähigkeit *und* ihre medizinische Expertise. Von einer Führungskraft in der Wirtschaft erwartet keiner, dass diese selbst am Band steht, um das beste Auto zu produzieren. Anders in der Medizin: Der medizinische Expertenstatus entscheidet über die Zahl der Patienten. Neben der Rolle als Führungskraft ist er in seiner Profession gefragt – der Beste in seinem Fach zu sein. Diese Doppelrolle ist eine Überforderung und führt zu Rollenkonflikten.

> ❯ **Systemfehler in der Klinikorganisation**
> Der Fokus liegt nicht auf der Führungskompetenz des Chefs, sondern auf der medizinischen Expertise. Die Folge: Führungsaufgaben werden vernachlässigt.

Für viele Chefärzte ist also Führung Nebensache und nicht Chefsache. Doch wer fachlich hochqualifiziert ist, ist noch lange keine gute Führungskraft. Viele sind auf die Führungsaufgabe nicht vorbereitet worden. Häufig ist es gar nicht im Bewusstsein medizinischer Führungskräfte, dass Führen eine eigenständige Aufgabe ist. Wer Führen nie gelernt hat, agiert leicht nach dem Prinzip: »Ich bin Chef, also kann ich führen.«

»Sie können eine fachlich noch so herausragend befähigte Führungskraft sein, ecken Sie mit Ihrer ‚Verhaltensqualität‘ überall an, ist Ihr gesamtes Wissen, Können und Bestreben nur die Hälfte wert. Kurz, Sie entwerten sich selbst«, sagt eine Führungsexpertin. Alle Gesundheitsreformen, der Einzug betriebswirtschaftlichen Denkens und Handelns in den Klinikalltag, alle Strukturveränderungen nützen nichts, wenn es um Führung geht. Denn *Personen* machen das Leben lebenswert, nicht Strukturen.

Eine ärztliche Führungskraft ohne menschliches und situatives Einfühlungsvermögen ist nicht nur fehl am Platz, sie ist eine Störgröße und eine Gefahr für die Klinik, denn ein großer Teil der Probleme im Arbeitsalltag ist in der Welt der Emotionen angesiedelt.

> ❯ **Personalverantwortung zu übernehmen, bedeutet vor allem Beziehungsarbeit zu leisten. Wer das nicht kann, löst Konflikte aller Art aus.**

Die jungen Ärzte und Ärztinnen erdulden dies nicht mehr (wie ihre Vorgänger), sie wechseln die Klinik oder gleich das Land. Sie wissen: Die Welt steht ihnen offen. Für die Klinik und die Medizin insgesamt ist das ein teurer Verlust. Um diese Nachwuchskräfte zu halten und Führungspositionen für sie interessant zu machen, müssen neue Berufsbilder etabliert werden, die als Vorbilder taugen.

»Mein Chef kann's«, sagt eine Oberärztin begeistert. »Das hat mich motiviert, selbst zu führen.« Was sollten Sie mitbringen, wenn Sie führen wollen? Voraussetzungen für gute Führung sind Freude am Führen, Freude am Gestalten, Freude an gemeinsamer Leistung, Freude an der Macht. Und: Führen geht nicht rein kognitiv, Führen muss man lernen, Schritt für Schritt.

> ❯ **Fazit**
> Führen geht nicht rein kognitiv, Kopf und Bauch (die Intuition) sind beteiligt und die Persönlichkeit. All das lässt sich lernen, Schritt für Schritt.

Der erste Schritt beginnt hier.

Führungsaufgaben

Was gehört zu den Aktionsfeldern? Führung ist eine Dreifachaufgabe:

- **Management:** Sachaufgabe und Fachkompetenz (Strategieentwicklung, Ressourcenmanagement, Budgetplanung, Auslastung der Klinik)
- **Führung:** Personalentwicklung, Motivation, Delegation und Kontrolle, Konfliktmanagement, Vorbildfunktion, Kontakte pflegen
- **Selbstmanagement:** Zeitmanagement, Erhalt der eigenen Leistungsfähigkeit, eigene Entwicklung, Selbstreflexion, Prioritäten setzen (Arbeit/Leben) Autonomie (Abgrenzung)

Die Führungsaufgabe besteht aus den Aktionsfeldern Management, Führung anderer Menschen und Führung von sich selbst – ein Dreiklang. Es ist ein großes Missverständnis, Führung mit Management, eben der Sachaufgabe und der eigenen Fachkompetenz, gleichzusetzen. Andere und sich selbst professionell zu führen, das ist der Schwerpunkt, auch in diesem Buch.

Das althergebrachte System mit den Rängen Assistenzarzt, Oberarzt, Chefarzt erschwert das Verständnis und die Umsetzung von guter Führung in der Medizin zusätzlich. Diese Ordnung ist festzementiert, und es gibt kein Feedback, schon gar nicht von unten nach oben: Die Nummer 1 wird nicht angegriffen, es herrscht eine indirekte Kommunikation, ein ehrliches offenes Feedback ist nicht möglich. All das führt in eine Sackgasse: Alle reden über und leiden unter der mangelnden Führungskompetenz, aber keine/r sagt was.

Frauen wären die idealen Führungskräfte, denn ihre Sozialisation ist nicht hierarchisch ausgerichtet. Sie setzen in ihrem Verhalten und in ihrer Kommunikation auf Beziehung, denn sie haben eine persönlichkeits- und beziehungsorientierte Sozialisation erfahren. Führen ist vor allem eine Beziehungsaufgabe, die ein hohes Maß an Sozialkompetenz verlangt. Es geht darum, Mitarbeiterinnen zu motivieren und ein gutes Arbeitsklima herzustellen. Darauf sind Frauen gut vorbereitet.

Was ist gute Führung?

»Wie wollen Sie geführt werden?«, fragen wir in unseren Workshops auch die, die eine Führungsposition haben. Und allen fällt die Antwort leicht: mit Respekt, Vertrauen, fair und gerecht, mit transparenten Entscheidungen, zielorientiert (wobei die Ziele gemeinsam bestimmen werden), sinnhaft, fachlich gut, mit eigenen Spielräumen, mit Feedback (Lob und Kritik), motivierend, all das steht auf den Karten an der Pinnwand. Also ist es ganz einfach.

» Führe so, wie Du selbst geführt werden willst. (Immanuel Kant) **«**

Nur: Die Realität ist meist ganz anders. Wer sich in der Mitarbeiterinnenführung an drei Vorbildern orientiert, vermeidet die größten Fehler. Das erste Vorbild kennen Sie schon, es ist Immanuel Kant.

» Hierarchiefreie Kommunikation zulassen: kritisch-rationale Diskussion, eine offene Kultur, Dialog pro-contra. (Karl Popper) **«**

» 4-mal M: Man muss Menschen mögen. (Albert Schweitzer) **«**

Damit sind immer alle einverstanden: »Genau! So müsste es sein!« Und: »Wenn ich das doch könnte«, seufzen viele, die eine Führungsaufgabe haben. Denn der Führungsalltag ist komplexer. Es gibt natürlich das Handwerk »gute Führung«, und das lässt sich lernen wie jedes Handwerk. Das Leitbild lautet:

> **Gute Führung fängt dort an, wo Zählen, Wiegen, Messen aufhört.**

Führung ist wie schon erwähnt wesentlich Beziehungsarbeit. Und weil von der Persönlichkeit der Führungskraft so viel abhängt, ist gute Führung mehr als das Ausüben eines Handwerks. Um das zu erkennen, reicht ein Blick auf die unterschiedlichen Führungstypen. Für Sie ist das ein kleiner Test: Erkennen Sie sich wieder? Oder Ihre Chefin/ Ihren Chef?

Führungstypen

- **Typ 1:** Mag die Rolle nicht annehmen, ist extrem nachgiebig, möchte es allen recht machen, möchte geliebt werden. Das ist der Versuch zur Quadratur des Kreises.
- **Typ 2:** Fühlt sich in der Rolle nicht wohl, Unsicherheit wird mit Arroganz, autoritärem Gehabe überspielt: Mir tanzt keiner auf der Nase herum. Das ist für alle anstrengend, weil Misstrauen gegen die Mitarbeiter/innen gehegt wird.
- **Typ 3:** Die Sachebene zählt: Belegung der Betten, schwarze Zahlen, Forschungsergebnisse. Menschen sollen funktionieren, basta! Hier ist der Chefdarsteller ohne Ahnung von Motivation am Werk, er (selten sie) setzt sich mit Druck durch.
- **Typ 4:** Heute so, morgen so, je nach Laune. Welche Laune hat er/sie heute? Jovialität, gute Laune und zackig-autoritäre Anweisungen wechseln sich ab. Er oder sie ist auf den eigenen Vorteil, das eigene Fortkommen orientiert, andere sind Wasserträger.

Sie haben Ihren Chef oder Ihre Chefin in den Typisierungen nicht wiedergefunden und sich selbst als Chefin auch nicht? In der Realität treten vor allem die »Mischtypen« auf, Menschen und ihr Verhalten lassen sich eben schlecht in Schubladen stecken. Die Typisierungen geben nur einen Überblick über die unterschiedlichen, individuellen Führungsstile. Bevor es an die praktische Umsetzung geht, noch ein Überblick über den idealen Führungsstil.

Idealer Führungsstil

Der ideale Stil des Team-Managements zeichnet sich vor allem aus durch:

- Orientierung auf übergeordnete Ziele
- Offene Kommunikation und Verantwortung
- Vertrauen
- Delegation von Macht
- Direkte Konfliktlösung
- Gemeinsame Problemlösung und Entscheidungsfindung
- Leistungsorientierte Einkommensgestaltung und Beförderung
- Lernfördernde Kritik
- Laterale Kommunikation und Kooperation begünstigende Normen und Regeln
- Gender-Kompetenz

Der ideale Führungsstil ist zielorientiert und inspirierend.

Was heißt das nun bezogen auf die Person, die führt? Wie soll sie (im Idealfall) sein? Was soll sie tun? Die zielorientierte Chefin
- setzt konkrete Ziele,
- begleitet Mitarbeiter/innen, belohnt und übt konstruktive Kritik,
- sorgt dafür, dass Anforderungen und Fähigkeiten zusammenpassen.

Um Menschen zu motivieren, Ziele zu entwickeln und zu erreichen, braucht es noch mehr: Die inspirierende Chefin
- regt an, neu über Situationen nachzudenken,
- hat die Fähigkeit, Gruppenziele in den Vordergrund zu stellen, und bringt Mitarbeiter/innen dazu, eigene Ziele hintanzustellen,
- hat eine hohe Leistungserwartung an die Mitarbeiter/innen,
- gibt unmittelbare Zuwendung,
- ist Rollenmodell oder Vorbild.

Die gelungene Kombination aus Zielorientierung und Inspiration ist (neben der Beziehungsarbeit) eine wesentliche Grundlage guter Führung. Um es konkret zu sagen:

> ❯ Gute Führung ist vor allem die Reflexion von Ist- und Soll-Zuständen: Wo stehen wir, wo wollen wir hin?

Was ist (auf dem Weg zum Ziel) zu tun?
- Gemeinsame Analyse im Team über Ist-Zustand und Ursachen von Abweichungen (vom Ziel)
- Ist-Zustand der Mitarbeiter/innen konstruktiv spiegeln
- Klare Ziele vermitteln und vereinbaren
- Mitarbeiter/innen zur Selbstständigkeit motivieren
- Loben und korrigieren
- Mitarbeiter/innen großwerden lassen
- Synergieeffekte im Team aktivieren
- Sinn vermitteln (wer Leistung fordert, muss Sinn bieten)
- Entscheidungen begründen

Diese Ideale werden in allen Führungsvorträgen, Führungsbüchern und Führungs-Workshops zur professionellen Führung vermittelt. Wir haben auf dieser Grundlage ein Konzept der »Gesunden Führung« entwickelt (siehe unten und ▶ Abschn. 6.2). Das passt natürlich gut in einen medizinischen Kontext. Es geht uns aber um mehr als um eine gelungene Assoziation mit Aha-Effekt. Aus (eigener) Erfahrung wissen wir, dass Führungskräfte in der Medizin ihre Gesundheit im Arbeitsalltag kaum berücksichtigen. Ein Beispiel:

Die Oberärztin der Anästhesie arrangiert im laufenden OP-Programm Pausen für die Assistenzärzte, damit sie essen gehen können. Sie selbst arbeitet durch, weil sie gelernt hat, keine Schwäche zu zeigen, und glaubt, als Führungskraft durchhalten zu müssen.

Die individuelle Haltung zur eigenen Gesundheit und die Sicherung gesunder Rahmenbedingungen der Arbeit sind die beiden Zugangsmöglichkeiten zur Entwicklung einer »gesunden Klinik« oder einer »gesunden Praxis«. Die Führungskräfte haben dafür die Schlüsselstellung. Wenn Mitarbeiter über zunehmenden Stress klagen, lässt sich messen, wie groß die Belastung tatsächlich ist. Dafür stehen zwei Tests zur Verfügung, mit denen Sie ihre eigene und die psychischen Belastungen Ihrer Mitarbeiterinnen messen können:

— Deutsche COPSOQ-Version (Copenhagen Psychosocial Questionnaire, www.copsoq.de)
— BAAM®-Verfahren: Beurteilung von Arbeitsinhalten, Arbeitsorganisation, Mitarbeiterführung und sozialen Beziehungen (www.bit-bochum. de/sachverstand-fuer-die-praxis/gesundheit-und-menschengerechte-arbeitsgestaltung/beurteilung-psychischer-belastungen-mit-baam/)

Wer gesund führen will, muss zuerst sensibel werden für die Erhaltung der eigenen Gesundheit. »Ich kann Menschen nur gesund machen, wenn ich es bin und auch so lebe«, sagt eine Chefärztin, »sonst bin ich nicht glaubwürdig.« Nicht glaubwürdig für Ihre Patient/innen und auch nicht glaubwürdig als Rollenmodell für ihre Mitarbeiter/innen. Dieses Bewusstsein ist der erste Schritt zur »gesunden Führung« (▶ Abschn. 4.10).

Gesunde Führung

Aus verschiedenen Studien wissen wir, dass das Führungsverhalten das Wohlbefinden der Mitarbeiter/innen am stärksten beeinflusst. Es besteht weiter ein eindeutiger Zusammenhang zwischen Vorgesetztenverhalten und Krankmeldungen:

❯ **Positiv wahrgenommene Führung führt zu gutem Arbeitsklima, Wohlbefinden der Mitarbeiter/innen und niedrigem Krankenstand.**

Führungskräfte nehmen bei Versetzung »ihren Krankenstand« mit. Beispiel VW: Dort wurden Vorgesetzte von Abteilungen mit überdurchschnittlich hohem Krankenstand in Bereiche mit besonders geringen Fehlzeiten versetzt. Die Folge: Schon nach kurzer Zeit stiegen dort die Fehlzeiten stark an. Mangelndes Engagement der Führungsperson und »schlechte« Führung machen krank, das ist der

erste Befund. Was aber ist gesunder Führungsstil? Und vor allem, wie wird er umgesetzt?

Nehmen wir an, eine Führungskraft kommt mit dem Anliegen in die Beratung: »Ich will lernen, gesund zu führen«. Dann wäre die erste Frage: »Was müssen Sie tun, damit sich ihre Mitarbeiter/innen und sie selbst (weiter) krank arbeiten?« Die Liste, die dann entstünde, sähe so aus:

Krank machendes Führungsverhalten
— Mangelndes Interesse, fehlende Aufmerksamkeit
— Abwertende Kritik
— Kritik vor Kollegen / vor versammeltem Team
— Konzentration auf Fehler
— Fehlendes Feedback
— Zurückhalten von Informationen, mangelnde Transparenz
— Mitarbeiter unter Zeitdruck setzen
— Stresssymptome ignorieren (bei sich selbst und bei den Mitarbeiter/innen)
— Brüllen, cholerische Anfälle
— Führung mit Druck und Kontrolle
— Mitarbeiter/innen gegeneinander ausspielen
— Anweisungen ohne Mitsprache
— Vorschläge ignorieren
— Kompetenzen entziehen

Dieser Führungsstil ist geeignet, Leistung zu verhindern und eine Leistungsblockade zu setzen. Auf Dauer macht er krank. Eine versagende Maschine unterbricht die Produktion, ein kranker Mitarbeiter wird durch arbeitsorganisatorische Korrekturmaßnahmen (Überstunden/Übernahme durch Kollegen) kompensiert, der Verlust erscheint erst einmal nicht so dramatisch. Aber: Fehlende Leistung ist teuer, Krankheit erst recht.

Wir wünschen uns Gesundheit, für uns selbst und gegenseitig. Aber wie lässt sich Gesundheit am Arbeitsplatz erhalten? In den letzten Jahren hat sich das Risikoprofil durch die Zunahme psychischer Erkrankungen sehr stark verändert: Zeitdruck, große Verantwortung, Personalnot, Veränderungsprozesse, komplexe Teamarbeit etc. Das hat viele

Folgen, eine davon ist die Zunahme von Stress und Erschöpfung. Ärztinnen und Ärzte sind vom Burn-out-Syndrom stark betroffen – eigentlich. Aber Ärztinnen und Ärzte haben ein Selbstbild, in dem Krankheit nicht vorkommt. Ärztinnen und Ärzte sind stark und gesund, sie werden nicht krank.

Gesundheit ist eine individuelle Verantwortung. Als Führungsperson sind Sie aber auch verantwortlich für Gesundheit und Wohlbefinden ihrer Mitarbeiter/innen. Sie können und sollen Einfluss nehmen auf die Gestaltung der äußeren Rahmenbedingungen der Arbeit und auf die Arbeitsprozesse. Vor allem aber über ihre Haltung und ihr Verhalten ermöglichen Sie es den Mitarbeiter/innen und sich selbst, trotz hoher Anforderungen ihre Gesundheit und Leistungsfähigkeit in einer guten Balance zu halten. Menschen macht meist nicht die viele Arbeit krank, sondern das, was zwischenmenschlich passiert: Neid, Missgunst, Ungerechtigkeit, verletzende und kränkende Kommunikation. Die meisten Konflikte entstehen nicht durch verschiedene Vorstellungen über Inhalte oder Ziele, sondern durch den Umgang miteinander, zwischen Führungskraft und Mitarbeiter/innen und unter Kolleg/innen.

> - Was der Gesundheit und dem Erhalt der Leistungsfähigkeit dient, fördert grundsätzlich auch Motivation, Leistungsfähigkeit und Engagement.
> - Gesundheit bleibt in Arbeitsbeziehungen immer dort erhalten, wo sich alle mit Anerkennung, gegenseitiger Wertschätzung, Vertrauen, Fairness und Dankbarkeit begegnen.

Wie Gesundheit entsteht: Salutogenese
Menschen bleiben gesund, wenn sie ihr Leben als stimmig wahrnehmen. Stimmigkeit hat drei Voraussetzungen:
- **Transparenz:** Die Herausforderungen des Lebens und der Arbeit werden als durchschaubar, gut geordnet, stabil und beständig wahrgenommen.
  - Die Zusammenhänge sind transparent: »Ich verstehe.«

- **Handhabbarkeit:** Für die Bewältigung der Herausforderungen stehen Ressourcen zur Verfügung, Schwierigkeiten und Konflikte können gelöst werden.
  - Die Herausforderungen können bewältigt werden: »Ich kann's.«
  - **Sinnhaftigkeit:** Es macht Sinn, sich für die Herausforderungen zu engagieren und Energie zu investieren.Erlebnis: »Meine Arbeit und mein Leben haben einen Sinn.«

Was hält gesund und motiviert?

Zentrale Aufgabe von Führungskräften, die gesund führen, ist die Vermittlung von Sinn. Menschen haben einen archaischen Willen zum sinnvollen Handeln. Wird die Arbeit als sinnlos erlebt (was in der Medizin selten der Fall ist) oder ist die Arbeitsbelastung ohne Sinn (was immer häufiger vorkommt), vernichtet diese Wahrnehmung die Motivation und macht krank. Immer mehr Ärztinnen und Ärzte können den Sinn der hohen Arbeitsbelastung, der Bürokratie, der Arbeitsorganisation in deutschen Kliniken nicht mehr erkennen und »flüchten«, bevor sie krank werden, ins Ausland oder ganz aus dem Beruf.

> Gesunde Führung gewährleistet den Erhalt von Gesundheit und Leistungsfähigkeit, sie hat für Kliniken und Praxen strategische Bedeutung. Durch gesunde Führung lässt sich Engagement, Erfahrung und Wissen von Mitarbeiter/innen gewinnen und in der Klinik halten.

Gesunde Führung gelingt durch die Gestaltung salutogener Arbeitsprozesse (Seibold 2008). Was das konkret bedeutet, zeigt die folgende Übersicht.

Salutogene Arbeitsprozesse
- Sinnhaftigkeit von Herausforderungen
- Erkennen des eigenen Beitrags zum Ganzen
- Gestaltungs- und Entscheidungsspielräume, wenn Engagement erwartet wird

4

- Möglichkeiten zu sozialer Interaktion und Unterstützung
- Vielfalt von Aufgaben und Ganzheitlichkeit bei der Bearbeitung
- Ressourcen (Zeit, Geld, Qualifizierung, Räume etc.) sind vorhanden
- Möglichkeit zu lernen und Entwicklung durch Feedback
- Balance zwischen Bekanntem und herausforderndem Neuem
- Ruhepausen und Erholung
- Konkret vorgelebtes gesundes Führungsverhalten (Vorbild)

Gesunde Führung gelingt durch salutogen wirkende Führungstools. Voraussetzung ist eine reife und authentische Führungsperson, die die oben genannten Rahmenbedingungen schafft und ihre Führungsarbeit »gesund« gestaltet. Wirksam sind:

- Arbeitsbeziehungen, die auf Anerkennung der Leistungen, Lob, Respekt, Wertschätzung basieren (dazu gehören das »Kümmern«, ein angemessener Umgangston und »Manieren«, eben Sozialkompetenz)
- Stärken-Schwächen-Analyse der Mitarbeiter/innen und ein entsprechender Einsatz bei Aufgaben und Verantwortung
- Klare Zielausrichtung, Ziele gemeinsam setzen und dokumentieren, klare Verteilung von Aufgaben und Verantwortung
- Feedback (Lob und Kritik) zur Wahrnehmung der Effekte des Handelns
- Transparente Gestaltung komplexer Arbeitsprozesse (Informationspolitik)
- Lösungsorientiertes Konflikt- und Fehlermanagement
- Gleichbehandlung von Männern und Frauen

Gesunde Führung verbindet Themen wie Mitarbeiterführung und Führungsstil, Gestaltung und Rahmung von Arbeitsprozessen, Haltung der Führungsperson, Beziehungs- und Kommunikationskultur, Umgang mit Belastungen, Krisen, Fehlern und Konflikten, Motivation und Engagement und die Berücksichtigung geschlechtsspezifischer Gegebenheiten. Gesunde Führung legt einen »roten Faden« durch die Klinik und die Praxis, an dem sich die Qualität der verschiedenen Prozessgestaltungen evaluieren lässt.

Nach Besichtigung und Reflexion der alltäglichen Führungsrealität wird nun die Umsetzung gesunder Führung in die Praxis vorgestellt. Im Wechselspiel zwischen Ist und Soll.

Werte, Haltungen und Menschenbild

Was macht eine gute Führungskraft aus? Der Neurobiologe Gerald Hüther hat darüber geforscht, er sagt: »Souveränität und die Fähigkeit, Mitarbeiter und Mitarbeiterinnen zu inspirieren, ihre Potenziale zu entfalten und in ihnen das Gefühl zu wecken, dass jede und jeder mit den individuellen Fähigkeiten gebraucht wird und dazu gehört.«

Alle Führungsmethoden scheitern, wenn nicht die Individualität und Persönlichkeit der Mitarbeiter/innen akzeptiert wird.

> **Führen bedeutet Wertschätzung von Unterschieden.**

Der erste Schritt dazu ist professionelle Freundlichkeit. Als führende Person muss ich mir bewusst sein, dass ich Vorbild bin, tagtäglich. Dass es immer wahrgenommen wird, wie ich über den Flur laufe. Hat sie gegrüßt? Hat sie gelacht oder ein ernstes Gesicht gemacht? »Wenn ich morgens meine Klinik betrete«, sagt eine erfahrene Chefärztin, »dann knipse ich meine Freundlichkeit an. Anderen freundlich zu begegnen, das ist ein wichtiges Führungsinstrument.« Professionelle Freundlichkeit wirkt wie soziales Schmieröl. Es beschleunigt Abläufe und mildert Stress und Hektik etwas. Diese Vorgesetzte hat zudem den Anspruch, durch das tägliche Verhalten als Vorbild die Herzen und Köpfe der Mitarbeiterinnen und Mitarbeiter zu erreichen.

Eine romantische Vorstellung, angesichts des oft harten Klinikalltags? Sicher sind noch nicht alle Führungskräfte so souverän, dass sie Macht abgeben, Verantwortung übertragen, Vertrauen wecken und andere inspirieren können. Sie versuchen es dann traditionell: Sie schaffen Abhängigkeiten, verbreiten Angst und Verunsicherung, üben Druck aus oder versprechen Belohnungen. Das sind die Dompteure, sie lassen ihre Mitarbeiter und Mitarbeiterinnen gerne durch den brennenden Reifen springen (◘ Abb. 4.4). Und Letztere bleiben dann entsprechend zerzaust zurück.

Dieser Führungsstil ist ein Auslaufmodell. Warum? Damit sind doch Generationen aufgewachsen und viele erfolgreich gewesen? Weil sich damit all das nicht entfalten kann, was zukunftsfähige Kliniken brauchen: Mitdenken, Mitgestalten, Teamgeist und vor allem Kreativität. Fähigkeiten, die sich nicht anordnen, aber wecken und entwickeln lassen. Und genau das ermöglicht der gesunde Führungsstil.

Wesentlich für diesen Führungsstil sind das Menschenbild der Vorgesetzten, ihre und seine Einstellung zu den Mitarbeiter/innen. Denn jedes Verhalten wird durch Grundeinstellungen bestimmt, die auf Werten und Vorstellungen der Führungskraft basieren. Mehr noch, Führungskräfte erzeugen durch ihr eigenes Verhalten genau die Mitarbeiterinnen und Mitarbeiter, die sie erwarten (»self-fulfilling prophecy«).

Wie ist Ihr Menschenbild? Bringen Sie Ihren Mitarbeiter/innen Vertrauen oder Misstrauen entgegen (◘ Abb. 4.2, ◘ Abb. 4.3)?

Misstrauen: Ich bin okay – du bist nicht okay

- Der Mensch ist faul, ohne Initiative und Ehrgeiz.
- Der Mensch drückt sich daher vor Arbeit und Verantwortung, wo immer er kann.
- Um Ergebnisse zu erzielen, müssen Menschen angewiesen, kontrolliert, gezwungen werden. Erst die Androhung von Sanktionen bringt gute Leistung.

Diese drei Annahmen begründen die Einstellung »Ich Chef – du nix« oder wie ein Chefarzt sagt: »Meine Oberärzte? Nullen – nichts als Nullen!«

Das Motto lautet: Vertrauen ist gut – Kontrolle ist besser!

Auswirkungen: Negative Erwartung löst schlechte Leistung aus. Die Führungskraft weist an, es gibt genaue Vorschriften, es wird grundsätzlich kontrolliert (Ablauf- und Fremdkontrolle).

Misstrauische Führungskräfte fragen:
- Ist Mitarbeiter A besser als B?
- Was ist an dieser Arbeit schlecht?
- Wo kann ich kritisieren?
- Wer ist daran schuld?

Misstrauische Führungskräfte handeln:
- Aus Fehlern machen sie Katastrophen.

Vertrauen: Ich bin okay – du bist okay

- Der Mensch ist kreativ, wenn er es darf.
- Körperlicher und geistiger Einsatz ist natürlich und gewünscht.
- Menschen spornen sich selbst an, sie wollen sich entwickeln.
- Menschen wollen Verantwortung.
- Menschen können und wollen sich selbst kontrollieren.

Diese Annahmen zeigen die Einstellung: Ich bin okay, du bist okay, nobody is perfect. Das Motto lautet: Ohne Vertrauen geht es nicht.

Auswirkungen: Die Führungskraft ermöglicht Handlungsspielräume, ein hohes Maß an Selbstkontrolle, sie beschränkt sich auf Ergebniskontrolle.

Vertrauensvolle Führungskräfte fragen:
- Wie kann ich jeder/jedem helfen, das eigene Potenzial zu entwickeln?
- Was ist an dieser Arbeit gut?
- Was muss noch besser gemacht werden?
- Wie kann man es noch besser machen?

Vertrauensvolle Führungskräfte handeln:
- Aus Fehlern wird gelernt.
- Motto: »Das ist ein hochinteressanter Fehler!«

4

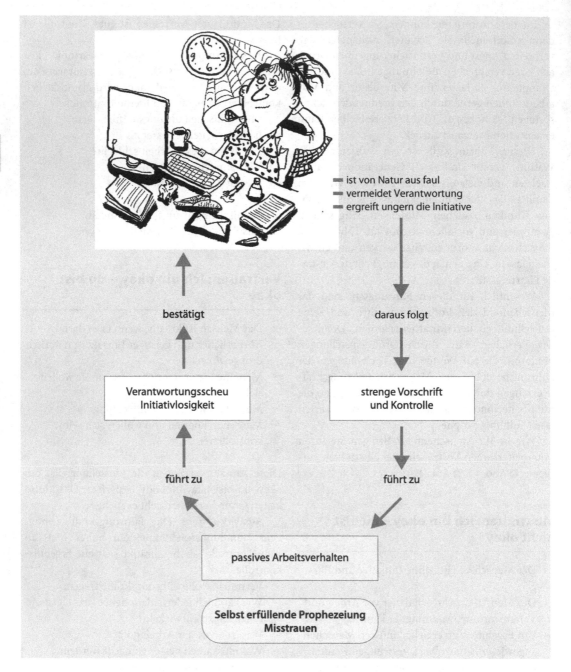

ist von Natur aus faul
vermeidet Verantwortung
ergreift ungern die Initiative

bestätigt   daraus folgt

| Verantwortungsscheu Initiativlosigkeit | strenge Vorschrift und Kontrolle |

führt zu   führt zu

passives Arbeitsverhalten

Selbst erfüllende Prophezeiung
Misstrauen

Abb. 4.2   Misstrauen als Basis des Menschenbildes einer Vorgesetzten (Cartoon-Copyright: Franziska Becker, mit freundlicher Genehmigung)

Ein hoher Politiker will seinen Staatsgast verabschieden. Wegen eines Maschinenschadens kann das Flugzeug nicht starten. Der Politiker fragt seinen Gast: »Am besten ist es wohl, dem Luftfahrtminister den Abschied zu geben?« Der antwortet: »Befördern Sie ihn, seien Sie froh, dass seine Leute den Fehler *vor* dem Start gefunden haben.«

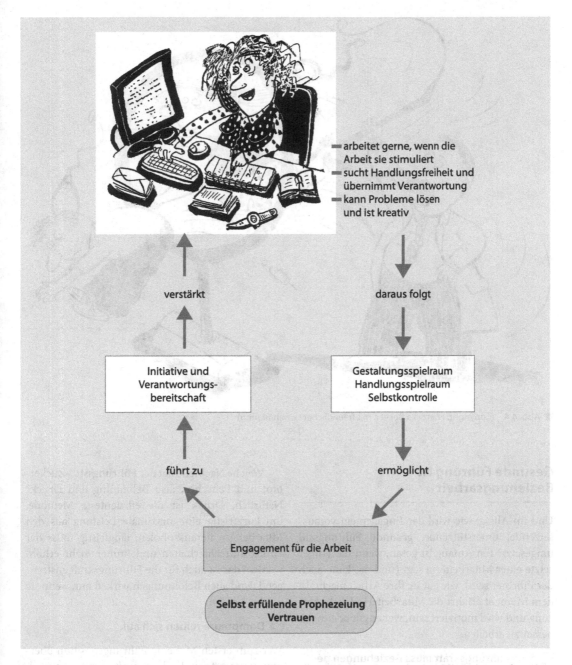

arbeitet gerne, wenn die
Arbeit sie stimuliert

sucht Handlungsfreiheit und
übernimmt Verantwortung

kann Probleme lösen
und ist kreativ

verstärkt

daraus folgt

Initiative und
Verantwortungs-
bereitschaft

Gestaltungsspielraum
Handlungsspielraum
Selbstkontrolle

führt zu

ermöglicht

Engagement für die Arbeit

Selbst erfüllende Prophezeiung
Vertrauen

□ Abb. 4.3 Vertrauen als Basis des Menschenbildes einer Vorgesetzten (Cartoon-Copyright: Franziska Becker, mit freundlicher Genehmigung)

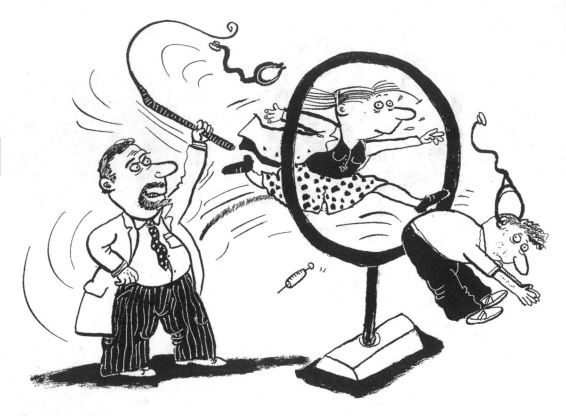

◘ **Abb. 4.4** (Copyright: Franziska Becker, mit freundlicher Genehmigung)

Gesunde Führung ist Beziehungsarbeit

Und im Alltag, wie wird der Engagement voraus-setzende, unterstützende, gesunde Führungsstil umgesetzt? Ein Anfang ist getan, wenn die Vorge-setzte einer Mitarbeiterin sagt (und das kann auch der Pförtner sein), wie gut sie ihre Arbeit macht. In dem Moment erfährt die Mitarbeiterin Wertschätzung und wird motiviert sein, weiter gut oder noch besser zu arbeiten.

❯ **Eine Führungskraft muss Beziehungen ge-stalten können.**

Gute Beziehungen am Arbeitsplatz haben nicht nur motivierende Wirkung, sie stabilisieren auch die körperliche und psychische Gesundheit.

Welche Nachteile hat der Führungsstil »Zucker-brot und Peitsche«, also Belohnung und Druck? Natürlich, Druck ist die effizienteste Methode, um kurzfristig eine maximale Leistung aus den Mitarbeitern herauszuholen; langfristig muss der Druck aufrechterhalten und immer mehr erhöht werden, das ist auch für die Führungskraft anstren-gend. Und auch Belohnungen wirken nur, wenn sie größer werden.

❯ **Dompteure reiben sich auf.**

Wer zum ersten Mal eine Führungsposition über-nimmt, startet mit den besten Absichten. Natürlich will er oder sie keinen Druck ausüben, damit hat er oder sie ja zuvor selbst schlechte Erfahrungen ge-macht. Auf dem Weg, die Absicht »Ich führe ohne Druck« umzusetzen, liegen einige Fallstricke. Ein Beispiel zeigt den Entwicklungsprozess:

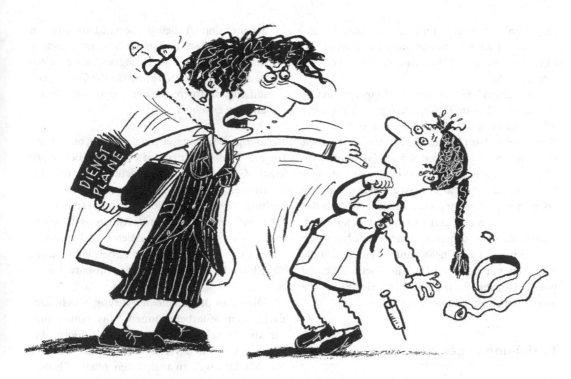

◻ Abb. 4.5 (Copyright: Franziska Becker, mit freundlicher Genehmigung)

Der Auslöser: Ein Assistenzarzt verpasst einen wichtigen Abgabetermin. Ein anderer Oberarzt hat zudem eine abfällige Bemerkung über diesen Mitarbeiter gemacht. Chefin und Mitarbeiter verstehen sich menschlich nicht besonders gut.

Die Wirkung auf die Chefin: Die Chefin hat jetzt den Eindruck, dass ihr Assistenzarzt nur mittelmäßig ist und zieht die Zügel an. Sie beobachtet ihn genauer, schränkt seinen Entscheidungsspielraum ein, schreibt ihm vor, wie er die Arbeit erledigen soll. Sie meint es nur gut, sie will ihn vor Fehlern bewahren.

Die Auswirkung auf den Assistenzarzt: Er interpretiert die erhöhte Überwachung als Misstrauen in seine Leistungsfähigkeit. Er beginnt an den eigenen Fähigkeiten zu zweifeln und verliert seine Motivation und Entscheidungsfreude.

Die Wirkung auf die Chefin: Sie fühlt sich durch den Rückzug in ihrer Einschätzung bestätigt und erhöht Druck und Kontrolle weiter.

Druck erzeugt Verunsicherung, Angst, Ablehnung, Ohnmacht, manchmal auch Wut (◻ Abb. 4.5). Wer mit Druck und »Autorität« führt, aus Angst vor Fehlern und Versagen schreit oder dann, wenn die Mitarbeiter/innen nicht mitziehen, der blockiert jedes Handeln. Die, die angebrüllt wird, kann nichts vom Inhalt aufnehmen, sie weiß hinterher nicht, worum es ging und was sie nun tun soll. Das alles konnte sie nicht hören, sie war völlig auf die Emotionen konzentriert und darauf, ihr Gesicht zu wahren.

Die Folge ist eine negative emotionale Besetzung von allem, was mit der durch Druck erzeugten Leistung zu tun hat. Den Mitarbeitern wird dann schon schlecht, wenn sie an ihre Arbeit denken oder ihren Chef, ihre Chefin sehen. So entstehen unmotivierte, entmutigte, resignierte, nur noch auf ihr eigenes Wohlergehen und Fortkommen fixierte, desinteressierte und jede Veränderung ablehnende Mitarbeiterinnen und Mitarbeiter. Der Versuch der Führungskraft, vorhandene Ressourcen durch Druck auszuschöpfen, hat tatsächlich die Entfaltung von Potenzialen unterdrückt. Dieser Führungsstil ist zudem unökonomisch und teuer, die Mitarbeiter/innen bleiben weit hinter ihrer Leistung zurück.

Ein gesunder Führungsstil hingegen macht Druck und Kontrolle überflüssig, weil die Mitarbeiterinnen und Mitarbeiter von sich aus die nötige Selbstdisziplin entwickeln, um gute Arbeit zu leisten. »Ich glaube fest daran, dass motivierte Mitarbeiter bessere Ergebnisse liefern als Mitarbeiter, die unter Druck und Angst arbeiten«, sagt eine erfahrene Professorin. »Ich brauche Mitarbeiterinnen, die morgens gerne in die Klinik kommen. Dann fühlen sie sich auch verantwortlich für das, was sie tun. Ich als Chefin kann loslassen und die Mitarbeiter empowern.« Und die Chefin hat einen großen Gewinn: Sie hat Zeit, sich (wieder) um die eigene Arbeit zu kümmern.

Beziehungen gestalten

Ohne Beziehung geht in der Führung nichts. Jede Beziehung ist ein Wechselspiel, ein Hin-und-her zwischen Vorgesetzter und Mitarbeiter/in. Oder wie der Neurowissenschaftler Joachim Bauer es ausdrückt: »Jede Beziehung sollte ein zweispuriger Weg sein.« Die eigene Fahrspur bedeutet Ichselbst-sein und zu den eigenen Überzeugungen stehen. Das heißt, sich sichtbar zu machen, als Person erkannt zu werden. Etwa die Rolle als Chefin annehmen und sagen, was ich will, welche Vorstellungen und Absichten ich habe, um dann als Chefin wahrgenommen zu werden.

Vorgesetzte, bei denen die eigene Spur breit ist, haben oft viel Ausstrahlung. Wichtig ist, die Gegenspur im Auge zu behalten: den anderen sehen, ihr und ihm das auch zu zeigen, seine und ihre Befindlichkeit wahrzunehmen und sich auf diesen anderen Menschen einzulassen – Interesse und Anteilnahme eben.

Frauen und Männer in Führungspositionen stecken oft in einem Dilemma – sie fahren einspurig:

— Frauen neigen dazu, als »Dauer-Versteherin« ganz mit der Gegenspur beschäftigt zu sein, Rücksicht zu nehmen und die eigenen Interessen (manchmal sich selbst) zu vergessen.

— Männer sind oft »Selbst-Spezialisten«, von sich selbst begeistert (und in der Annahme, andere müssten es auch sein), hochgradig auf die eigene Spur konzentriert, blind für die Gegenspur, unfähig, die Interessen der anderen zu sehen und zu verstehen.

Einspurige Beziehungsarrangements scheitern auf längere Sicht oder machen einen der Beteiligten krank. Gesunde Führung bedeutet, dass ich über die eigenen Gedanken, Interessen, Ziele und Empfindungen hinaus auch die der anderen spüren und mich auf sie einlassen kann. Andere wahrzunehmen, sie zu sehen, zu respektieren und zu unterstützen, dies stellt ein gesundes Arbeitsklima sicher, ein Klima, in dem konstruktiver Austausch möglich ist.

Die Kunst der gesunden Führung besteht auch darin, den Mitarbeiter/innen Mitverantwortung für die Beziehungsgestaltung abzufordern. Für Chefinnen heißt das Konflikte, Konfrontationen und Machtkämpfe zu analysieren, offen zu benennen und auszutragen. Auch hier gilt das Prinzip der zweispurigen Verfahrensweise, des Einerseits-und-andererseits:

— Einerseits kommt es darauf an, die anderen (Mitarbeiter/innen, Kolleg/innen) und ihr Verhalten wahrzunehmen, zu verstehen, ihre Leistungen anzuerkennen und sie fair zu behandeln. Dann muss die Perspektive gewechselt werden, denn…

— Andererseits gilt es, für die eigene Position einzustehen, die anderen zu beteiligen, beispielsweise an der Lösung von Konflikten, eben Führung zu zeigen.

❯ **Am schwersten fällt Chefinnen das Neinsagen.**

Die traditionelle Beziehungsgestaltung sah vor, dass Frauen für andere Verständnis haben, sich für andere engagieren, für andere (im Hintergrund) arbeiten, vor allem aber nicht »ICH« sagen, schon gar nicht »ICH WILL«. Neinsagen heißt im Führungsalltag: »Nein, ich werde Ihren Vertrag nicht verlängern.« – »Nein, meine Abteilung kann diese Dienste nicht übernehmen.« – »Nein, so kann der OP-Plan nicht umgesetzt werden.« Und: Keine Sorge, für klare Positionen werden Sie respektiert, nicht geliebt, aber die Liebe gehört ja auch ganz woanders hin.

Eigenständig zu sein und doch umsichtig das Ganze im Blick zu behalten, also nicht nur die eigenen Ziele, Absichten und Interessen zum Maß aller Dinge zu machen, sondern den eigenen Nutzen im gemeinsamen Nutzen zu suchen, also eine Win-win-Strategie zu verfolgen, das ist gesunde Führung.

Führungsinstrument Respekt und Wertschätzung

Wir alle sehnen uns danach, von anderen wahrgenommen und berücksichtigt, eben respektiert zu werden, als ein Mensch mit eigenen Bedürfnissen, Wünschen und Plänen, die von anderen gesehen und beantwortet werden. Wir fühlen uns verletzt und gekränkt, wenn wir respektlos behandelt werden. Und wer nicht gewürdigt wird, resigniert und wird krank. Respekt bedeutet Rücksicht, Rücksichtnahme auf die Bedürfnisse und die Verletzbarkeit anderer.

> **Respekt ist gegenseitige Berücksichtigung auf Augenhöhe.**

Wie kann ich mir im Führungsalltag Respekt erwerben? Wie verspiele ich Respekt? Wem erweise ich keinen Respekt und warum nicht?

Respekt von meinen Mitarbeiterinnen und Mitarbeitern bedeutet zweierlei, sagt eine Chefärztin: »Zum einen, dass sie mir vertrauen. Und zum anderen, dass sie wissen, wo die Grenzen sind, und diese Grenzen einhalten.« Der Respekt, den sie ihren Mitarbeitern entgegenbringt, bedeutet: »Dass ich sie so, wie sie sind, achten kann, auch wenn sie anders sind als ich und manches anders (und nicht immer richtig) machen. Die Mitarbeiter spüren das, dadurch gewinnen sie sehr viel Vertrauen, und Vertrauen ist ja die Basis jeder Beziehung.«

Es geht darum, anderen etwas zuzutrauen: »Könnte ja sein, dass die Mitarbeiterin die Aufgabe anders löst als ich selbst, könnte sein, sie findet den besseren Lösungsweg, gar die bessere Lösung«, sagt eine Wissenschaftlerin.

»Respekt erweise ich meinen Mitarbeiterinnen und Mitarbeitern«, sagt eine Oberärztin, »indem ich aufrichtig, verlässlich und verbindlich antworte. Es gibt nichts Schlimmeres als keine Antwort zu bekommen. In diesem Sinne lässt sich auch der Begriff Verantwortung verstehen. Er sagt aus, dass ich bereit bin, den anderen zu antworten.«

Diese Haltung ist anerkennender, wertschätzender Respekt, den übrigens niemand vortäuschen kann. Wenn eine Mitarbeiterin ihren Chef aufgrund seines fachlichen Könnens respektiert, er ihr aber keinen Respekt entgegenbringt, kommt es unweigerlich zum Konflikt. Sie wird weiter seine Anweisungen ausführen, denn die sind fachlich richtig, respektieren wird sie ihn nicht mehr. Den Respekt hat er verspielt, und damit leistet sie nicht mehr, was sie leisten könnte.

> **Hinter schlechten Mitarbeitern steht oft eine Chefin, die schlecht von ihm/ihr denkt.**

Respekt ist entscheidend für das Gelingen und die Haltbarkeit einer Arbeitsbeziehung. Fehlt Respekt, die gegenseitige Achtung auf Augenhöhe, dann kommen – mal im Schritttempo, mal im Galopp – die apokalyptischen Reiter ins Spiel: verletzende Kritik, Beschwerden als persönlicher Vorwurf, wobei dem anderen Schuld und Versagen unterstellt werden. Wer so kommuniziert, nährt Konflikte und macht es so gut wie unmöglich, ein gemeinsames Problem zu lösen.

Spielregeln für Respekt
- **Die Welten sind verschieden.** Haben Sie Respekt vor der Wirklichkeit Ihrer Mitarbeiterinnen und Mitarbeiter, denn die Welt sieht von einem anderen Standpunkt ganz anders aus.
- **Jeder Mensch will gehört werden.** Jeder Mensch hat ein Grundbedürfnis nach Beachtung und Gehörtwerden. Es ist beunruhigend und quälend, wenn man keine Rückmeldung über seine Arbeit bekommt. Rückmeldung ist Kontakt, Respekt und Wertschätzung.
- **Seien Sie zuverlässig.** Verbindlichkeit und Zuverlässigkeit sind die Voraussetzungen für Vertrauen.

- **Zuwenden statt abwenden.** Zuwendung hält das Wir-Gefühl aufrecht. Zeichen der Zuwendung, des Interesses, des Respekts lassen stabile Arbeitsbeziehungen entstehen.
- **Zeigen Sie Anerkennung, Würdigung und Wertschätzung.** Eine Arbeitsbeziehung ist ein Langstreckenlauf, der Energie und Unterstützung erfordert. Sagen Sie Ihren Mitarbeiterinnen und Mitarbeitern mit Gesten und Worten: Ich respektiere Sie, ich schätze Sie, Sie sind mir (und der Klinik) wichtig. Es geht um Dinge wie Zukunftsperspektive, persönliche Entwicklungsmöglichkeiten, emotionale Wertschätzung (kein dauerndes Schulterklopfen, sondern echte Wahrnehmung). Fehlende Anerkennung macht krank.
- **Nichts ist selbstverständlich.** Das Gefühl, sich täglich abzurackern, und keiner merkt es, keiner dankt für den Einsatz, ist ungesund. Dank auszusprechen ist eine schlichte und grundsätzliche Form, Respekt zu zeigen.
- **Was du nicht willst, das man dir tut…** Dieser Satz ist die Zusammenfassung der Regeln und eine Gebrauchsanweisung: Behandeln Sie die Menschen, die mit Ihnen und für Sie arbeiten, so, wie Sie von ihnen behandelt werden wollen – mit Respekt.

Wer mit Respekt und Wertschätzung führt, nimmt Einfluss auf die Gesundheit, auf die der Mitarbeiter/innen und auf die eigene, darauf weisen erste Studien hin:

- Wertschätzung fördert die Arbeitsfähigkeit.
- Wertschätzung verbessert die Konzentrations- und Leistungsfähigkeit.
- Wertschätzung reduziert Ängste und das Depressionsrisiko.
- Wertschätzung vermeidet Gratifikationskrisen und Herz-Kreislauf-Erkrankungen.

Führungsinstrument Motivation

Eine der wichtigsten Führungsaufgaben ist es, die Leistungsbereitschaft der Mitarbeiterinnen und Mitarbeiter zu wecken. Das weiß jede: ohne Leistung kein Erfolg. Motivieren bedeutet zweierlei:

- Menschen auf bestimmte Ziele ihres Handelns ausrichten *und*
- die Bedingungen, also Arbeitsumfeld, Aufgaben und Belohnung so gestalten, dass Menschen diese Ziele erreichen können und wollen.

Intelligenz, Bildung und Wissen, Fleiß und Disziplin, Beharrlichkeit und Leistungsmotivation reichen keinesfalls aus, um erfolgreich und gesund zu führen. Wir müssen wissen, wo unsere Mitarbeiter/innen »zu packen sind«. Auch um uns selbst bei aller Führungsverantwortung und allem Erfolgsdruck unnötige Belastungen zu ersparen. Die Arbeitswelt ist komplex, die Probleme unübersichtlich, die Zeit knapp. Wir sind angewiesen auf Mitarbeiter/innen, die mitmachen. Es geht darum, andere Menschen zu gewinnen – dann gewinnen alle, die miteinander arbeiten. Andere zum Mitmachen zu gewinnen, das ist die Schlüsselqualifikation. Das Schlüsselwort für dieses Erfolgs- und Entlastungsrezept ist Motivation.

> **Kern aller Motivation ist es, Akzeptanz, Anerkennung, Wertschätzung, Zuwendung zu finden (Mitarbeiter/innen) und zu geben (Vorgesetzte).**

Nichts aktiviert die Motivationssysteme so sehr, so die Ergebnisse der Neurobiologie, wie der Wunsch, von anderen gesehen zu werden, die Aussicht auf soziale Anerkennung, das Erleben von Zuwendung. Was Mitarbeiter/innen tun (oder eben nicht), ist dadurch motiviert, dass sie wichtige Beziehungen zu anderen (zu Kollegen, zur Chefin) gewinnen oder erhalten wollen. Gelingt die Beziehung, wird die Zuwendung und Anerkennung als Vertrauen und Bindung gespeichert: Vertrauen schafft Vertrauen. Wer Menschen nachhaltig motivieren will, muss ihnen die Möglichkeit geben, mit anderen zu kooperieren und Beziehungen zu gestalten.

> **Ohne Beziehung gibt es keine dauerhafte Motivation.**

In gelingenden Beziehungen werden die Glücksbotenstoffe Dopamin, Oxytocin und Opioide ausgeschüttet. Sie belohnen mit subjektivem Wohlergehen und mit körperlicher und mentaler Gesundheit. Dopamin sorgt für Konzentration und mentale Energie, beides brauchen wir zum Handeln. Relevant für die Gesundheit sind Oxytocin und die endogenen Opioide: Sie reduzieren Angst und Stress.

Misslingen Beziehungen, werden Menschen gegen ihren Willen ausgegrenzt und isoliert, z. B. durch Mobbing in eine Außenseiterposition gedrängt, werden sie krank.

die eigene Persönlichkeit weiterentwickelt). Selbständig gesteuertes Lernen ermöglichen: Die Arbeit sollte Neues und Unerwartetes fordern. So gewinnen Mitarbeiter neue Erfahrungen, wachsen und qualifizieren sich.

Die Zufriedenheit liegt bei diesen Motivatoren in der Arbeit. Sie erhöhen die Leistungsbereitschaft und erhalten die Gesundheit. Die Faktoren, die zu Unzufriedenheit und schlechter Leistung führen, liegen meist nicht in der Arbeit selbst, sondern im Arbeitsumfeld.

Motivatoren
- **Rückmeldungen bekommen (Lob und Kritik).** Möglichst unmittelbar Feedback geben (Anleitung ▶ weiter unten im Abschnitt »Führungsinstrument Feedback geben«)
- **Leistungserlebnisse** (man hat eine Aufgabe erfolgreich bewältigt). Leistungserlebnisse ermöglichen. Aufgaben vollständig mit allen Rechten und Pflichten übertragen und Ziele vereinbaren, so wird Erfolg messbar. Leistung anerkennen, angemessen loben!
- **Inhalt der Arbeit** (interessante Aufgaben). Für Abwechslung sorgen und ganzheitliche Aufgaben vergeben. Befriedigend sind Aufgaben, die große Bedeutung für andere Menschen haben, das ist in der Medizin gegeben.
- **Autonomie und Verantwortung.** Die Mitarbeiter/innen innerhalb ihrer Aufgabe eigenständig planen und entscheiden lassen, dann wird die Verantwortung bewusst.
- **Aufstieg** (Übernahme von höheren Positionen). Fähige Mitarbeiterinnen gezielt fördern, damit geeignete Kräfte für frei werdende verantwortungsvolle Positionen bereitstehen.
- **Weiterqualifikation und persönliches Wachstum** (erleben, dass und wie sich

Demotivatoren
- **Mängel in Klinikpolitik oder -verwaltung:** unklare Strategien oder bürokratische Abläufe
- **Äußere Arbeitsbedingungen:** Lärm, schlecht gestaltete oder veraltete technische Hilfsmittel, Arbeitszimmer
- **Belastende zwischenmenschliche Beziehungen:** negative soziale Erlebnisse mit Kollegen, Vorgesetzten etc., Konflikte, Mobbing
- **Statusverlust:** Verlust eines Privilegs, Umzug in ein kleineres Arbeitszimmer, Verlust einer Projektleitung
- **Enttäuschende Entlohnung:** Ausbleiben von Gehaltserhöhungen, Kenntnis von der höheren Entlohnung von Kollegen mit gleicher Arbeitsaufgabe
- **Arbeitsplatzunsicherheit:** befristete Verträge, Fusion von Kliniken
- **Berufsbezogene Lebensereignisse:** Geburt eines Kindes ohne Arbeitsplatzsicherheit, Umzug aufgrund eines Arbeitsplatzwechsels des Partners etc.

Wer »richtig« motivieren will, muss beides, Motivatoren gestalten, also Motivationsimpulse setzen, und Demotivatoren klein halten. Wie gelingt es, bei den Mitarbeiter/innen Leistungsbereitschaft zu wecken, sie zu motivieren?

- **Leistungsbereitschaft und Zufriedenheit sichern**

Es ist ein großer Irrtum, Menschen würden sich ändern, wenn wir nur logisch zwingende Argumente deutlich vermitteln. Das gilt auch für den Appell zur Einsicht. Das Gehirn, sagt der Verhaltensphysiologe Gerhard Roth, fragt immer, bewusst oder unbewusst: Was kriege ich dafür, dass ich mich ändere? Und wenn es darauf keine gute Antwort gibt, ändern sich Menschen eben nicht. Mit Vernunft ist also nichts zu machen.

Was hält uns von Leistungen ab? Leistungen, geistige wie körperliche, sind anstrengend. Gewohnheiten und Routinen und das Festhalten daran entlasten unser Gehirn, das ist leicht, und das empfinden wir als Belohnung. Deshalb müssen die Belohnungsaussichten für Veränderungen größer sein als die Belohnungen, die man erwartet, wenn man weitermacht wie bisher.

Eigenmotivation gelingt, wenn man sich konkrete Ziele setzt, die man in kleinen Schritten erreichen kann und für die man materiell belohnt wird. Wer andere motivieren will, braucht eine Belohnungsstrategie. Diese muss an die einzelne Person angepasst sein. Für den einen ist mehr Geld eine Motivation, für die andere sind es flexible Arbeitszeiten; Lob und Anerkennung wirken immer. Am besten ist es, wenn die Belohnung unerwartet kommt; es gilt daher, den Überraschungseffekt zu nutzen. Die Belohnung muss von der Person, die sie bekommt, als verdient empfunden werden. Und sie muss angemessen sein – Übertreibung schadet genauso wie Knauserigkeit.

Arbeitsergebnis, erreichen will, oder wer angemessenes Verhalten, z. B. mehr Freundlichkeit im Kontakt mit Patient/innen, erwartet, ist gut beraten, die Mitarbeiter/innen in die Vereinbarung der Ziele aktiv einzubinden.

Mitarbeiter/innen identifizieren sich mit der Arbeit, wenn sie die eigenen Ideen wiederfinden. Dies steigert ihre Kräfte und vermehrt ihr Wohlgefühl. Das setzt (wieder) eine bestimmte Haltung und ein bestimmtes Selbstbild der Chefin voraus: Sie versteht sich als Partnerin auf dem Weg zur gemeinsamen Zielerreichung. Dieses Verhalten ist souverän und entlastend zugleich. Die komplexen Aufgaben einer Führungskraft in der Medizin erfordern hochqualifizierte Spezialist/innen (etwa in der Forschung), die über ihre Aufgaben besser Bescheid wissen (müssen) als die Chefin. Sie kann ihnen also die Ergebnisse der Arbeit und die Ziele dahin gar nicht mehr vorschreiben.

Ihre Aufgabe als Chefin ist es, inspirierende Fragen zu stellen, zum gemeinsamen Nachdenken anzuregen und zu gewährleisten, dass schließlich alle an einem Strang in die richtige Zielrichtung ziehen. Sie binden diese Experten mit ihren Wahrheitsansprüchen, ihren Egos, ihren unterschiedlichen Erfahrungen ein; der Glanz des gemeinsamen Arbeitsergebnisses fällt ja schließlich auch auf Sie. Um die Umsetzung müssen Sie sich dann keine Sorgen mehr machen, denn alle Erfahrung zeigt: Menschen wollen zu sinnvollen Zielen beitragen, bei deren Formulierung sie mitgewirkt haben. Dann sind sie motiviert, fühlen sich daran gebunden, die Ziele zu erreichen, und stellen ihre Energie zur Verfügung.

Führungsinstrument Zielvereinbarung

Zuerst ist ein Missverständnis auszuräumen: Ziele sind keine Arbeitsanweisungen oder -aufträge, und so sollten sie auch nicht vermittelt werden.

❯ **Mit der Vereinbarung von Zielen wird die Motivation justiert.**

Ziele beschreiben ein fiktives Endergebnis. Den Weg dahin bestimmen die Mitarbeiterinnen und Mitarbeiter im Rahmen ihrer Handlungsspielräume selbst. Mehr noch, wer Leistung, also ein gutes

Ziele vereinbaren
- Gemeinsam entwickeln und formulieren
- Schriftlich fixieren

Ziele beschreiben
- Wo wollen wir hin? (Vom Ist zum Soll)
- Was sind die Aufgaben?
- Wer trägt wofür die Verantwortung?
- Zeitrahmen festlegen
- Leistungserwartung formulieren

Zielvereinbarungen sind eines der wichtigsten Führungsinstrumente geworden. Die Auswirkungen liegen auf der Hand: Zielvereinbarungen schaffen Klarheit, Orientierung, Sicherheit und Motivation. Die Arbeitsverteilung ist klar und transparent, das ganze Team ist informiert. Die Mitarbeiter/innen sind orientiert: Was wollen wir? Was ist mein Beitrag? Die Frage nach der eigenen Leistung (Wo stehe ich?) wird durch regelmäßiges Feedback, z. B. in Meilensteingesprächen beurteilt. Ziele müssen herausfordern und auf das Leistungsvermögen und die Arbeitsressourcen der einzelnen abgestimmt werden. Sind dann noch Handlungs- und Gestaltungsspielräume festgelegt, fühlen sich Mitarbeiter/innen sicher.

■ **18-Monats-Plan**
Könnerinnen arbeiten nach einem 18-Monats-Plan, in dem die verschiedenen Projekte samt Zielen und Meilensteinen festgelegt sind. 18 Monate haben sich als idealer »Mittelwert« erwiesen – 2 Jahre sind zu lang, 1 Jahr ist zu kurz. Der Plan umfasst sowohl die Ziele des Teams als auch die persönlichen Ziele. Also, welche Fähigkeiten möchte ich mir aneignen, fachlich und als Führungskraft.

Wer als Führungskraft den Weg zum Ziel gut bereitet, den Sinn beschreiben kann und die Richtung kennt, wird sich am Ziel mit anderen freuen: Wir können was. Und eigene Freude empfinden: Ich kann's. »Dieses Gefühl, WIR haben das gemacht, das ist einfach göttlich!«, sagt eine Teamleiterin, nachdem sie einen Wissenschaftspreis bekommen hat. Gemeinsam, das Gefühl der Bindung ist entscheidend für die Wirkung von Zielen.

Ziele vereinbaren und erreichen ist also ganz einfach? Natürlich, wenn da nur nicht diese Zielkonflikte wären.

■ **Zielkonflikte**
Welches Ziel ist wichtiger? Die gute Versorgung der Patienten/innen oder die eigene Forschung? Spreche ich noch einmal mit der Patientin vor der Operation, um sie zu beruhigen, oder gehe ich nach Hause, weil ich seit 36 Stunden arbeite und dringend Ruhe und Schlaf brauche? Kümmere ich mich um das neue Forschungsprojekt der ganzen Abteilung oder erst einmal um meine eigene Habilitation?

Ziele müssen widerspruchsfrei sein. Ziele, die sich gegenseitig behindern, führen unweigerlich zu Zielkonflikten. Vorgesetzte sollten vorab festlegen, welches Ziel im Zweifelsfall wichtiger ist – so weit die Theorie. In der Praxis kann dieses Vorgehen »ins Auge gehen«. Da hilft nur eins: Prioritäten abwägen und regelmäßige gemeinsame »Meilensteingespräche« führen, in denen Bilanz gezogen und geklärt wird, wo es hakt.

Führungsinstrument Feedback geben

Nichts motiviert Mitarbeiter/innen so stark wie Feedback von der Vorgesetzten über die Arbeitsergebnisse. Mehr noch, Feedback schafft Bindung durch Zuwendung, es vermittelt das Gefühl, gemocht und anerkannt zu werden (◘ Abb. 4.6).

■ **Anerkennung, Wertschätzung und Lob**
Vor allem eins vermissen Mitarbeiterinnen und Mitarbeiter von ihren Vorgesetzten: Anerkennung, Wertschätzung und Lob. Jede möchte, dass ihre Leistung anerkannt wird, jede braucht Anerkennung, um sich zu entwickeln. Und: Anerkennung und Wertschätzung sind Führungsmittel, die Sie am leichtesten, ohne viel Aufwand einsetzen können. Nur gekonnt sollte es sein.

Die Vorstellung »wenn ich nichts sage, ist das Lob genug« wird von den Mitarbeiterinnen und Mitarbeitern nicht als Anerkennung wahrgenommen – im Gegenteil: Stillschweigende Duldung löst Unsicherheit aus: War meine Arbeitsleistung gut oder gerade gut genug oder nur ausreichend? Was müsste, könnte, sollte ich besser machen?

Das Argument »keine Zeit« ist nur eine Schutzbehauptung von Vorgesetzten, denn Lob kann in ein paar Minuten gegeben werden. Aber: Lob wirkt nur, wenn es ehrlich gemeint ist.

Die Kunst des Lobens
- Erwischen Sie ihn/sie, wenn er/sie es gut macht! Dafür müssen Sie mit Ihren Mitarbeiter/innen im Kontakt sein.
- Die Leistung, das Verhalten loben, mit Gefühl! Zeigen Sie Ihre Freude.

◼ **Abb. 4.6** (Copyright: Franziska Becker, mit freundlicher Genehmigung)

- Umgehend loben, etwa wenn Teilziele erreicht sind.
- Konkret: Was war gut? Nicht allgemein: »Sie sind meine beste Mitarbeiterin.«
- Ermutigen Sie Ihre Mitarbeiter/innen.
- Berühren Sie sie (Hand schütteln, Schulter klopfen etc.).

Loben hat Vorteile: Für Ihre Mitarbeiterinnen und Mitarbeiter – die sind motiviert – und für Sie selbst. Sie fühlen sich gut, wenn Sie gelobt haben. Mehr noch, wer eine Lobkultur in den Führungsstil integriert, sorgt dafür, dass die Mitarbeiter ihre Chefin mit positiven Erfahrungen verknüpfen. Durch diese positive Kopplung erzeugen Sie Zugehörigkeitsgefühl und Leistungsbereitschaft.

■ **Kritik**

Wer arbeitet, macht Fehler. In der Absicht, künftig Fehler der Mitarbeiter/innen zu vermeiden, begeben sich viele Führungskräfte auf den Holzweg: Sie kritisieren (laut) vor Publikum (Patientinnen, im Team), verunsichern, frustrieren und lösen Angst aus vor dem nächsten Fehler. Angst lässt nur noch drei Verhaltensalternativen zu:

- Angriff (doch wer greift schon den Chef, die Chefin an?)
- Flucht (der Kritisierte wird krank oder kündigt)
- Erstarrung

Kreative Problemlösungen sind jetzt unmöglich. Sie müssen also mit Ihrem Führungsstil dafür sorgen, dass die Mitarbeiter wenig Druck und Versagensangst spüren. Das gelingt durch eine positive Fehlerkultur (▶ Abschn. 4.8).

Die Kunst der Kritik

- *Immer* »unter vier Augen«.
- Kein Überfall! Emotionen, auch eigene, erst abklingen lassen.
- Wählen Sie einen geeigneten Ort und Zeitpunkt.
- Beginnen Sie mit einem wertschätzenden Satz.
- Fakten: Was ist passiert?
- Verhalten kritisieren, nicht die Person abwerten.
- Umgehend kritisieren, keine »schwarzen Listen« anlegen.
- Konkret und klar: Was war falsch?
- Eigenen Ärger, Frust zeigen.
- Lösung suchen:
  - Wie hätte man es anders machen können?
  - Wie kann dieser Fehler künftig vermieden werden?
  - Wenn die Mitarbeiter selbst keine Alternativen sehen, geben Sie konstruktive Hinweise.
- Ermutigen.
- Berühren (z. B. Hand reichen).

Am besten, Sie setzen von vornherein einen Vertrauensrahmen: Alle wissen, Fehler werden nicht bestraft. Sie sind eine Chance zum Lernen. Kritik ermöglicht es, das Handeln zu korrigieren. So kann Neues entstehen.

Kritikgespräche fallen den meisten Vorgesetzen schwer. Deshalb zwei Vorschläge für den Einstieg.

- Zuerst kommt der wertschätzende Satz. Es gibt an jedem Mitarbeiter und an jeder Ihrer Mitarbeiterinnen etwas, das sie schätzen können; seien Sie ehrlich, sonst ist der Einstieg verpatzt.
- Dann eine Ich-Botschaft: »Ich habe den Eindruck gewonnnen, dass…«
- Oder eine Beschreibung der Situation: »Es gab in letzter Zeit Schwierigkeiten. Interessiert es Sie, wie ich/wir die Situation wahrnehmen?«

Mit beiden Sätzen gelingt es, die Gesprächspartner für Kritik zu öffnen. Bei Vorhaltungen wie »Sie haben schon wieder…« fällt beim anderen die Klappe. Ihre Kritik kann nicht aufgenommen werden, und Sie erreichen nichts, keine Veränderung und schon gar keine gemeinsam entwickelte Lösung.

Konstruktive Kritik hat Vorteile: Wie beim Lob verbinden Ihre Mitarbeiter/innen ihre Chefin mit positiven Erfahrungen. Sie bekommen ein Feedback: Fehler sind nicht erwünscht, werden aber in der Regel nicht bestraft. Die Kritik schließt die gemeinsame Suche nach einer Lösung ein, dabei ist auch der Rat der Chefin gefragt. Konstruktive Kritik sorgt wie das Lob für Bindung und Leistungsbereitschaft.

Und bedenken Sie Ihre eigene Fehlerhaftigkeit, und gehen Sie damit so konstruktiv um, wie mit den Fehlern Ihrer Mitarbeiter/innen! Sie zeigen Größe, wenn sie eine falsche Entscheidung revidieren, etwa mit dem Satz: »Ich habe mich geirrt.«

Samthandschuhe

Gesunde Führung, Vertrauen, Motivation, Lob, konstruktive Kritik: Schön und gut, mögen Sie sagen. Der Arbeitsalltag ist aber ganz anders. Ich kann meine Mitarbeiter/innen doch nicht dauernd mit Samthandschuhen anfassen! Schließlich gibt es Krisen, auch wirtschaftliche, wenn die Klinik verkauft wird, Geld fehlt, ein Forschungsantrag gescheitert ist, Arbeitsverträge nicht verlängert werden (können) und niemand weiß, wie die Krankenversorgung in Zeiten mit Personalnot gewährleistet werden kann. Ein berechtigter Einwand oder besser: ein Missverständnis.

Es geht nicht um eine »Schonhaltung« gegenüber den Mitarbeiter/innen. Es wird Situationen geben, in denen Sie Sanktionen aussprechen müssen. Seien Sie dann konkret und klar (aber wahren Sie die Würde des anderen). In Krisen geht es um Klarheit und Transparenz. Klarheit schafft Sicherheit, auch in unsicheren Zeiten. Wenn es Ihnen gelingt, den Mitarbeiter/innen überzeugend und nachvollziehbar darzulegen, warum diese Entscheidung gefällt werden musste, kann dies ein entscheidender Motivationsimpuls sein. Nichts ist

4

schlimmer als manipuliert zu werden, denn dann geht jegliches Vertrauen und Engagement verloren.

Vorgesetzte werden auch dafür bezahlt, unangenehme Entscheidungen anderer zu vermitteln. Die meisten Chefinnen haben noch einen Chef über sich oder einen Kooperationspartner an ihrer Seite. Niemand reißt sich darum, z. B. Kündigungen auszusprechen oder Einsparmaßnahmen der Verwaltung zu vermitteln. Wichtig ist dann, keinen Demotivationsimpuls zu setzen. Wer sagt »Mir persönlich ist es ja egal, aber die Geschäftsleitung will es nun mal...«, hat schon verloren. In dem Moment, in dem die Führungsperson nicht mehr hinter den Zielen steht, für die sich die Mitarbeiter/innen einsetzen sollen, sind die Mitarbeiter/innen demotiviert. Motivation ist ja (unbewusst) durch den Wunsch gesteuert, etwas für die Chefin zu tun. Aber wenn die nicht weiß, was sie will?

> **Tipp**
>
> Es gibt nur zwei Möglichkeiten:
> - Sie vertreten mutig, klar und persönlich die gesetzten Ziele.
> - Wenn Sie das nicht können, setzen Sie sich genauso mutig, klar und persönlich für die *Veränderung der Ziele* ein, die sie nicht vertreten können.

»Ich setze auf Transparenz und Offenheit«, sagt eine Chefärztin, die von der Fusion ihrer Klinik betroffen ist, »mir ist dabei wichtig, dass jeder Mitarbeiter abends nach Hause geht und sich gut informiert fühlt. Keiner soll das Gefühl haben, da gebe es noch irgendwo geheime Pläne in der Schublade, die ihm vorenthalten werden. Die Monate der Unsicherheit kann ich ihnen nicht nehmen, aber sie sollen sich darauf verlassen können, dass nicht irgendwo hintenrum ein Süppchen gekocht wird.«

Zudem hat sie ihren Mitarbeiterinnen und Mitarbeitern eine Strategie zum Wechsel vermittelt: »Gut ist, wenn man sich mit den Mitarbeitern noch einmal auf die eigenen Stärken besinnt, ihnen klar macht, dass sie nicht nur diesen Job, sondern ganz viele andere Stärken haben, die man nutzen kann. Man gewinnt Gelassenheit und innere Ruhe, wenn man mal den ‚worst case‘ durchspielt.«

Männer führen, und Frauen führen – ein Unterschied?

»Frauen führen Männer«, wer diese drei Wörter bei Google eingibt, provoziert oder verwirrt die Suchmaschine. Sie fragt umgehend: Meinten Sie: »Frauen fragen Männer?«

Der nächste Versuch »Frauen führen Frauen« ergibt viele Treffer zu Themen und Forschungsergebnissen wie »Frauen führen anders«, »Führen Frauen besser?«, »Kein Unterschied im Führungsstil!«

Das aber wollten wir gar nicht wissen. Uns interessierte, ob Chefinnen mit ihren Mitarbeitern anders umgehen (müssen) als mit ihren Mitarbeiterinnen, um erfolgreich zu führen und als gute Chefin beurteilt zu werden. Was das Netz nicht hergibt, zeigt ein Erfahrungsaustausch von Frauen in Führungspositionen:

»Als Chefin spreche ich mit Frauen anders als mit Männern, ich gehe komplett anders vor.« Das ist eine Erfahrung, die alle teilen. Und: »Wenn ich als Führungskraft gut sein will, muss ich beides draufhaben.«

Generell muss man viel Aufmerksamkeit und Feingefühl beweisen und sehr klar sagen: Das bin ich, das kann ich. Und nun zu den Unterschieden: »Wenn der Fußballtrainer zum Jungen sagt, du schießt links ins Tor, dann schießt er links ins Tor. Wenn er das einem Mädchen sagt, fragt es, ob es nicht lieber nach rechts schießen kann, denn links könne es ganz schlecht.« Männer befremdet das. Die fragen: »Was ist los? Will die mit mir diskutieren?«

Männer führen
- **Entscheidungen fällen**

Um Männer zu führen, gibt es einen Trick: »Ich sage, klar machen wir das so. Dann überlege ich mir in Ruhe, ob es eine bessere Lösung gibt. Dann erst treffe ich meine Entscheidung. Das klappt bestens mit den Männern«, sagt eine Forschungsleiterin. Diese Strategie funktioniert deshalb so gut, weil sie sich am Entscheidungsverhalten von Männern orientiert: »Wenn ich noch nicht genau weiß, wie's weitergeht, lasse ich es mir nicht anmerken. Das kommt nur falsch an. Männer revidieren hinterher ganz selbstbewusst ihre Entscheidungen, das kann ich dann auch.«

All das sind Erkenntnisse aus der genauen Beobachtung männlichen Verhaltens, vielen Experimenten, in denen die Umsetzung ausprobiert wurde nach dem Motto »von Männern lernen« und der Reflexion der Frage: »Passt das Verhalten zu mir?« Die eine oder andere hat sich auch von ihrem Mentor oder ihrer Mentorin beraten lassen.

Eine andere dachte, dass sie Kraft ihrer Position in Spitzenbesprechungen Einfluss nehmen kann, aber: »Meine wichtigste Erkenntnis ist, dass Männer Entscheidungen schon vor einer Besprechung gefällt haben.« Also führt sie mit den Männern generell Vorgespräche: »Ich erwarte nicht, dass ich mit ihnen in einer Besprechung eine Position erarbeiten kann.«

Dieses Vorgehen hat gute Gründe. Männer haben Angst vor Gesichtsverlust, weil immer mitschwingt, dass es nicht nur um die Entscheidung geht, sondern auch darum, die eigene Position im Wettbewerb mit den Kollegen verteidigt zu haben. Durch die Vorgespräche nimmt sie den Konkurrenzdruck heraus und spart viel Zeit, denn das männliche Bedürfnis, sich verbal zu produzieren, findet darin wenig Raum.

- **Kommunikation**

Männer kommunizieren anders als Frauen. Das ist eine mittlerweile banale Erkenntnis. Aber wie reagiere ich als Chefin darauf, ganz konkret? »Bei Männern wird mir bewusst, dass ich oft etwas anders sage, als ich es sagen möchte, damit es nicht falsch ankommt. Das heißt: knapp und präzise.«

❯ **Klare, knappe Ansagen für Männer.**

Männer denken in Hierarchien, so arbeiten sie, so funktionieren sie. Das ist fast wie beim Militär, also: »Männern lasse ich weniger Optionen, ich sage klar, was gemacht werden muss.« Und das klappt dann auch. Noch etwas kommt hinzu: Es gibt Momente, in denen Sie Stärke beweisen müssen. Dann ist es wichtig, keinen Zweifel zu lassen: »Das Alphatier bin ich.«

- **Sich durchsetzen**

In Besprechungen kommt es nicht auf Inhalte an, sondern darauf, wer sich durchsetzt: »Je stärker es um Machtfragen geht, desto mehr spielt es eine Rolle, wie laut ich spreche, ob mir jemand

ins Wort fällt – all diese Dinge«, sagt eine Chefärztin. Das lässt sich lernen, individuell, denn die einfache Kopie funktioniert nicht. Es beginnt mit trivialen Dingen: Was ziehe ich an? Welche Körpersprache setze ich ein? Welche Stimmlage brauche ich? Denn »ich kann nicht eine Präsentation halten wie ein 45-Jähriger mit breitem Kreuz und tiefer Stimme«.

Das ist die eine Seite, die viel mit Bluff zu tun hat. Die andere Seite ist Souveränität: »Ich als Frau und als Vorgesetzte halte das aus, wenn sich meine Meinung nicht durchsetzt. Ich bin doch aus vielen Themen lange raus. Jetzt habe ich Expert/innen, die an mich berichten. Wenn die mich überzeugen, machen wir das auch so.«

Frauen führen

- **Entscheidungen fällen**

Frauen sind aus ihrer Sozialisation heraus gewöhnt, miteinander zu reden. Deshalb können Frauen es aushalten, gemeinsam Argumente durchzugehen und am Ende eine Entscheidung zu fällen. Sie bevorzugen demokratische Strukturen innerhalb einer Arbeitsgruppe und brauchen mehr Freiräume bei der Umsetzung von Projekten. Wenn Sie dies berücksichtigen, fördern Sie ihre Motivation und wecken ihr kreatives Potenzial.

Starre Vorgaben und Pläne von oben, wie Männer sie »lieben«, blockieren bei Frauen die Leistungsfähigkeit. Sie arbeiten gerne prozessorientiert und beziehen neue Entwicklungen immer wieder ein.

- **Kommunikation**

»Wenn ich einer Frau etwas klipp und klar gesagt habe, ist das meist nicht ganz so toll angekommen.« Was in der Kommunikation mit Männern wirkt, was sie Führungsstärke erkennen lässt, schadet in der Kommunikation mit Frauen. »Bei Frauen neige ich dazu, mehr zu erklären, warum ich etwas wie haben will. Frauen fühlen sich eher auf Augenhöhe.« Doch auf Augenhöhe zu kommunizieren darf nicht heißen, dass sich die Grenzen zwischen den Rollen »Vorgesetzte« und »Mitarbeiterin« verwischen.

- **Konkurrenzen**

Weibliche Konkurrenz konstruktiv zu leben, das fällt meist schwer. Männer haben dafür ihre Spielregeln, Frauen (noch) nicht: »Wenn eine Frau eine Chefin hat, muss sie sich fragen, warum sie nicht selbst in dieser Position sitzt.« Mitarbeiterinnen sind oft nicht in der Lage, bei ihrer Chefin zwischen ihrer Rolle als Vorgesetzte und ihrer Rolle als Frau zu differenzieren (▶ Abschn. 4.4 und ▶ Abschn. 4.6).

Ein letzter Unterschied zum Schluss: Frauen legen Wert auf die Stimmung im Team und auf die Beziehungen untereinander. Auf eine schlechte Führungs- oder Unternehmenskultur reagieren Frauen kritisch und verlassen die Klinik. Männer hingegen sind karriereorientiert und »hart im Nehmen«: Sie registrieren eine schlechte Führungs- oder Unternehmenskultur, neigen aber dazu, an der Karriere bis zum Verlust der persönlichen Selbstachtung festzuhalten.

Die Generation Y führen

Zur gesunden Führung gehört, sich auf die Individualität von Mitarbeiterinnen und Mitarbeitern einzustellen, und das heißt auch, Menschen zu führen, die verschiedene Werte vertreten und unterschiedliche Vorstellungen über »gutes« Führungsverhalten haben. Es gilt eine Vielfalt von Vorstellungen, Werten und Prägungen in eine generationengerechte Führung einzubinden. Was das bedeutet, ist sofort klar, wenn die junge Chefärztin mit einem langgedienten Oberarzt konfrontiert ist und mit Assistenzärztinnen, die der Generation Y angehören. Der Anspruch an das Führungsverhalten geht also noch weit über Geschlechtergrenzen hinaus.

Welche Generationen treffen im Krankenhaus aufeinander, wie sind sie zu beschreiben, welche Gemeinsamkeiten und Unterschiede bestehen, und wie sollen Führungskräfte adäquat darauf reagieren? Am Arbeitsplatz Krankenhaus treffen drei Generationen aufeinander: die Babyboomer und die Generation X, die die Führungspositionen besetzen, sowie die Generation Y.

- **Generation der Babyboomer (geboren 1956–1965)**
Ihr gehört der Oberarzt an. Ihm sind Titel und Hierarchien wichtig, er erwartet von anderen die Anerkennung seiner Lebens- und Berufserfahrun-

gen. Er hat gelernt, Konflikte durch Konkurrenz zu lösen und zu kooperieren, und erwartet einen entwicklungsorientierten, kooperativen Führungsstil, um seine Leistungen im Vergleich zu anderen bewerten zu können.

- **Generation X (geboren 1966–1985)**
Zu ihr gehört die Chefärztin. Sie ist ehrgeizig und karriereorientiert, lange Arbeitszeiten sind für sie normal. Sie weiß, dass Titel und Hierarchien wichtig sind, sie ist sensibilisiert für Work-Life-Balance. Sie führt zielorientiert und pragmatisch, klare Kommunikation von Erwartungen und Zielen ist ihr wichtig, sie erlebt Konflikte als üblich, und sie delegiert gern.

- **Generation Y (geboren ab 1986)**
Während die Babyboomer *Leben um zu arbeiten*, die Generation X *Arbeiten, um zu leben* zu ihrem Arbeitsmotto gemacht hat, tritt die junge Generation Y mit dem Motto *Leben beim Arbeiten* an. Dies ist der größtmögliche Gegensatz zu allen Vorgängern bzw. Vorgesetzten. Sie werden wahrgenommen als – die Provokateure. Denn hier geschieht zugleich nichts weniger als eine Machtumkehr: Die Jungen müssen sich (im Gegensatz zu ihren Vorgängern) keine Sorgen machen um ihren Arbeitsplatz, sie haben die Wahl. Die Bedeutung von Titeln und Hierarchien ist für sie nicht nur unwichtig, Hierarchien lehnen sie ab, entscheidend ist für sie die fachliche Kompetenz, Vorgesetzte müssen sich Autorität verdienen.

Es ist die Generation mit dem höchsten Frauenanteil, sie – Frauen und Männer - fordern geregelte und planbare Arbeitszeiten ein, flexible Arbeitszeitmodelle und ein familienfreundliches Umfeld, das Auszeiten für Kinder akzeptiert. Sie erwarten Feedback und Coaching durch Vorgesetzte, direkte Führung, klare Vorgaben, Zielsetzungen für die eigene Zukunft, Arbeitszeiten und -inhalte müssen sinnvoll gestaltet sein, Überstunden gut begründet. Lieber wechseln sie den Arbeitsplatz als dass sie sich anpassen.

Diese grundverschiedenen Einstellungen, Werte und Motivationen am Arbeitsplatz provozieren besondere Konflikte und Rücksichten. Die traditionelle Macht ist auf den Kopf gestellt, denn die

Kliniken sind auf die Bindung dieser Generation angewiesen.

Wer Arbeit als wichtigsten Bestandteil des Lebens gelebt hat, wen genau diese Lebensweise befriedigt, wer davon geprägt ist, dass erst die Karriere kommt und dann die Familie, tut sich bei aller Führungskunst nicht leicht mit Mitarbeitern, die den Gegensatz einfordern: Arbeit ist wichtig, aber Leben ist mehr als Arbeit. Denn der Führungsstil ist bei aller handwerklichen Professionalität immer von Lebens- und Berufserfahrungen geprägt. Und die Jungen treten selbstbewusst auf, sie wehren sich gegen die führende Generation, die in ihrer Wahrnehmung aus Workaholics besteht.

Sie provozieren mit ihrer Einstellung, dass Karriere und Aufstieg in der Hierarchie weniger wichtig sind, zu viel Machtspielchen, sagen sie, und zu viel Druck. Damit stellen sie Autoritäten infrage und mit ihrem Credo: Wer am Besten Bescheid weiß, darf bestimmen, nicht wer aufgestiegen ist. Sie wollen mit Chefinnen und Chefs auf Augenhöhe sprechen, verlangen Feedback, aber: »Ich nehme Feedback auf und Kritik an, je nachdem wie sie vermittelt wird.«

Die Generation Y verändert die Kliniken. Ihre Haltung zur Arbeit, zu Karriere und Führung steht im völligen Gegensatz zur tradierten, durch klare Hierarchien und ein hohes Maß an Selbstausbeutung bestimmten Klinikkultur. Hierarchische Organisationen werden auf den Prüfstand kommen – nicht nur in der Medizin.

- **Generation Y – Herausforderung, Potenzial oder beides?**

Zuerst einmal ist es ein Clash der Generationen und der Kulturen. »Na, Kurt, was steht heute an?«, fragt der neue Assistenzarzt und klopft dem Chefarzt vertraulich auf den Rücken. Der erstarrt, und der Neue wird danach von allen ausgegrenzt. Der Neue ist Schwede und versteht die Welt nicht mehr.

Was vor ein paar Jahren die halbe Klinik aufgebracht hat, ist heute Alltag. Neben selbstbewusstem und forderndem Auftreten, das einige Chefs »nach Luft schnappen lässt«, stellen die unterschiedliche Arbeitsmoral und Einstellung zur Work-Life-Balance, die unterschiedlichen Kommunikationsstile mit der Einsicht »Wir sprechen nicht dieselbe Sprache«, das unterschiedliche Technologieverständnis und Erfahrungsniveau große Herausforderungen dar und erschweren die Zusammenarbeit.

Doch dahinter steckt ein großes Potenzial. Die Impulse der Generation Y werden die Organisation der Kliniken verändern; sie zielen darauf ab, den geforderten Arbeitseinsatz zu hinterfragen, favorisieren flache Hierarchien und ermöglichen es, Rollen- wie Führungsbilder neu zu bestimmen. Das Vorbild ist Skandinavien, wo all das schon Alltag ist und wohin deutsche Ärztinnen und Ärzte abwandern.

Was also ist zu tun? Die Generation Y fordert und erfordert einen Führungsstil mit kontinuierlichem Feedback und klaren Zielvereinbarungen. Die Führungskraft ist auch als Coach gefragt, sie soll stärken, ermutigen, motivieren. Das ist leicht gesagt, wenn man sich provoziert fühlt. Damit all dies gelingt, ist eines wichtig: Es gilt, verschiedene Interessen und unterschiedliches Erfahrungswissen zu beachten und als legitim zu kommunizieren, um für gegenseitiges Verständnis zu sorgen.

Gegenseitige Wertschätzung ist unverzichtbar. Während die ältere Generation in ihrer Funktion als Mentor oder Mentorin den Jungen Anekdoten »von früher« erzählen darf, tun Chefs und Chefinnen gut daran, das Wort »früher« für Ärzte und Ärztinnen zu verbieten, sagt der Ärztliche Direktor Rüdiger Haas: »Früher, so wie in: Früher wurde noch gearbeitet. Früher war man noch idealistisch. Früher hat man sich aufgeopfert. Früher war alles anders.« Es ist ein Versuch, den Generationenkonflikt zu entschärfen. Ein erster Schritt. Der zweite bestand darin, für flexible Arbeitszeiten zu sorgen.

Ein gutes Image

Was für eine Chefin wollen Sie sein? Wie wollen Sie gesehen werden? Welches Image wollen Sie haben? Sie sind fachlich hochkompetent, und Sie beherrschen die Kunst, sich und andere gesund zu führen (oder Sie sind auf einem guten Weg dahin). Dann haben Sie das Image einer »guten Chefin«. Was aber ist eine Führungspersönlichkeit?

Wer führt? Das zeigt sich schon in einem einfachen Spiel im Workshop: Die Teilnehmerinnen, alle haben im wirklichen Leben eine Führungsposition, stellen sich nebeneinander in eine Reihe. Die

Gruppe hält nun einen ausgeklappten Zollstock auf Brusthöhe, dabei darf jede nur einen Finger von unten an den Zollstock legen. Die Aufgabe: Alle behalten den Finger am Zollstock, balancieren und legen ihn gemeinsam auf dem Boden ab. In jeder Gruppe kristallisieren sich nach einigen Versuchen schnell Führungspersönlichkeiten heraus: »Jetzt alle zusammen«, sagt eine. »Wir machen es auf Drei!«, heißt es. Wenn sie überzeugend wirken, folgen die anderen, sonst nicht.

❯ Ein gutes Image ist der halbe Erfolg.

Frauen, die führen, sind Autorität und Vorbild, kompetent in der Sache, ehrlich und fürsorglich im Umgang mit ihren Mitarbeiter/innen, fordernd, gerecht urteilend. Mitarbeiter/innen wollen zwei Dinge von ihrer Vorgesetzten wissen:

- Traut sie mir etwas zu? Was hält sie von mir?
- Sagt sie mir die Wahrheit? Kann ich ihr glauben?

Nur bei einem Ja als Antwort sind Führung und Motivation möglich.

❯ Verständnis, Glaubwürdigkeit und Vertrauen sind die Schlüssel der Führung. Sie bestimmen das gute Image.

Es ist auch eine Frage der Lebensführung: Wie eine ihr Leben führt, wie sie sich selbst führt, wie sie mit anderen umgeht, inwieweit sie sich selbst vertraut und aus dieser Stärke heraus auch anderen traut, inwieweit sie Selbstdisziplin übt, so wird sie auch andere Menschen führen. Sie sollte Zuversicht und Gelassenheit ausstrahlen, das ist ein Ergebnis gesunder Führung, denn gelassen ist nur die, der es psychisch und physisch gut geht.

Erfolgreich führt nur, wer als Vorbild wirkt. Humor gehört dazu. »Sinn für Humor« ist der am häufigsten benutzte Ausdruck, um die erfolgreichsten Führungspersönlichkeiten zu beschreiben. Und auch die Fähigkeit, über sich selbst Witze zu machen. Die Chefin sollte sich zeigen, als Persönlichkeit, zu der auch individuelle Besonderheiten gehören, die kleinen Marotten.

Arbeit kann Glück bedeuten, das heißt, gerne zu arbeiten, gerne zur Arbeit kommen, sich darauf freuen. Die Vorgesetzte kann Glück bieten, erhöhen oder verringern, je nachdem welche Atmosphäre sie in ihrer Abteilung, in ihrer Klinik, in ihrer Praxis schafft. Sie hat es in der Hand, inwieweit gute Arbeit durch Anerkennung und Beachtung honoriert wird. Die Mitarbeiter/innen geben dies weiter, an die Kolleg/innen und an die Patient/innen. Wer eine gute Chefin hat, jemanden, der oder die führen kann, kann anderen Respekt entgegenbringen, Konflikte lösen, mit Niederlagen umgehen, Erfolge feiern, Vertrauen in die eigenen Kräfte setzen.

Im Führungsalltag lauern für Chefinnen (immer noch) ein paar Gefahren. Die meisten Chefinnen haben die Erfahrung gemacht, dass sie ihre Führungsqualitäten (immer noch) ständig beweisen müssen. Und dass viele Mitarbeiter lieber einen Mann an der Spitze hätten, aus Gewohnheit, denn die meisten haben keine Erfahrungen mit einer Frau an der Spitze. Macht eine Chefin einen Fehler, wird der automatisch mit ihrem Frausein in Verbindung gebracht, mit dem Tenor: Sie kann es nicht! (Das wussten wir ja schon immer.) Dass Männer Führungsfehler machen, ist dagegen normal (die werden als solche oft gar nicht erkannt). Ihnen wird Führung einfach zugetraut, auch aus Gewohnheit. Selbst wenn sich die Führungsqualität von Männern und Frauen nicht unterscheiden mag – sie wird verschieden wahrgenommen.

Ärzte bleiben als Ärzte immer auch Männer, die aufgrund ihres Geschlechts führen können. Ärztinnen bleiben als Ärztinnen immer Frauen, denen man das noch nicht so ohne Weiteres zutraut.

▪ Normale Frechheiten

Es beginnt mit dem 1. Tag in der Führungsposition. Die eine wird begrüßt mit den Worten: »Wir haben hier nicht auf Sie gewartet.« Die andere hört, nachdem sie der Mehrheitsmeinung widersprochen und sich durchgesetzt hat: »Die zickt wieder, sie hat wohl ihre Tage.« Im Coaching sagt eine Professorin: »Ich lebe in einem Haifischbecken.«

Meist sind es nicht die großen Unverschämtheiten, die Relikte des 19. Jahrhunderts, mit denen Chefinnen konfrontiert werden, sondern es sind die kleinen Spitzen der »wohlwollenden Sexisten« mit durchaus positiven, aber eben überholten Ansichten über Frauen, die verletzen.

Der Klinikdirektor eröffnet die Besprechung: »Ich begrüße Sie, Herr Schmidt, Herr Meyer, Herr Schulte und auch Sie meine Liebe.« »Im ersten Moment war ich verblüfft«, sagt Frau Schöner in der Beratung. »Ich dachte, das kann doch nicht wahr sein!« Und, wie hat sie reagiert? »Ich bin einfach aufgestanden und habe gesagt: »Auch ich begrüße alle Anwesenden – ich bin Monika Schöner, die neue Chefärztin.«

Wenn diese Souveränität, Humor und Schlagfertigkeit (noch) fehlen, dann hilft die richtige Haltung: »Ich habe das immer gewollt, Chefärztin sein. Nun habe ich die Rolle, und die gebe ich nicht mehr her. Sie werden sich an mich gewöhnen müssen.«

Abgrenzung

Neben ihrer hohen fachlichen Qualifikation verfügen Frauen zusätzlich über die besondere Fähigkeit (und das ist ja ein Reichtum), für eine gute Arbeitsatmosphäre zu sorgen. Doch Vorsicht, verlieren Sie nicht Ihre Rolle. Gleichheit schafft Nähe, und die verleitet zum Ausplaudern privater Dinge.

> **Tipp**
>
> Setzen Sie auf Abgrenzung, denn Abgrenzung ist die Voraussetzung dafür, sich selbst und eigene Interessen behaupten zu können. Abgrenzung schafft klare Verhältnisse.

Das Zauberwort zwischen Nähe und Distanz heißt »professionelle Rollendistanz«, also keine enge gefühlsmäßige Bindung an die Mitarbeiter/innen. Das meint kein Lob der Entfremdung; wer kein privates Wort zulässt, schadet damit dem Arbeitsklima ebenso wie mit übertriebener Offenherzigkeit.

Die Balance von Nähe und Distanz schafft ein entspanntes kollegiales Klima, das ist auch das Ergebnis gesunder Führung. Gute Beziehungen entstehen so und wachsen sich zu lebenslangen Netzwerken aus, wenn sie auf freundschaftlicher Kollegialität und professioneller Distanz beruhen. Halten Sie also eine professionelle Distanz zu Mitarbeiter/innen, Kolleg/innen und Vorgesetzten. Sie werden als Chefin respektiert, wenn Sie Ihr Herz nicht auf der Zunge tragen. Verschwiegene Menschen wirken souveräner, selbstsicherer und kompetenter.

Es geht aber nicht nur um das, was man selbst nicht erzählt (etwa Intimitäten). Das Problem liegt oft darin, was einem erzählt wird und was man gar nicht wissen will. Wie viel Privatheit darf, wie viel muss sein? Wenn es sich auf die Arbeit auswirkt, und das können auch persönliche Krisen sein, dann sollte man darüber reden. Als Chefin muss ich wissen, wie ich jemanden einsetzen kann. Ich brauche ein Klima des Vertrauens. Die Mitarbeiter/innen müssen wissen, dass ich für diese Informationen und ein Gespräch darüber offen bin.

Wichtig ist, dass ich keine missverständlichen Botschaften schicke: einmal die Vertraute gebe, dann wieder kühle Sachlichkeit und Strenge verkörpere. Klare Kommunikation schafft Transparenz und Berechenbarkeit. Zur gesunden Führung gehören die emotionalen Faktoren: Höflichkeit, Freundlichkeit, eine begrenzte Offenheit, Respekt.

Die Mutterfalle

Jede Vorgesetzte hat die Pflicht, Sicherheit zu gewähren, Verantwortung zu übernehmen, auch für Fehler der Mitarbeiter/innen, den Schutz vor übler Nachrede, Gerüchten, Intrigen (Mobbing) zu gewährleisten, kurz: ihre schützende Hand über die Mitarbeiter/innen zu halten. Das Arbeitsrecht nennt das sachlich die Fürsorgepflicht der Vorgesetzten.

Im beruflichen Alltag werden oft unbewusst tief verinnerlichte Beziehungsmuster und Rollenerwartungen aktiviert. Mitarbeiter/innen sehen in der Chefin eine Mutter, die Chefin in den Mitarbeiter/innen ihre Kinder (Söhne oder Töchter, die sie im privaten Leben hat oder eben nicht).

Mitarbeiter/innen beobachten Ihr Verhalten genau: Wen fördert sie wie? Wen mag sie lieber? Wer bekommt die Bonbons (Lob, Anerkennung etc.)? Wer nicht? Bekomme ich mehr oder weniger als die anderen? Mitarbeiter/innen reagieren hochsensibel auf Ungerechtigkeiten. Viele Konflikte drehen sich um längst vergangen geglaubte Erfahrungen.

Die Rollen der Chefin und Mitarbeiter/innen in ihren jeweiligen Ursprungsfamilien sorgen für ein dynamisches, meist unbewusst ablaufendes

Wechselspiel: War ich die Älteste, die Jüngste, die Mittlere, das Einzelkind? Wie habe ich gelernt, mich durchzusetzen, gegen jüngere oder ältere Brüder, jüngere oder ältere Schwestern? Hatte ich eine »gute Mutter«, der ich nah war, der ich vertraute, der ich alles sagen konnte, die alles für mich tat? Oder hatte ich eine »böse Mutter«, die mich übersah, streng war, Leistung forderte und strafte? Wurde ich von meiner Mutter mehr oder weniger geliebt als meine Geschwister?

> **Eine Vorgesetzte ist keine Mutter. Eine Vorgesetzte hat Mitarbeiter/innen, keine Kinder.**

Das gilt für die Vorgesetzte (»Ich bin nicht ihre Mutter!«) und für die Mitarbeiter/innen (»Sie ist nicht meine Mutter!«) gleichermaßen. Beide sollten ihren Hunger nach Zustimmung und Bestätigung, den wir ja alle haben, nicht am Arbeitsplatz stillen. Ein vermeintlich familiärer Halt lähmt. Wer sich zu sehr an Kolleg/innen oder Mitarbeiter/innen oder an Vorgesetzte bindet, riskiert viel, z. B. den fälligen Absprung zu verpassen.

Es geht nicht um den Wein, den man gelegentlich mit Kolleg/innen trinkt, das gemeinsame Mittagessen, das gemeinsame Erleben von Kongressen oder Festen. Es geht darum, Freund/innen jenseits der Klinik zu haben. Das ist unabdingbar und die beste Methode, echte Gefühle nicht im falschen Bereich zu suchen.

Wissen, Übung und Reflexion machen die Meisterin

> **Die Art und Weise, wie wir führen und geführt werden, bestimmt unser Leben.**

Zu klären ist eines: Wenn Sie führen, sollten Sie wissen, wohin Sie Menschen führen wollen und warum. Sie sollten begründen können, warum Sie einem bestimmten Menschenbild folgen und über genügend Selbsterkenntnis verfügen, um Ihre eigenen Stärken und Schwächen einzuschätzen. Das ist das eine. Das andere ist, sich zu orientieren und den eigenen Führungsstil zu finden.

»Will man sich auf dem Feld der Führung orientieren, so trifft man auf unübersichtliches Ge-

lände: Es gibt beeindruckende Prachtstraßen, die aber ins Nichts führen, kleine Schleichwege zu faszinierenden Aussichtspunkten, Nebellöcher und sumpfige Stellen. Auf der Landkarte der Führung finden sich auch eine ganze Reihe Potemkinscher Dörfer, uneinnehmbarer Festungen oder wild wuchernder Slums.« (Neuberger 1994)

Tatsächlich geht es bei gesunder Führung wie bei jeder guten Führung um die Quadratur des Kreises. Die Anforderungen und die Verantwortung sind hoch, theoretisch ist alles klar, doch der Führungsalltag ist janusköpfig: Zu viel schadet, zu wenig auch. Das Sowohl-als-auch gilt als Führungskunst und nicht das Entweder-oder. Ein schmaler Grat. Gibt es Sicherheitsleinen, ein Geländer? Selbstherrlichkeit ist gefährlich und die Entfernung von der Basis auch.

Kritisches Feedback ermöglicht die Korrektur von Fehlern, Fehleinschätzungen und Fehlentscheidungen, doch die meisten Chefinnen bekommen kein Feedback »von unten«, einige wollen es auch nicht (mehr). »Ich liebe es zu führen«, sagt eine Chefärztin. »Aber ich weiß jetzt: Oben ist es verdammt kühl und einsam. Ich brauche jemanden, mit dem ich reden und reflektieren kann, wo ich mal einen Rat kriege. Dafür habe ich meine Netzwerkfrauen und meinen Coach. Das hat mich oft gerettet.«

4.3   Die Macht nehm' ich mir!

Ulrike Ley

> Ich habe ein positives Verhältnis dazu, mehr Macht zu haben als weniger. (Maria Brandenburg, Chefärztin) «

Ein Blick ins Lexikon reicht, um »Führen« zu beschreiben: Führen ist: leiten, lenken, Macht ausüben, beherrschen, regieren, gebieten, befehlen, bestimmen, anordnen, das Zepter schwingen, steuern, die Zügel in die Hand nehmen, anführen, vorangehen, den Weg weisen, an der Spitze gehen, neue Wege zeigen, Neuland finden, dominieren, überlegen sein, die Hauptrolle spielen, den Vortritt haben, an erster Stelle stehen, die Hosen anhaben, das große Wort führen, Hahn im Korb sein, den

Ton angeben, wichtiger sein, vorantreiben, Boss, Ratgeber, Leitstern, Vorbild sein.

»Also, befehlen nicht«, sagen die Teilnehmerinnen im Workshop, wenn wir sie einladen, sich mit den Begriffen zu identifizieren, und »Macht ausüben« schon gar nicht. »Leiten, lenken, steuern«, das schon. Und »Einfluss nehmen«, das auch. Und am liebsten ist ihnen dieser Satz: Führung bedeutet die Macht, Beziehungen zu gestalten und Verantwortung zu tragen. All das zeigt eine klassische Denkstruktur: Die Ablehnung der autoritären Gestaltung des beruflichen Umfelds.

Wie kommt es, dass viele Führungsfrauen bei »Macht ausüben« zuerst an Machtmissbrauch denken? Was steckt dahinter? Sind Frauen machtscheu, oder passt es einfach nicht zum Image zu sagen: »Die Macht nehm' ich mir!«?

Damit Sie gleich überprüfen können, wie weit Sie auf diesem Weg schon gekommen sind, eine Metapher von Marie Sichtermann (2003):

Die weiße Villa
Wir sehen eine wunderschöne weiße Villa mit Säulen, Blumenpracht, Garten und Allee. Davor befindet sich ein gepflegter Rasen, der nicht eingezäunt ist, sondern nur ein kleines Holzschild aufweist mit der Aufschrift »Tabu«.

Die Fähigkeit, eine marmorne Villa und die reichen Menschen darin mit all ihren Kostbarkeiten allein mit einem Wort auf einem Holzschild zu schützen – vor wem? Vor den Armen, den Ungebildeten, den Hungrigen, den Begehrenden – diese beachtliche Fähigkeit und Leistung nenne ich Herrschaftsmacht.

Ist es nicht erstaunlich, dass die Ohnmächtigen ferngehalten werden können durch ein bemaltes Stück Holz? Das zeigt, wie mächtig Sprache und Zeichen sind.

Wollen die Frauen hinein in die weiße Villa oder lieber doch nicht? Dorthin führt der Weg nur über den Rasen, und der ist tabu – sagt das Schild. Die Macht ist verteilt, die Villa bewohnt. Seit Jahrzehnten stehen die Frauen am Rande des Rasens und diskutieren. Urlange. Sie planen nicht, wie er zu überqueren sei. Oder doch?

Wo sehen Sie sich? Auf dem Rasen, schon in der Villa?

Studien zum Thema »Frauen und Macht« zeigen Folgendes: Führungsfrauen streben nicht nach Macht. Sie wollen aber: auf der Siegerseite stehen, öffentliche Anerkennung haben, eine sinnvolle Arbeit ausüben. Macht zu haben ist kein Motiv, um Chefin zu werden. Werden aber Frauen befragt, die seit Jahren hohe Führungsfunktionen ausüben, im Zentrum der Macht agieren, Politikerinnen z. B., dann sagen sie: »Natürlich will ich Macht! Ohne Macht, ohne das Vermögen, auf die Verhältnisse einzuwirken, geht gar nichts!«

> ❯ **Macht zu haben ist die Möglichkeit, das zu erreichen, was ich will.**

Macht: Kein Nullsummenspiel

»Macht besitzt nicht, wer isoliert arbeitet, sondern wer am besten mit anderen kooperiert und andere für gemeinsame Ziele zu begeistern vermag.« Dies ist die Einstellung einer Ärztin in hoher leitender Position.

Eine erfolgreiche Chefärztin drückt es pragmatischer aus: »Ich muss auch wissen, dass ich die zur Not um den Finger wickeln kann und wie ich das mache.«

»Frauen sind traditionell mächtig, sie entscheiden über das Leben eines Kindes und darüber, wie es aufwächst. Nie ist Führung so existenziell, nie ist Macht so unmittelbar erfahrbar und prägend«, sagt eine Kinderärztin.

Drei unterschiedliche Sichtweisen von Macht. Drei unterschiedliche Erfahrungen und verschiedene Sozialisationen. Welche Sichtweise Ihnen auch immer näher ist: Es ist wichtig, dass Sie Ihr Verhältnis zu Macht klären.

Was bedeutet eigentlich Macht? Der Brockhaus sagt dazu: Macht bedeutet Kraft, Vermögen, abgeleitet von *magan, magun* für können, vermögen. Angewandt auf den beruflichen Bereich, entrümpelt vom negativen Image, definiert sich das als »alle legalen und legitimen Möglichkeiten, Einfluss zu nehmen und sich durchzusetzen«. Ohne Macht funktioniert keine Klinik, keine Abteilung, kein Institut und keine Praxis. Macht sorgt für Klarheit, Sicherheit, Orientierung und Effizienz.

4

Macht ist keine persönliche Eigenschaft, sondern eine soziale, komplementäre Beziehung. Zu derjenigen, die die Macht hat, die entscheiden und bestimmen kann, gehört diejenige, die dieses Entschiedene, Bestimmte umsetzt und ausführt. Damit hält Macht immer auch den Umkreis von Menschen, auf die sie wirkt, zusammen. Es entsteht ein Machtrelief, in dem die unterschiedlichen Rollen und Funktionen bestimmt sind. Macht gehört damit zur Führung automatisch dazu – egal in welchem Bereich und sozialen Zusammenhang.

❯ **Macht ist eine Beziehungsgröße.**

Da Macht eine soziale Beziehung charakterisiert, kommt sie nicht ohne Menschen aus. Moderne Führung setzt heute mehr auf Überzeugung als auf direktive Macht (▶ Abschn. 4.1). Denn niemand ist unfehlbar; und komplexe Aufgaben erfordern die Beteiligung verschiedenster Menschen, ganz besonders in der Medizin. »Zu den wichtigsten Dingen, die ich im Laufe der Jahre über Führerschaft und Erfolg gelernt habe, gehört es, dass echte Macht an den unterschiedlichsten Nahtstellen entsteht, und die wichtigsten von ihnen sind die Menschen«, sagt eine Institutsdirektorin.

Jede beliebige menschliche Eigenschaft und Situation kann zur Entwicklung einer Machtstellung führen. Man kann sich verschiedenster Mittel bedienen, um Macht zu erwerben, auszuüben und zu erhalten – redlicher und unredlicher, verdienter und unverdienter, moralisch hoch angesehener und moralisch abgelehnter.

Macht selbst ist nicht unmoralisch, sondern amoralisch. Sie hat nicht per se etwas mit Moral zu tun:

❯ **Macht wird erst durch die Ziele und Mittel »gut« oder »schlecht«.**

Frauen, die in hohe Positionen gelangt sind, haben sich bewusst von dem Begriff der Macht im herkömmlichen Sinn distanziert und ihn positiv gewendet. Macht bedeutet für sie Verantwortung – für ihre Mitarbeiterinnen und Mitarbeiter, für Patienten und Patientinnen und für ihr Aufgabengebiet. Und vor allem: Macht eröffnet Gestaltungsmöglichkeiten.

Betrachten wir im Folgenden Macht auf der Grundlage von Kompetenz, Wissen und kommunikativen Fähigkeiten – alles Faktoren, die erst einmal als positiv gelten. Macht zu haben und zu ihr zu stehen, bedeutet Verantwortung zu haben, Handelnde zu sein, Könnende, Machende – und damit jemand zu sein, die Verantwortung hat und zur Verantwortung gezogen werden kann. Macht und Verantwortung sind so eng miteinander verbunden wie siamesische Zwillinge: Rollen- und Aufgabenverantwortung, Selbstverantwortung und soziale Verantwortung der Mächtigen.

Damit stellt sich die Frage nach der Klarheit der Rollen wie der Aufgaben, der Selbstbewusstheit der Mächtigen sowie die Frage, was denn »sozial« im jeweiligen Feld (zur bestimmten Zeit an einem bestimmten Ort) bedeutet. Sie selbst müssen klären, was die Begriffe »sozial« und »Verantwortung« für Sie als Führungskraft und für Ihre Station, Arbeitsgruppe, Klinik, Praxis bedeuten – am besten in Kooperation mit den Mitarbeiterinnen, im Sinne einer Leitbildentwicklung, eines »mission statement« für Ihr gemeinsames Unternehmen. Wir beschränken uns darauf, Ihnen in ▶ Abschn. 7.2 eine Anleitung zur Selbstreflexion zu geben, mit der gleichzeitig Ihr Machtprofil sichtbar wird.

❯ **Macht ist eine *relative* Größe: Es gibt niemals alle Macht auf der einen und keine Macht auf der anderen Seite, nicht All-Mächtige und Ohn-Mächtige, sondern immer mehr oder weniger Mächtige.**

Nach aktuellen Studien sagen 78% der Frauen, die eine Führungsposition innehaben und nach ihrer persönlichen Einstellung und ihren Erfahrungen als Frau und als Führungskraft befragt werden: »Ja, ich habe Lust an der Macht!« Macht haben heißt »Dinge bewegen und verändern zu können« (35%), Einfluss ausüben können (22%), sozialkompetent und verantwortlich handeln (21%), Verantwortung für Menschen übernehmen (19%) (Falk u. Fink 2006).

Frauen, die schon länger in Führungspositionen arbeiten, geben ohne zu zögern zu, Spaß an der Macht zu haben. Diese Managerinnen der Macht kennen die positiven wie die negativen Auswirkungen. »Mit der Macht kommt auch der Neid. Und wer Macht hat, wird nicht von allen gemocht. Früher konnte ich damit schlecht umgehen, heute ist das anders«, sagt eine, die viel Macht hat.

❯ **Macht ist veränderbar. Machtverhältnisse sind Einflussbeziehungen, sie sind daher vom Machtausübenden und vom Machtunterworfenen veränderbar.**

Wird Macht durch das Geschlecht begrenzt? Kann sich eine Präsidentin weniger herausnehmen als ein Präsident? Sicher nicht. Aber: Mächtige Frauen begrenzen sich oft selbst. Frauen geraten nicht gerne in den Geruch, etwas für sich selbst, ihr Geschlecht zu tun. Nie hat die Bundeskanzlerin das Frauenthema auf ihre Fahnen geschrieben, doch sie unterstützt ihre zuständige Ministerin offensiv.

Gute Führungskräfte erkennen, welche Dynamiken und Verlockungen die Macht mit sich bringt – und sie können ihnen widerstehen. Sie können realitätsbewusst und kompetent mit diesen Herausforderungen umgehen.

❯ **Macht ist keine starre Konstellation, sondern »im Werden«.**

Eine, die über Frauen und Macht nachgedacht hat und die Führungserfahrungen in hoher Position vorweisen kann, sagt: »In Führungspositionen muss ich Menschen nicht nur führen, sondern auch zusammenführen. Ich muss in erster Linie am Gelingen von Projekten und guten Beziehungen interessiert sein, nicht daran, andere zu überflügeln oder ins Abseits zu stellen. Wir können lernen, Win-win-Situationen herzustellen, statt Nullsummenspiele anzustreben.« Ein Machtverständnis, dass viele Frauen teilen.

Die Quellen der Macht sind:
- Position
- Institution
- Person

Jede Position oder Funktion in einer Organisation – aber auch die Rolle der Mutter zu Hause – verleiht bestimmte Machtmittel. Wir erhalten Macht, wenn wir eine Organisation vertreten oder für sie sprechen. Neben dieser von außen verliehenen Macht hat jede durch ihre Persönlichkeit, die eigenen Kompetenzen und Fähigkeiten, die persönliche Lebenserfahrung, ihre physischen, geistigen und seelischen Kräfte mehr oder weniger eigene Macht.

Wer wenig Positionsmacht hat, kann viel durch eine starke Persönlichkeit ausgleichen. »Ich weiß, wie ich allein mit meinem Auftritt die Machtver-

hältnisse in einem Gremium kippen kann«, sagt eine Gesundheitspolitikerin. Umgekehrt kann nur diejenige die Machtmöglichkeiten einer Position (Professur, Vorsitz, Präsidentschaft etc.) im positiven Sinne ausschöpfen, die persönlich stark ist. Die andere bleibt die »blasse Präsidentin«.

Fundamente der Macht
- Zugang zu Informationen
- Beziehungen, Netzwerke, Kontakte
- Fachwissen, Expertise
- Sichtbarkeit, Anerkennung
- Entscheidungs- und Sanktionsmöglichkeiten
- Charisma und Erotik
- Definitions- und Deutungsmacht
- Persönliche Fähigkeiten
- Kommunikationsfähigkeit (▶ Abschn. 4.4)
- Materielle Ressourcen

Die Macht der Informationen

Eines der wichtigsten Machtmittel ist der Zugang zu *offiziellen Informationen*, die Sie durch Ihre Position haben, durch den Sitz in einem Gremium, im Fakultätsrat, als Delegierte der Ärztekammer oder durch berufliche Kontakte zu Personen (z. B. aus der Nachbarklinik). Betreiben Sie eine kluge Informationspolitik: Überlegen Sie genau, mit wem Sie Ihre Informationen teilen und an wen Sie Informationen weitergeben. Mit dem Streuen von Informationen können Sie Macht ausüben (z. B. Stellenbesetzungen steuern) und ohnmächtig werden, wenn jemand Ihre Ideen, Ihre Forschungsergebnisse als die eigenen ausgibt.

Viel wichtiger als offizielle sind die *inoffiziellen Informationen*, die am Rande, unter der Hand weitergegeben werden. Wo? Die Orte sind leicht zu identifizieren: Wo die Männer sind, ist die Macht. Die Strategien für Stellenbesetzungen werden gerne abends (nach dem Kongress) bei Wein, Bier oder Whiskey entwickelt. Sie sollten dabei sein! Es geht darum dazuzugehören, Kontakte zu knüpfen und zu pflegen. Persönliche Bindungen sind wichtiger als pure Leistung. Also nicht allein im Hotelzimmer an den Vortragsfolien feilen! Ein Ausschlussprinzip haben Frauen mittlerweile übernommen: Wichtige Informationen werden nicht mehr nur auf der Herren-, sondern auch auf der Damentoilette gehandelt.

Sichern Sie sich Informationen, die durch eine andere Perspektive entstanden sind: Die MTA, die Doktorandin, die Schwester, der Pfleger, die Verwaltungsangestellte, die Sekretärin haben aus ihrer Position und aus ihren Interessen eine besondere Wahrnehmung entwickelt, die Sie kennen sollten, bevor Sie Entscheidungen treffen. Besonders wertvoll ist die Wahrnehmung von »Kulturfremden«; der Ruf Ihrer Abteilung, Ihrer Klinik wird von Patientinnen und Patienten bestimmt, fragen Sie sie! Und dann gibt es noch die persönlichen und die neutralen Feedback-Geber: der Ehemann/Partner bzw. Unternehmensberaterinnen und Ihr Coach.

Beziehungen und Allianzen

Die Hälfte des Erfolgs geht auf das Konto Beziehungen. Wer bekannt ist, hat und nutzt berufliche Netzwerke, hat private Unterstützungsbeziehungen, ist Mentorin, hat Zugang zu Politik, Presse, Medien, Öffentlichkeit. Wer als Führungskraft effizient sein will, muss Allianzen bilden. Das geht immer gut nach dem Win-win-Prinzip des Harvard-Konzepts, das ein Nutzenprinzip ist nach dem Motto: Wenn etwas für mich herausspringt, dann beteilige ich mich. Die kluge Frau erkundet vorab die Interessen der anderen und bietet die Kooperation an. So lassen sich Mehrheiten bei Abstimmungen schaffen oder mächtige Gegner/innen einbinden. Motto: Wen du nicht besiegen kannst, den umarme.

Als Mentorin fördern Sie gezielt den fähigen Nachwuchs. Wenn Sie später stolz sagen können: »Das ist meine Schülerin!«, fällt deren Glanz auch auf Sie. Am wichtigsten aber sind gut ausgebaute und vielfältige Netzwerke; Sie brauchen mehrere, mit Männern und unter Frauen. Andere gezielt um einen beruflichen Gefallen bitten, das mögen Frauen nicht. Nehmen fällt schwer, geben umso leichter. Eine gute Beziehung besteht aus Geben und Nehmen, halten Sie das Gleichgewicht!

Eine erfahrene Netzwerkerin sagt: »Frauen müssen Frauen kennen. Ich empfehle Frauen: Gib gezielt Informationen weiter, etwa über geplante Stellen, frage nach Unterstützung etc. Ich bin mit den Frauen im Netzwerk nicht befreundet, ich bin mit Frauen solidarisch. Das habe ich von Männern gelernt. Die können sich oft gar nicht leiden, unterstützen sich aber – Hose hält zu Hose, immer.« (▶ Abschn. 5.3)

Wissen ist Macht

Wissen meint Fachwissen wie soziales Wissen und seine Anwendung. Neben der fachlichen Qualifikation gehört dazu die Lebenserfahrung, die Erfahrung, Krisen und Scheitern bewältigt zu haben, sich als Minderheit behauptet zu haben. Wissen als Machtmittel kann aber auch das Zurückhalten von Informationen, das Nichtkommunizieren sein (siehe oben).

Ist Ihnen schon einmal aufgefallen, dass Kollegen die größte Neuigkeit, die Sie ihnen erzählen, angeblich bereits schon wussten?

Anerkennung

Geld ist Macht. Die materielle Ressource Geld, also das Gehalt, das Budget, das ich verwalte, die Drittmittel, die ich einwerbe, genauer ihre Höhe, sind Zeichen der Macht. Nirgendwo ist dies so deutlich, wie bei der Kombination Frauen und Geld: Mit höheren Anteilen von Frauen in Führungspositionen sinken die Einkommen im Führungskräftebereich, und zwar auch die der Männer. Männer, die mit Männern arbeiten, haben ein höheres Prestige als Männer, die mit vielen Frauen arbeiten oder eine weibliche Vorgesetzte haben: Frauen verderben die Preise.

Ein Mittel der Macht ist sicher Autorität – also Anerkennung, Achtung und persönliche Zustimmung. Zeigen Sie Ihre Macht, indem Sie andere anerkennen, sie deutlich und sichtbar unterstützen, durch die explizite Nennung in einer Gesprächsrunde, die Würdigung in einem Schreiben oder in einer Veröffentlichung. Beziehen Sie sich in einer Diskussion auf die andere Person. Hier verbindet sich die eigennützige Komponente mit der sozialen, uneigennützigen Komponente. »Ich stehe gerne auf der Bühne und agiere, und den Applaus kann ich mittlerweile genießen«, sagt eine Professorin, »er kommt natürlich auch der Klinik zugute.«

Wie wichtig die ritualisierten Abläufe sind, angefangen bei der Begrüßung, beschreibt Gertrud Höhler (2001): »Die Frau entritualisiert Abläufe, ohne zu spüren, dass dieser Leichtsinn Systemvertrauen kostet – vor allem bei Männern. Angefangen von der Tagesordnung und der anlassbezogenen Anrede ‚Herr Vorsitzender‘, während derselbe Vorsitzende in einer Stunde wieder ‚Herr Müller‘ heißen wird, sorgt die Ritualisierung und die klare Statusmarkierung für den Leiter der Debatte für eine Anspannung, die den Ergebnissen zugutekommen soll. Rituale disziplinieren, und die Statusentscheidung für die ‚Vorsitzende‘ wertet alle Mitglieder auf.«

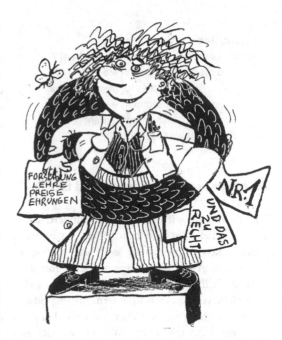

> **Tipp**
>
> Entscheiden Sie, wann und wo Sie auf Ihren Titel Wert legen oder auf ihn verzichten. Sorgen Sie dafür, dass die Mitteilung Ihrer Habilitation oder die Annahme eines Rufs publiziert wird (z. B. im Ärzteblatt). Und bitte, schauen Sie stolz und souverän ins Publikum, wenn Sie mit allen Titeln und Ehrenzeichen vorgestellt werden (◻ Abb. 4.7).

◻ **Abb. 4.7** (Copyright: Franziska Becker, mit freundlicher Genehmigung)

Die männlichen Kollegen haben in jahrhundertelanger Arbeit ein ausdifferenziertes Anerkennungssystem entwickelt: Ehrenpromotionen und Ehrenpräsidentschaften; es gibt Wissenschaftspreise, Institute und Methoden, die die Namen von erfolgreichen und mächtigen Medizinern tragen. Immerhin: Nach Rahel Hirsch ist der Hirsch-Effekt benannt, nach Virginia Apgar der Apgar-Score und die Mentoring-Programme an Universitätskliniken ehren die ersten habilitierten Medizinerinnen und Professorinnen, wie Edith Heischkel oder Helene Wastl.

Die Macht begrenzen

»Wenn ich mit den Jungs im Sandkasten spielen will, muss ich ihre Regeln akzeptieren. Jetzt sitze ich im Sandkasten und kann diese Regeln nach und nach verändern«, sagt eine Professorin.

Nehmen wir an, Sie sitzen im Sandkasten und haben Macht. Dann braucht diese Macht Regeln, um transparent und wirksam zu sein: Wer entscheidet was und wonach? Wer ist gleichberechtigt? Wie einigen wir uns bei widersprüchlichen Meinungen? Wer entscheidet letztlich? Regeln, die für die Beteiligten klären, was von Ihnen erwartet wird, was sie dürfen und was sie nicht dürfen. Da unterscheidet sich die Führung einer Klinik nicht vom Führen der eigenen Kinder. Auch nicht in dem Punkt, der Frauen im Beruf schwerfällt: ein machtvolles Nein auszusprechen.

Die Regeln der Macht erlauben den Mächtigen Recht, Gesetze und Regelungen einzusetzen und anzuwenden; zu strafen und zu belohnen, Konsequenzen zu ziehen, Maßnahmen zu ergreifen, kurz: zu sanktionieren.

Zu Macht und Regeln gehört aber auch Vermittlung, die dritte Seite des Dreiecks: Was geschieht im Fall strittiger Regeln, im Fall von Widerspruch? Vielleicht hilft es Ihnen, Macht positiv zu sehen, wenn Sie sich diese drei Seiten des Dreiecks für sich in Ihrer Klinik klarmachen und sie so weit wie möglich konkretisieren. Dazu die folgende Übung.

4

> **Macht, Regeln, Vermittlung**
> 1. Was kann ich in meiner Klinik machen? Was sind die Grenzen meiner Macht?
> 2. Welche Regeln gibt es für diese Machtausübung? Was bestimmen sie, und wer hat sie gesetzt? Sind sie transparent? Ausreichend? Zu verändern?

Mächtige Frauen – Körper und Erotik

Wer mächtig ist, wird nicht nur bewundert, sondern auch beneidet und angegriffen. Da besteht zunächst kein Unterschied zwischen Männern und Frauen. Aber: »Für Männer wächst mit der Macht noch ihre Chance, geliebt zu werden, vielleicht nicht von anderen Männern, die respektieren oder fürchten sie eher, aber dafür von Frauen. Diese neigen dazu, Macht an Männern erotisch zu finden, egal wie der Betreffende im Einzelnen aussieht oder sich aufführt. Mächtige Frauen jedoch werden keineswegs mehr geliebt. Sie müssen sich im Gegenteil gewaltig anstrengen, damit sie trotz ihrer Macht noch attraktiv wirken«, sagt die ehemalige Ministerpräsidentin Schleswig-Holsteins, Heide Simonis.

Das Klischee von der mächtigen Frau, die kalt, berechnend, unattraktiv ist, die die vielzitierten Haare auf den Zähnen hat, ist ein Schreckbild der Karrierefrau, das nicht als Vorbild taugt. Dieses Bild ist von der Angst der Männer gezeichnet. Zeigen wir den jungen Frauen im Workshop Porträts von mächtigen, aber in der Öffentlichkeit unbekannten Frauen, sind sie oft überrascht: »Die sehen ja ganz normal aus!«

Der Körper ist das wichtigste Instrument im Machtkampf. Mit Macht verbinden wir die Begriffe »größer« und »stärker«, und Männer sind durch Körpergröße und -fülle optisch überlegen. Frauen gleichen das so aus: mit Ihrer Haltung und Ausstrahlung, Ihrer Lebendigkeit, Ihrer Emotionalität, Ihrer Stimme, Ihrer Begeisterungsfähigkeit oder dem In-sich-Ruhen. Je nach Anlass, sichern und mehren Sie so Ihre Macht. Wie Sie auftreten, wie Sie etwas sagen, ist wichtiger als das, was Sie sagen.

Treten Sie souverän auf mit freundlich-stolzer Haltung. Sitzen Sie locker zurückgelehnt im Stuhl, Arme entspannt auf der Lehne. Mit diesen Gesten nehmen Sie sich Raum, machen Sie sich breit! Wer viel Raum einnimmt, hat viel zu sagen. Eine Frau mit Macht macht sich nicht dünne.

> **Als Chefin sprechen Sie mit anderen auf Augenhöhe, Sie schauen nicht nach oben!**

> **Tipp**
> Führen Sie also Gespräche mit großgewachsenen Männern nie im Stehen. Bitten Sie sie in Ihr Büro, und lassen Sie sie Platz nehmen. Die Regel gilt auch umgekehrt, wenn der männliche Chef kleingewachsen ist.

Männer breiten sich gerne aus, meinen, dass ihnen Raum und Macht zusteht, und berühren gern. Den oder die andere anfassen, ihm oder ihr nahe kommen, in den persönlichen Raum eindringen, ist ein Zeichen von Macht, das alles darf nur die ranghöhere Person. Aber auch diese Macht ist nicht unbegrenzt – halten Sie den Sicherheitsabstand (eine Faustlänge) ein. Umgekehrt, sollte doch noch jemand wagen, Sie unangemessen zu berühren, wehren Sie sich freundlich, aber bestimmt: »Bitte fassen Sie mich nicht an!«

Zur Ausübung von Macht gehört das Nicht-Lächeln. Lächeln und der passend schräg geneigte Kopf sind Unterwerfungsgesten, Zeichen der Unterlegenheit. Wenn Sie lächeln, dann würdevoll herab!

Die Macht ist laut. Wahrscheinlich fällt Ihnen gleich ein schreiender Chef ein. Kopieren sollten Sie ihn nicht. Wer schreit, ist unsicher. Wer laut redet, gewinnt Aufmerksamkeit. Die Macht kann aber auch leise daherkommen, eine leise Stimme zwingt zum genauen Hinhören.

Zwischen laut und leise liegt ein anderes Mittel der Dominanz: »airtime« (»Sendezeit«), das lange Reden in Konferenzen. Männer nehmen sich Raum und die Zeit der anderen ohne Ende, wenn Sie sie nicht machtvoll begrenzen. Mehr dazu in ▶ Abschn. 4.4.

Definitions- und Deutungsmacht: Mythen und Realitäten

Um es klar zu sagen: Die, die Macht hat, definiert, welche Ziele und Strategien sinnvoll sind, setzt Prioritäten und Qualitätsstandards und bestimmt die Werte. Mehr noch: Sie bestimmt, wie behandelt wird, daraus entwickelt sich oft eine »Schule«. Die, die Macht hat, bestimmt das Arbeitsklima, sie gibt vor, wie kommuniziert wird, wie Konflikte gelöst werden und wie das Fehlermanagement gehandhabt wird. Sie gibt die Richtung an.

In den letzten Jahrzehnten hat sich in der Medizin einiges verändert, jedenfalls was die Mythen angeht. *Hinter uns steht nur der Herrgott,* so überschrieb der berühmte Chirurg Hans Kilian (1957) seine Lebenserinnerungen. Diese Allmachtsvisionen vom »Halbgott in Weiß« sind eine Ewigkeit her. Das Selbstbild vom allmächtigen, unfehlbaren Heiler, der Herr ist über Leben und Tod, verschwindet langsam, aber stetig. Auch weil sich die Perspektive der Patient/innen ändert: »Informed consent«, sie haben eine kritische Sicht und wollen an Entscheidungen über ihr Leben beteiligt sein.

Tatsächlich haben Ärztinnen alltäglich eine enorme Macht über Patientinnen und Patienten, die nicht thematisiert wird. »Das muss operiert werden«, entscheiden sie und bestimmen: »Sie dürfen nicht aufstehen.« Mancher gefällt sich in der Mitteilung von Diagnosen auf sadistische Art (»Sie haben Krebs«, erfährt die Patientin auf dem Flur), manche nutzt ihr Wissen zur Herrschaft und betreibt Machtmissbrauch gegenüber Patient/innen. Ein Verhalten, das mangelnde Empathie, Unvermögen und Aggression zeigt und schlicht unprofessionell ist. Noch ist bei Visiten die klassische Frage »Wie geht's uns heute?« verbreitet. Und manch ein Arzt oder eine Ärztin hat erst im Rollenspiel gelernt, wie die liegende Position im Bett die Macht in der Arzt-Patient-Beziehung verteilt.

Der Status ist im Machtspiel »Definition und Deutung« nicht zu unterschätzen. Die Fachkompetenz können Patient/innen selten einschätzen, und wer überprüft die Kompetenz einer selbsternannten Elite, der »Kapazitäten«? Junge Ärztinnen und Ärzte übernehmen bereitwillig Deutungen und Definitionen, etwa wie behandelt wird, wenn der Oberarzt, der Chefarzt, die Kapazität das so anordnet. Wer sich traut, Behandlungsabläufe, Dosierungen etc. zu hinterfragen, setzt ihrerseits ein Machtinstrument ein, durchaus konstruktiv: Viele Entwicklungen basieren auf der Frage: »Warum machen wir das so?«

Macht macht nicht sympathisch

Eine, die Macht hat, sollte über folgende persönliche Fähigkeiten verfügen: Weitblick, perspektivisches Denken, Denken in großen Zusammenhängen, Erkennen und Schaffen von Handlungsspielräumen. Mut sollte sie haben und Konflikte lösen können. Sie handelt sozial kompetent, kann Prioritäten setzen, denkt und arbeitet strukturiert, sie ist beharrlich und hat ein hohes Maß an Frustrationstoleranz. Niederlagen verarbeitet sie konstruktiv, und sie ist natürlich gut reflektiert. Und das alles im richtigen Maß und zur richtigen Zeit. Viele mächtige Frauen haben diese Fähigkeiten – mehr oder weniger, sie sind ja Menschen. Der Konflikt entzündet sich nicht an den Fähigkeiten.

Eine Frau, die Macht hat, wird nicht von allen geliebt und anerkannt. Erfolgreiche Frauen in hohen Führungspositionen gelten als egozentrisch oder manipulativ. Sie müssen damit rechnen, zwar als hochkompetent angesehen zu werden, aber als unangenehmer als ein Mann in vergleichbarer Position. Ein Befund, der auf die Medizin übertragbar ist: Fachlich gut, aber »schwierig«, lautet das übliche Urteil über erfolgreiche Medizinerinnen. Gegen Vorurteile, Ängste und Abwertung hilft nur eins: Es müssen mehr Ärztinnen in Führungspositionen, damit die mächtige Frau ein vertrautes Bild wird. An mächtige Frauen müssen sich alle gewöhnen – auch die weiblichen Führungskräfte selbst.

Die Macht mehren

Ich rede, also bin ich mächtig? Durch Rhetorik und geschliffene Rede lässt sich Macht ausüben, keine Frage. Nachhaltiger als jedes rhetorische Feuerwerk sind andere kommunikative Fähigkeiten: Beziehungen herzustellen, zu überzeugen, zu motivieren, den anderen oder die andere zu verstehen und vor allem zuhören zu können (▶ Abschn. 4.4). Die, die gut (oder besser: professionell) kommuniziert, kann damit ihre Macht mehren.

Macht mehrt man, indem man sie teilt. Indem man klare Bereiche von Verantwortung festlegt und abgibt, indem man delegiert und eben professionell kommuniziert. Wie machen das zwei Führungsfrauen?

»Wir haben Spielregeln miteinander entwickelt. Wir organisieren beispielsweise Win-win-Situationen. Und die Verantwortungen, die haben wir ressortbezogen verteilt«, sagt die eine. Die andere: »Das gemeinsame Vorgehen ist auch eine Machtfrage. Wenn wir uns spalten lassen, ist die Macht sofort weg.«

Beide bildeten die Doppelspitze einer politischen Fraktion. Hier könnte Medizin von der Politik lernen, denn noch herrschen in der hierarchisch strukturierten Medizin oft männliche Omnipotenzphantasien: »Nur ich allein kann alles: forschen, lehren, heilen, managen, rechnen, verwalten, führen…« »Ich bin der Größte, sonst wäre ich ja nicht an dieser Stelle…«

Macht zeigen – Statussymbole

Die, die Macht behalten will, muss die materiellen Ressourcen sichern, stärken, besser noch erweitern. Über Drittmittel z. B.: Jeder bewilligte Antrag bringt nicht allein Geld und Stellen für Personal, er ist gleichzeitig Ausdruck von Macht. Die Höhe der eingeworbenen Mittel, die Zahl der Mitarbeiter, die Größe des Labors, die Geräte etc. zeigen die Macht und können Macht und Renommee steigern. Sie öffnen Handlungsspielräume, Forschungs- und Einflussmöglichkeiten und fördern die persönliche Karriere. Auch Zeit ist eine mächtige Ressource: Wem widme ich wie viel meiner Zeit, wem nicht?

Die Insignien der Macht bereiten Frauen häufig Schwierigkeiten. Machtsymbole, also die besondere Kleidung, das Auto (bei dem es um die Wirkung geht, nicht darum, ob es praktisch ist), das große Büro (das präzise nach Quadratmeter pro Person berechnet wird, denn Raum bedeutet Macht), das Sekretariat. Auch die Anzahl der Mitarbeiter/innen ist ein gut sichtbares Statussymbol, am besten als Gefolge. Und die Chefärztinnen-Visite: immer vorneweg, als Erste ins Krankenzimmer.

»Na, das ist ja ganz schön, aber anstreben tue ich das nicht«, hören wir im Workshop. Vorsicht: Sabotieren Sie nicht Ihre Karriere durch Ihre Bescheidenheit. Dazu zwei Hinweise: Die EU hat Bestimmungen für die Diensträume ihrer Mitarbeiter/innen entwickelt; der Hierarchiegrad bestimmt die Quadratmeter und die Anzahl der Fenster. In den USA symbolisiert »the corner office« den Erfolg, verbunden mit der Empfehlung: »Nice girls don't get the corner office«.

Vor allem am dicken Auto entzündet sich Widerspruch. Das könnte zukünftig vom Machtsymbol zum Imageschaden werden. Barbara Kux, die erste Frau im Vorstand von Siemens, hat die Regel gebrochen und die großen, umweltschädlichen Dienstwagen zugunsten einer Prämie für U-Bahn-Fahrten abgeschafft.

Verzichten Sie nicht auf Dinge, die Ihnen zustehen: den besonderen Platz am Kopfende des Tisches oder neben dem Vorstandschef oder den Parkplatz direkt am Eingang. Und setzen Sie sich in die erste Reihe, denn da gehören sie hin.

Ein Machtwort zum Schluss: Die Macht der Männer ist die Geduld der Frauen. Wir warten seit 1949 darauf, dass Frauen gleichen Zugang zu allen Positionen haben, nicht nur theoretisch, wie es die »Mütter des Grundgesetzes« festgeschrieben haben, sondern ganz praktisch. »Die Macht nehmen wir uns«, sagten die Norwegerinnen und setzten eine gesetzliche Regelung durch, dass in Unternehmen 40% Frauen im Vorstand sitzen müssen, sonst wird das Unternehmen geschlossen. »Wie ist das gelungen?«, wird die norwegische Botschafterin gefragt: »Ungeduld!«, sagt sie, »weiter nichts.«

4.4 Alles eine Frage der Kommunikation

Ulrike Ley

Führung und Kommunikation

Führung von oben, das ist mittlerweile eine traditionelle Vorstellung. Nach modernem Verständnis sollte die Kommunikation zwischen Vorgesetzten und Mitarbeiterinnen möglichst frei sein vom hierarchischen »Stützkorsett«. Bei aller Rollenklarheit, wer Chefin ist und wer nicht, wer führt und wer geführt wird, ist Führung ein komplexer Interaktionsprozess zwischen Vorgesetzter und Mitarbeiter/innen, der von (gegenseitigen) Abhängigkeiten geprägt ist: Ohne Geführte gibt es keine Führerin.

> **Führung ist ein kommunikativer Beeinflussungsprozess.**

Eine gelungene Kommunikation zwischen Chefin und Mitarbeiterin ist wie ein Pingpongspiel: Der Aufschlag der einen leitet den Ballwechsel ein, es gilt den Ball zu treffen und möglichst geschickt zurückzuspielen. Das Hin und Her des Balls, wo er auftrifft, ob die andere ihn erreichen kann oder ob er im Netz landet – das kann die eine bestimmen, und es beeinflusst die Reaktion der anderen.

Können und Geschick der Spielerinnen sind so wichtig wie der Rahmen: Bälle, Schläger, Tische, Regeln, Zeit. Ein Spiel mit Überraschungsmomenten und Spaß, das endet, wenn eine einen Fehler macht. Es wird auch gespielt als Herren-Doppel, Damen-Doppel und Mixed. Der große Unterschied zur Kommunikation: Gegner/innen gibt es nicht – in der Kommunikation geht es um das gelungene »Spiel«, nicht ums Gewinnen und Verlieren, wohl aber um gegenseitige Beeinflussung.

Dafür stehen der Vorgesetzten und ihren Mitarbeiterinnen und Mitarbeitern verschiedene Mittel zur Verfügung, den Prozess des Führens und des Geführtwerdens zu steuern.

Einflussfaktoren (Machtmittel) der Führerin
- Legitimation
- Belohnung
- Bestrafung
- Expertinnenmacht
- Persönliche Wirkung (Charisma bzw. ein akzeptabler Mensch sein)

Einflussfaktoren der Geführten (und die Erwartung der Vorgesetzten)
- Rationale, sachliche Argumentation (Struktur)
- Freundliches Verhalten (»Chemie«)
- Bestimmtheit, Nachhaken
- Verhandeln
- Koalitionen bilden (»Wir«; »andere Mitarbeiter denken ähnlich«)
- Höheres Management einschalten
- Sanktionen

> **Führung ist kommunikative Verhaltenslenkung von Angesicht zu Angesicht.**

Die Rolle annehmen

Jede führt zu einem hohen Anteil so, wie sie ist. Die Persönlichkeit spielt also eine große Rolle. Doch wer bin ich denn überhaupt?

Der Ruf als gute Chefin reicht nicht für eine Führungsposition. und gesunde Führung ist nicht auf Rezept (durch Workshops oder Bücher) zu haben. Führen zu lernen ist so komplex wie führen: Jede muss ihre eigene Linie, ihren Stil entwickeln, ihre Führungsrolle äußerlich und innerlich annehmen und ihr Führungsverhalten immer wieder reflektieren.

Wer ich bin, erfahre ich aus den Reaktionen der anderen. Die anderen sind Mitarbeiterinnen und Mitarbeiter, Vorgesetzte, Patientinnen/Patienten, Verwaltungsdirektorinnen, Geschäftsführer, Kollegen und Kolleginnen; eine Vielzahl von Rollenpartnern, die irgendetwas von der Führungskraft wollen. Damit »die anderen« nicht mehr oder weniger großen Druck ausüben können, sollte jede ihre Rolle definieren, also eine klare Vorstellung haben und vermitteln, was sie als ihre Aufgabe sieht und was nicht, wo sie anderen entgegenkommt, wo sie ihre Grenzen zieht und was sie von anderen erwartet.

Das ist noch nicht alles: Jede Führungskraft spielt verschiedene Rollen, die eine jeweils passende Kommunikation erfordern; sie ist Königin und Dienerin in einer Person:

- Fachexpertin, die sich in ihrem Gebiet auskennt
- Managerin, die die Arbeit koordiniert und die Fäden in der Hand hält
- Coach, der die Mitarbeiter und Mitarbeiterinnen, Doktorandinnen und Studenten etc. berät, sie begleitet, ihnen zuhört
- Teamentwicklerin, die die Zusammenarbeit verbessert, Konflikte erkennt und hilft, sie zu lösen
- Verantwortliche für Entscheidungen und Arbeitsergebnisse
- Löwenbändigerin, die ein Machtwort spricht, Konsequenzen aufzeigt und auch zieht
- Vorbild und Wegweiserin, die klar sagt, wo es lang geht
- Angestellte, die sich ihren Vorgesetzten zu verantworten hat und der Klinik Loyalität schuldet

Wie kommuniziere ich richtig? Auf diese Frage gibt es gleich mehrere Antworten. Ein klares Verständnis der eigenen Rolle – Wer bin ich und was tue ich? – ist das A und O für eine klare, gelungene Kommunikation. Und es geht um Stimmigkeit:

- Ihr Führungsverhalten muss zu Ihnen passen.
- Ihr Führungsverhalten sollte zur Situation und zum System passen.
- Ihr Führungsverhalten sollte auch für Ihre Kommunikationspartner passend sein.

Um die Chefin als Person zu identifizieren, stellen sich »die anderen« Fragen: Wie ist sie? Wie wirkt sie? Welche Gefühle habe ich zu ihr? An wen erinnert sie mich: an die Mutter, Tante, Schwester, Feindin, Freundin?

Mitarbeiter und Mitarbeiterinnen lassen sich erst beeinflussen und führen, wenn sich die Führungskraft in ihren Augen als »richtig«, als kompetent, akzeptabel und als passend erwiesen hat. Das stellt sich meist in den ersten 100 Tagen in einer Position heraus. Chefinnen müssen gar nicht unangreifbar, fehlerlos, immer »Frau der Lage sein«. Denn zur Professionalität gehört es, Fehler zuzugeben und menschliche Schwächen zu haben. Als wirklich souverän und kompetent werden die Chefinnen (und Chefs) erlebt, die Professionalität und Menschlichkeit verbinden, die persönlich sichtbar, eben authentisch sind. Helden und Heldinnen haben ausgedient.

Diese neue Rollenbeschreibung hat entscheidende Vorteile. Die Mitarbeiterinnen können die Chefin auch als Menschen sehen und verstehen, und Führungskräfte lassen sich erst beeinflussen, wenn der Mitarbeiter sie als Mensch erfasst.

> **Führung »von unten« ist unverzichtbar, sonst gibt es keine Innovation in der Organisation.**

Gute Führung ist abhängig davon, ob die Rolle klar ist und angenommen wird, und ob die Kommunikation von oben nach unten und von unten nach oben gelingt (◘ Abb. 4.8).

Die Basics: Vier Zungen und vier Ohren

Wenn ich mit einer Zunge spreche, sind es bei meinem Gegenüber vier Ohren, die hören, was ich sage. Ich bin gleich vierfach wirksam. Was sich nach dem Traum jeder Führungskraft anhört – einmal gesagt, vierfache Wirkung – ist tatsächlich eher schwierig. Denn jede sendet vier Botschaften gleichzeitig, und die Empfängerin/der Empfänger entscheidet, welche der vier sie oder er hört. Und das ist noch nicht alles. Tatsächlich sprechen die Senderinnen in vier Zungen (Modell Schulz von Thun, ◘ Abb. 4.9), wie das folgende Beispiel illustriert:

»Ich mache schon wieder Überstunden«, sagt die Assistenzärztin zur Chefärztin.
Ob sie will oder nicht, sie sendet an diese vier Botschaften gleichzeitig:

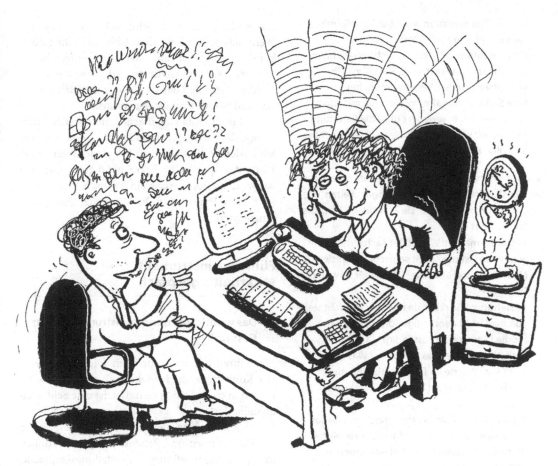

■ Abb. 4.8 (Copyright: Franziska Becker, mit freundlicher Genehmigung)

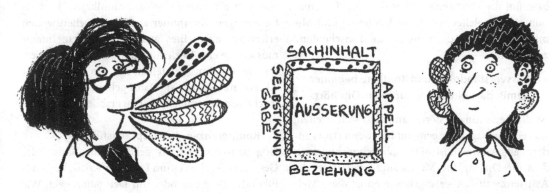

■ Abb. 4.9 (Copyright: Franziska Becker, mit freundlicher Genehmigung)

- Eine **Sachinformation**: worüber ich informiere. Sie informiert über ihre Arbeitszeiten.
- Ein **Beziehungshinweis**: was ich von ihr halte, wie wir zueinander stehen. Sie will z. B. ihre »Arbeitslast« teilen, Verständnis haben.
- Eine **Selbstkundgabe**: was ich von mir kundgebe. Sie ist z. B. verärgert über die Belastung.
- Ein **Appell**: wozu ich dich veranlassen möchte. Sie will z. B. Unterstützung.

Es gibt nicht nur vier Möglichkeiten des Sprechens (Sendens), sondern auch vier Möglichkeiten des Hörens (Empfangens). Ob sie will oder nicht, die Chefärztin fragt sich:

- **Sachinformation:** Wie ist der Sachverhalt zu verstehen? Ist die Arbeit schlecht organisiert? Muss sie zu viel arbeiten? Haben wir zu wenig Personal?
- **Beziehung:** Wie redet sie mit mir? Was hält sie von mir? Ist es der richtige Ton? Bin ich etwa für die Dienstpläne zuständig?
- **Selbstkundgabe:** Was ist mit ihr? Was geht in ihr vor? Will sie ihr Engagement deutlich machen? Ist sie nicht belastbar, überlastet, frustriert?
- **Appell:** Was will sie bei mir erreichen, was soll ich denken, tun, fühlen aufgrund ihrer Mitteilung? Beute ich meine Mitarbeiterinnen aus? Will sie meine Unterstützung?

Auf der Sachebene mag für beide noch Klarheit herrschen, denn hier geht es um Informationen bzw. um die »Wahrheit«. Aber die reine Information wird begleitet von Tonfall, Stimme und Mimik, und das lädt dazu ein, auf die Zwischentöne zu achten.

> **Missverständnisse und Konflikte beginnen damit, dass eine/r nur auf *einem* Ohr hört.**

Ist die Beziehung gestört, dann lässt sich streiten, was einer gesagt oder gemeint hat, wenn etwas anderes angekommen ist. »Das habe ich nicht gesagt, dass die Dienstpläne Murks sind«, korrigiert die Assistenzärztin. Aber angekommen ist diese Meinung bei ihrer Chefin trotzdem.

Eine dritte Kontaktebene kommt hinzu: Hier wird kundgetan, was in einem vorgeht, wofür eine steht und wie sie ihre Rolle auffasst. Die Assistenz-

ärztin zeigt, wie es ihr geht: »Ich bin verärgert!«. Wenn das passiert, schalten Chefinnen ihr Selbstkundgabe-Ohr oft aus. Wäre es eingeschaltet, müsste sie sich mit Gefühlen und Vorwürfen auseinandersetzen, und das setzt eine hohe Dialogfähigkeit und soziale Kompetenz voraus.

Mit ihrem Satz »Ich mache schon wieder Überstunden!« will die Assistenzärztin etwas erreichen. Sie fordert indirekt eine andere Arbeitsverteilung. Wenn das Appell-Ohr ihrer Chefin gut ausgebildet ist, wird sie hören, dass ein Wunsch verdeckt an sie herangetragen wird. Es lohnt sich also, genau hinzuhören.

Führungsinstrument: Mitarbeitergespräch

> **Das wichtigste Führungsinstrument ist das Gespräch.**

Wer führen will, muss sprechen. Die kommunikative Kompetenz, die Fähigkeit mit den Mitarbeiterinnen in einen Dialog zu treten, ist eine Schlüsselqualifikation.

Abgesehen von den zahlreichen Gesprächen mit Patientinnen und Patienten führen Ärztinnen in Führungspositionen Einstellungsgespräche, stellen neue Kolleginnen vor, motivieren, kritisieren und loben Mitarbeiter, delegieren Aufgaben und moderieren Mitarbeiterinnen-Besprechungen. Ganz verschiedene kommunikative Herausforderungen, die immer andere Vorgehensweisen erfordern, aber eines gemeinsam haben: Immer müssen Sie eine Beziehung aufbauen und ein Vertrauensverhältnis herstellen, das von gegenseitiger Akzeptanz geprägt ist. Dann gelingt es auch, eine fruchtbare Gesprächskultur zu etablieren.

■ **Kompetenzen der Gesprächsführung**
Gesprächskompetenzen gehören zur Basis jedes Gesprächs, egal ob es um Lob oder Kritik, um Konflikt oder Beratung oder um Delegation geht. Wie ein Gespräch verläuft, dazu gehören zwei; beide Gesprächspartner sind beteiligt und verantwortlich. Für die Führung des Gesprächs ist jedoch allein die Führungskraft zuständig. Dass es ein gutes Gespräch wird mit einem guten Ergebnis, setzt voraus,

dass die Sache besprochen wird, dass die Meinungen deutlich werden, die Beziehung keinen Schaden nimmt und am Ende beiden klar ist, was zu tun ist.

- **Die Vorbereitung: Was und wie mit welchem Ziel?**

Transparenz ist das grundlegende Instrument zur Strukturierung der Gesprächsinhalte und des zeitlichen Rahmens. Ein gut strukturiertes Gespräch beginnt damit, dass Sie sich bewusst sind, was sie ansprechen möchten (Worum geht es?), wie Sie den Inhalt vermitteln möchten und welches Ziel sie verfolgen (Was soll dabei herauskommen?). Wichtig ist auch, dass Sie sich über Ihre Rolle im Klaren sind (Die Chefin bin ich!?) und über die Rolle Ihres Gesprächspartners (Kollegin, Vorgesetzter, Mitarbeiter?). Das Wissen um die jeweiligen Rollen und die Achtung des Gegenübers sollte auf Gegenseitigkeit beruhen.

Das Kommunikationsquadrat (◘ Abb. 4.9) hilft, die Argumentation zu strukturieren und vorab zu erkennen, wo Hindernisse, Widerstände, Gefühle oder Schwierigkeiten zu erwarten sind. Sie stimmen sich so auf das Gespräch ein, damit Ihre Kommunikation klar ist, damit Sie Präsenz zeigen und das Gespräch effizient führen können.

Gesprächsvorbereitung
- **Sachebene:**
  - Den eigenen Standpunkt bilden: Wie sehe ich die Sache?
  - Argumente abwägen (Pro-Kontra-Liste), innere Bedenkenträger zu Wort kommen lassen.
  - Verschiedene Perspektiven entwickeln: Wie werden die anderen es sehen?
  - Was möchte ich ansprechen, was (noch) nicht?
- **Appell:**
  - Was ist das (mein) Ziel des Gesprächs?
  - Was erwarte ich (Widerstände, Zustimmung, Gefühle)?
  - Was erwarten die anderen?
- **Beziehungsebene:**
  - Wie ist die Beziehung zwischen den Gesprächspartnern (stabil, vertrauensvoll, gespannt, kritisch, gereizt):

- Aus meiner Sicht?
- Aus der Sicht der anderen?
- **Selbstkundgabe:**
  - Wie geht es mir?
  - Welche Gedanken und Gefühlen habe ich zum Thema und wenn ich an das Gespräch denke?
  - Was davon will ich zeigen (Wertvorstellungen, Einstellungen, Erfahrungen und Gefühle)?

Tipp

Senden Sie Ich-Botschaften: Ich meine... Ich will...

- **Den Rahmen setzen: Atmosphäre und Transparenz**

Alle am Gespräch Beteiligten kennen vorab die Fakten: Wo findet das Gespräch statt? Und wann? Worum geht es? Wie viel Zeit steht zur Verfügung? Ist das Thema bekannt, können sich alle auf das Gespräch vorbereiten.

Der Ort bestimmt, welches Gespräch Sie wie führen können: Unter vier Augen bei der Chefin? Am Arbeitsplatz des Mitarbeiters? Im Besprechungsraum?

Über die Sitzordnung lassen sich Nähe und Distanz regulieren. Der Schreibtisch kann schützen oder blockieren, die Sitzgruppe verbinden. Auch der Anlass des Gesprächs spielt eine Rolle: Ein Kündigungsgespräch in einer informellen Sitzgruppe ist nicht angemessen. Ein frontales Gegenübersitzen ist immer ungünstig – beide sollten die Möglichkeit haben, gelegentlich ihrem Gesprächspartner mit dem Blick auszuweichen. Das gelingt durch ein leichtes Überkreuzsitzen.

Besonders wichtig ist zu Beginn die Angabe der verfügbaren Zeit und der Hinweis darauf, ob es Störungen (Pieper, Anrufe, Unterbrechung durch Pflegepersonal) geben kann. Für eine ruhige Gesprächsatmosphäre hat sich das Anbringen eines Schildes »Bitte nicht stören!« bewährt, das vor allem bei heiklen Gesprächen (Kritik, Konflikt, Kündigung) hilfreich ist.

4

■ **Den Einstieg finden: Kontaktaufnahme und Beziehungsgestaltung**

Schon Ihre Begrüßung zeigt, wie zugewandt Sie Ihrer Mitarbeiterin sind und wie groß Ihr Interesse an ihr ist. Es ist ein gravierender Unterschied, ob Sie ihr entgegengehen, ihr die Hand geben, sie beim Namen ansprechen, ihr in die Augen sehen oder ob Sie Ihre Macht ausspielen, sie an der Tür stehen und schmoren lassen und sich hinter Krankenakten oder dem Computer verschanzen. Machtspiele spielen oder meiden, mit dieser Entscheidung werden Hoffnungen, Befürchtungen, Ängste, die sich mit dem Termin verbinden, abgebaut oder initiiert. Eine gelungene oder gestörte Kommunikation nimmt so ihren Anfang. Den Blutdruckanstieg von Patienten beim Arzttermin (»Weißkittel-Hypertonie«) kennen auch Ärztinnen beim Cheftermin.

Nach der Begrüßung folgt ein kurzer Small Talk: Ein, zwei Sätze über die Familie, das Wetter etc. überbrücken die Anspannung. Dann kommen Sie so schnell wie möglich zur Sache, das ist besonders bei heiklen Gesprächen wichtig. »Zu Beginn nehme ich mir die Zeit und stelle einen echten Kontakt her, bevor ich zur Sache komme – die Ergebnisse sind einfach besser«, weiß eine Chefärztin aus Erfahrung.

»Herr Baumann, ich möchte heute mit Ihnen über … sprechen. Mir ist das Gespräch sehr wichtig, weil… Wir haben … Zeit, um in Ruhe … zu besprechen.«

Das Gespräch wird mit einer offenen Frage eröffnet, wenn Sie um das Gespräch gebeten wurden.

»Was kann ich für Sie tun?« – »Was möchten Sie besprechen?«

■ **Standpunkte klären**

Wenn Sie als Chefin das Gespräch initiiert haben, schildern sie zuerst Ihre Sichtweise. Die eigene Offenheit ist eine vertrauensbildende Maßnahme, der Mitarbeiter weiß, woran er ist.

»Ich stelle Ihnen zuerst meine Einschätzung dar, um danach zu erfahren, wie Sie es sehen. Nach meinem Eindruck ist Ihre Arbeitsleistung zurückgegangen, und ich habe darüber nachgedacht, ob… Wie sehen Sie das?«

Es geht zunächst um das Aussprechen beider Sichtweisen zu einem Thema. Um die Klärung der Standpunkte. Zum Verständnis des Gesagten hilft die Rückversicherung: »Habe ich das richtig verstanden? Sie sehen die Situation so…«

> **Tipp**
>
> Visualisieren am Flipchart trägt zu klarer Kommunikation bei.

Visualisieren lässt sich nur, was verstanden wurde. Besonders bei komplexen Themen ist das ein Zaubermittel. Komplizierte Sachverhalte werden veranschaulicht, Kernfragen so auf den Punkt gebracht, Lücken oder Missverständnisse können gleich geklärt werden.

■ **Farbe bekennen**

Es wird in Ihrem Führungsalltag vorkommen, dass Sie einen Mitarbeiter auf sein nicht angemessenes Verhalten ansprechen müssen. Dann ist es wichtig, Ihren eigenen Standpunkt deutlich zu machen, den Mitarbeiter nicht zu kränken und zu einer Verhaltensänderung zu motivieren. Das gelingt mit der »Zauberformel«:

> **Zauberformel**
> **Akzeptanz + Konfrontation = Entwicklung**

»Sie sind …, darin sehe ich Ihre besondere Stärke. Ich meine, Sie tun aber des Guten zu viel … Ich will, dass künftig … Sie müssten … verändern, damit…«

Erst dann, wenn der Mitarbeiter merkt, dass seine Stärken erkannt und gewürdigt werden, ist er in der Lage, die Kritik der Vorgesetzten anzunehmen und sie als »Entwicklungshilfe« zu sehen. Die Zauberformel verhindert gleich zweierlei:
- Das Verhalten des Mitarbeiters wird nicht um des lieben Friedens willen akzeptiert.
- Er wird nicht abqualifiziert, »runtergemacht« und damit demotiviert, sein Verhalten zu ändern.

■ **Hintergründe erforschen**

Sind die Standpunkte klar, werden die Hintergründe erforscht: Woran liegt es, dass z. B. die Arbeitsleistung gesunken ist? Es gibt viele mögliche Gründe: Ist der Mitarbeiter frustriert? Oder überlastet? Hat er persönliche Probleme? Hinzu kommt die Sicht der Führungskraft: Ihre Sorge um das Ansehen der Klinik, ihr Ärger über die Langsamkeit eines Mitarbeiters, es gab Beschwerden der Kollegen etc.

Wichtig ist jetzt die Klärung, also das Aussprechen der tatsächlichen Hintergründe, die subjektive Wahrheit hinter einem Verhalten. Es geht um das »Aha, deshalb …« und nicht um das Spekulieren und Hineindichten von Gründen – schon gar nicht darum, Schuldige zu finden.

Ein Hintergrund kann z. B. sein, dass die Führungskraft ein Mensch ist, der höchst empfindlich auf Unpünktlichkeit von Mitarbeitern bei Besprechungen reagiert, weil sie sich selbst und ihre Leistung dann nicht gewürdigt sieht. Ist der zu spät gekommene Mitarbeiter darüber informiert, versteht er, warum er angefahren worden ist, und kann sein Verhalten ändern.

In einem anderen Fall mag ein Mitarbeiter an dieser Stelle des Gesprächs zugeben, dass er aus Angst vor Fehlern so lange braucht, dass er sich immer noch bei einer OP unsicher fühlt und Unterstützung benötigt.

■ **Lösungen suchen**

Die Lösungen ergeben sich aus dem bisher Gesagten, vor allem aus dem Hintergrund, dem Kern des Themas. Der nächste Schritt in der Gesprächsführung ist es nun, das Gespräch ohne Wertung der Standpunkte zusammenzufassen:

»Ich möchte unser Gespräch zusammenfassen. Ich habe die Einschätzung geäußert, … Sie sagen mir, dass aus Ihrer Sicht… Habe ich Sie so richtig verstanden? … Was können wir nun tun?«

Wird die Unterschiedlichkeit der Standpunkte klar benannt, also die Realität beschrieben, kann etwas Neues entstehen. Wichtig ist nun, dass die Führungskraft das angestrebte Ergebnis möglichst konkret benennt, die Lösungen aber nicht vorgibt, sondern mit offenen Fragen darauf hinführt. Also nicht »Machen Sie …«, sondern:

»Wie könnten Sie …?«

So gelingt es, Denkprozesse anzuregen, Qualifikation abzufragen, Selbstständigkeit und Selbstbewusstsein zu fördern. In erster Linie sind die Mitarbeiter gefragt, mit eigenen Ideen und Vorschlägen die Lösung zu entwickeln. Wer ihre/seine Lösung und die Art und Weise des Lösungswegs entwickelt hat, ist motiviert, sie adäquat umzusetzen.

■ **Vereinbarungen treffen**

Am Schluss einigen sich beide Seiten auf konkrete Schritte zur Umsetzung.

»Ich fasse noch einmal unsere Vereinbarungen zusammen«, sagt die Führungskraft. »Erstens: Sie arbeiten in der nächsten Woche… aus. Zweitens: Wir besprechen … in der übernächsten Woche und treffen dann drittens eine neue Vereinbarung. Sind Sie damit einverstanden?«

Je konkreter und deutlicher die Vereinbarungen formuliert werden (Zeitrahmen, Abgrenzung der Aufgabe, Übertragung von Verantwortung für die Aufgabe), desto höher ist die Wahrscheinlichkeit der erfolgreichen Umsetzung.

> **Tipp**
> Vereinbaren Sie gleich die nächsten Termine.

■ **Zum Schluss**

Kündigen Sie das Ende des Gesprächs rechtzeitig an: »Wir haben noch 10 Minuten. Was ist noch offen?« Bedanken Sie sich für das Gespräch, motivieren Sie zur Umsetzung der Vereinbarungen: »Wir sehen uns dann am… Ich bin gespannt, was Sie dann mitbringen.« Und verabschieden Sie sich.

Für Könnerinnen (und für die, die es werden wollen): Zum Schluss reflektieren Sie gemeinsam das Gespräch. Das hat den großen Vorteil, dass Sie ein Feedback Ihrer Mitarbeiter bekommen und Ihre Selbstwahrnehmung korrigieren können. Das Gespräch ist dann für beide eine Chance, die Arbeitsabläufe zu verbessern, zusätzlich die Beziehung zu fördern und die eigene Gesprächsführung zu reflektieren (und zu verbessern). Sie wissen dann, wie Ihre Argumentation auf Ihre Gesprächs-

4

partnerin gewirkt hat, jenseits aller Fantasien über Fragen und Zweifel. Das braucht beim ersten Mal ein wenig Mut.

Wie geht das? Etwa so: Die Führungskraft und ihre Mitarbeiterin sprechen über die Frage: »Wie war das Gespräch für Sie und für mich?«

»Frau …, wir sind uns im Gespräch nicht in allen Punkten einig gewesen. Ich bin aber froh, dass wir dieses Gespräch geführt haben. Ich weiß jetzt, wie Sie die Sache sehen, und ich denke, dass unsere Vereinbarungen uns weiterbringen können. Was mich noch interessiert: Wie haben Sie unser Gespräch empfunden?«

Die Führungskraft geht »in Vorleistung« mit dem, was sie selbst denkt und fühlt, das ermutigt die Mitarbeiterin zur offenen Antwort.

»Ich hatte den Eindruck, dass ich ziemlich viel erklären musste, bis Sie verstanden haben, dass… Mit dem Gespräch bin ich insgesamt zufrieden.«

Auch die Mitarbeiterin braucht Mut; ihr hilft ein Tipp.

> **Tipp**
>
> Senden Sie Ich-Botschaften: »Ich hatte den Eindruck, dass…«, denn die Formulierung »Sie haben…« wird vom Gegenüber leicht als Angriff und Abwertung verstanden.

Natürlich laufen Gespräche nicht so idealtypisch ab wie in diesen Beispielen. Ihnen als Führungskraft mangelt es an Zeit, die Mitarbeiterinnen und Mitarbeiter sind nicht immer zugänglich und, und, und. Aber zur gesunden Führung gehört es, eine gute Gesprächskultur zu etablieren. Der Aufwand lohnt sich, denn wer professionell kommuniziert, ein offenes Ohr für die Mitarbeiter hat, schafft eine gute Arbeitsatmosphäre, in der motiviert und effektiv gearbeitet und Leistung erbracht wird.

Führungsinstrument Besprechungen, Meetings und Konferenzen

Die gemeinsame Besprechung ist ein zentrales Führungsinstrument. Geliebt wird Sie meist nicht. Manche nutzen sie zur eitlen Selbstdarstellung, einige erstellen diskret ihre Einkaufslisten, andere erleben sie als ärgerlichen Zeitfresser und wünschen sich so schnell wie möglich zurück an ihre Arbeit. Woran liegt das? Wie kann man das ändern? Die Mittel sind einfach – gute Planung und konsequente Moderation. Denn es gilt die Faustregel:

> **Von einer erfolgreichen Besprechung finden den 90% *vor* der Besprechung statt.**

- **Vorbereitung**
Über drei Themen sollte die, die einlädt, vorher nachdenken:
  - Welches Ziel hat die Besprechung, die Konferenz, das Meeting?
    - Worum soll es gehen: um Informationen, neue Daten, neue Projekte, definitive Entscheidungen, formale Beschlussfassung?
    - Was will ich klären?
  - Wer nimmt teil?
    - Wer gehört wirklich hinein, wo genügt die Stellvertreterin?
    - Müssen alle Teilnehmer/innen während der gesamten Besprechung anwesend sein?
    - Kann in dieser Gruppengröße effizient gearbeitet werden?
    - Sind in dieser Zusammensetzung Entscheidungen möglich?
  - Tagesordnung mit Schlusszeit:
    - Sie »komponieren« so, dass das Wichtigste zuerst kommt, für Ihre Themen und die der Mitarbeiterinnen/Mitarbeiter genug Zeit vorhanden ist und möglichst kein Punkt hinten runterfällt.
    - Sie benennen für jeden Tagesordnungspunkt die Verantwortlichen.
    - Die Tagesordnung wird vorab allen bekannt gemacht. Jede/jeder kann sich vorbereiten, alle haben die gleiche Diskussionsgrundlage.

Zur Vorbereitung gehört auch zu klären, wer das Ergebnisprotokoll verfasst. Wer einlädt, hat meist eine Sekretärin mit Laptop, die die Ergebnisse kurz festhält und per Mail sofort verschickt: Wer macht was und mit wem, wie soll vorgegangen werden und bis wann soll das Ergebnis vorliegen? Das schafft Klarheit und Verbindlichkeiten.

> **Tipp**
>
> Wenn die Sekretärin fehlt und alle Teilnehmer nach der Frage »Wer macht das Protokoll?« automatisch auf die anwesenden Frauen schauen, dann schauen Sie zurück und schweigen. Übernehmen Sie das Protokoll, wenn es für Sie wichtig ist. Routinierte Moderatorinnen ohne Sekretärin übertragen den Teilnehmerinnen die Aufgabe abwechselnd, jede ist mal dran.

❯ Tagesordnungen spiegeln die Führungskunst.

Eine Chefärztin zeigt ihre Teamorientierung, indem sie z. B. bei den regelmäßigen Abteilungsbesprechungen einen Tagesordnungspunkt »Wo der Schuh drückt« eingeführt hat. »Jeder Mitarbeiter soll offen seine Meinung sagen, das ist eine Frage des Erfolgs. Als Chefin bin ich immer nur so gut, wie mein ‚letzter Mann' in der Klinik.«

▪ Spielregeln

Zu einer guten Konferenz- und Kommunikationskultur gehören Spielregeln, die festhalten, wie wir miteinander umgehen:

— Wir beginnen und schließen pünktlich.
— Eine/einer leitet die Sitzung.
— Leistungen werden öffentlich gelobt oder kritisiert, und es gibt ein Feedback auf Ergebnisse. Auch Personen werden vor allen gelobt. Aber Achtung: Nie eine Person öffentlich kritisieren.
— Der Umgangston ist geprägt von professioneller Freundlichkeit; Humor ist erwünscht.

Besprechungen dienen dazu, den Informationsfluss zu sichern, Transparenz herzustellen und so die positive Identifikation der Mitarbeiterinnen und Mitarbeiter mit dem Team zu gewährleisten.

▪ Besprechung

Eine Besprechung ist ein Mitarbeitergespräch im Großen und durchläuft die gleichen Phasen, die Sie schon kennen (siehe oben). Ein pünktlicher Beginn steigert die Motivation. Beginnen Sie auch dann, wenn Teilnehmerinnen fehlen. Als Einladende sind Sie pünktlich da, das diszipliniert die anderen.

Als Moderatorin/Leiterin der Sitzung begrüßen Sie freundlich die Teilnehmer und Teilnehmerinnen und formulieren und kommunizieren zu Beginn ein klares Ziel der Besprechung. Danach sprechen Sie die Tagesordnung an, geben die Möglichkeit, Ergänzungen aufzunehmen und verweisen auf die Dauer der Sitzung.

Aus der Tagesordnung sind die Themen, Rollen und Verantwortlichkeiten bekannt. So gibt es wechselnde Sprecher. Damit umgehen Sie das gelangweilte Dasitzen und Abwarten und aktivieren die Teilnehmerinnen. Wenn klar ist, dass zu Punkt 2 Frau XY informiert, dann ist auch klar, dass es nur um Information und Zuhören geht; in Punkt 3 sollen Ergebnisse diskutiert werden, da ist Herr XY gefragt. Um Störungen, Unklarheiten und Konflikte zu begrenzen, gehen Sie strukturiert vor.

»Wir wollen heute… Ich schlage vor, dass… kurz zu Wort kommt. Vielleicht beginnen wir mit… und gegen dann reihum weiter. Ich schlage vor, dass zunächst keine Diskussion stattfindet, sondern erst einmal die Erfahrungen dargestellt werden. Sind Sie einverstanden?«

Oder:

»Wir steigen heute in die Diskussion über das … Projekt ein. Vielleicht sollten wir uns zuerst den Bericht von Frau… anhören. Könnten Sie das bitte auf 10 Minuten begrenzen, Frau…, damit genügend Zeit für die Diskussion bleibt? Gibt es Alternativvorschläge?«

Bei solchen Festlegungen ist es wichtig, sich der Zustimmung der Beteiligten zu versichern. Sie zollen den Teilnehmerinnen Respekt, das entspannt und verhindert, dass sich untergründige Unzufriedenheit entwickelt.

Mit einer straffen Struktur hebeln Sie ausufernde Wortbeiträge aus, kommen aber Ihrer Aufgabe als Moderatorin/Leiterin nach, alle zu beteiligen, einzelne Beiträge zu koordinieren, Nachfragen zu ermöglichen und einzufordern. »Ich führe ja erwachsene Menschen, die selber denken. Also fordere ich ihre Ideen ein. Ich habe die Wahrheit ja nicht gepachtet«, sagt eine langjährige, erfolgreiche Institutsdirektorin. Eine andere arbeitet nach dem Grundsatz: »Mein Personal ist mein größtes Kapital. Ich versuche, meine Mitarbeiter/innen für meine Ideen zu gewinnen und sie zu beteiligen.« Das gelingt, wenn Sie den Mitarbeiter/innen in Besprechungen den Raum dazu verschaffen, aber auch eingrenzen, damit wirklich alle Meinungen zur Sprache kommen.

Redebeiträge verlangen viel Konzentration, weil immer neue Informationen kommen. Beiträge werden präziser und verständlicher, wenn sie durch sichtbare Informationen ergänzt werden. Visualisierungen (Flipchart etc.) helfen zudem, dass der Sachverhalt in den einzelnen Beiträgen nicht wiederholt wird, er steht ja allen vor Augen.

Die Ergebnisse der Argumentationen und Diskussionen und die Entscheidungen werden im Protokoll festgehalten, falls Aufgaben verteilt wurden auch die Infos: Wer macht was mit wem, wie sollen die Aufgaben bearbeitet werden, und bis wann soll ein Ergebnis vorliegen.

Zum Schluss setzen Sie einen Punkt: Sie ziehen kurz Bilanz, verweisen auf den Termin der nächsten Sitzung und bedanken sich bei den Teilnehmerinnen und Teilnehmern.

> **Tipp**
> Die offene Versammlung der Mitarbeiter und Mitarbeiterinnen mit einem bestimmten Thema, die für alle zugänglich ist, für Ärztinnen und Ärzte, das Pflegepersonal und z. B. Logopäden, ermöglicht den Informationsfluss und die Kommunikation über Statusgrenzen hinweg und sichert Transparenz.

Jede große und kleine Besprechung, jede Konferenz ermöglicht es der Führungskraft, die Gruppenprozesse in ihrem Team zu beobachten: Wer kann mit wem? Wer mit wem nicht? Das Engagement einzelner wird deutlich: Wer beteiligt sich wie? Und: Wie ist die Stimmung?

> **Tipp**
> Gelegentliche Ortswechsel (der passende Rahmen zum Thema) sorgen für Abwechslung und verhindern Routine.

■ **Machtspiele**

In Besprechungen wird über aktuelle äußere und innere Entwicklungen berichtet, es werden aktuelle Themen besprochen, Lob und Dank für die Mitarbeiter und Mitarbeiterinnen ausgesprochen, es ist Raum für Kritik, Anregungen und Vorschläge der Mitarbeiterinnen. Auch persönliche Mitteilungen haben ihren Platz, ebenso Rituale wie Verabschiedungen alter und Begrüßungen neuer Mitarbeiter. (Rituale sollten aber klar von den beruflichen Themen getrennt sein.) Diese Inhaltsangabe beschreibt die Oberfläche. Im Hintergrund vieler Besprechungen finden verschiedene, spannende Machtspiele statt:

Jeder Teilnehmer hat eine »heimliche Tagesordnung«. Der eine geht gerne zur Konferenz, um andere zu treffen und um zu netzwerken, Ehrgeizige nutzen sie, um sich zu profilieren, andere nutzen das Forum, um über Arbeitsüberlastung zu klagen und neue Aufgaben abzulehnen. Die eigenen Interessen der Teilnehmer und Teilnehmerinnen bieten viel Stoff für überflüssige Wortbeiträge, die Zeit kosten.

Eine Besprechung kann trotz perfekter Organisation zur reinen Formalie werden, wenn die Schlüsselpersonen die Entscheidungen im Vorfeld, also außerhalb der offiziellen Konferenz, bereits getroffen haben. Chefinnen, die strategisch denken, holen sich im Vorfeld »die Wichtigen« allein ins Boot. Ist das Stimmungsbild klar, erleben Sie keine Überraschungen bei Abstimmungen. »Wie ich mich durchsetze, wie ich dafür sorge, dass ich mit meinem Projekt durchkomme, das hat viel mit Netzwerken zu tun. Es ist professionell, vorab zu klären, wer hinter mir steht, alles andere wäre naiv«, sagt eine erfahrene Chefärztin. »Als ich anfing, habe ich mich gewundert, wie schnell Projekte durchgewunken wurden, ohne große Diskussion.«

Auch so banale Dinge wie die Beherrschung der Sitzordnung gehört zum Machtspiel. Es geht nicht darum, dort zu sitzen, wo man sich wohlfühlt, z. B. mit einem schönen Blick aus dem Fenster. Das Spiel geht so: »Sage mir, wo du sitzt, und ich sage dir,

welchen Status du hast«. Aus Befragungen und Be-
obachtungen kennen wir die Regeln: Rechts oder
links neben dem König sitzt der Kronprinz. Ihnen
gegenüber nimmt oft der Gegenspieler Platz. Wer
mit dem Rücken zur Tür sitzt, ist rangniedrig. Gut
ist es, keinen Stammplatz zu halten, sondern öfter mal zu wechseln. »Ich sitze oft mit dem Rücken
zum Fenster, da habe ich tadellose Sicht. Es sind
die anderen, die blinzeln«, verrät eine routinierte
Konferenzteilnehmerin.

- **Umgang mit Störungen**
Die Struktur einer Besprechung schafft einen sicheren Rahmen. Trotzdem kann es Störungen geben,
die nicht vorhersehbar sind und jede gut geleitete
Diskussion in Gefahr bringen können. Teilnehmer
werden aus der Besprechung gerufen, kommen zu
spät, reden durcheinander oder werden unruhig.
Davor haben viele Moderatorinnen Angst, weil sie
befürchten, dass ihnen im entscheidenden Moment
nicht einfällt, wie sie vorgehen sollen. Dann wird
oft die einfachste Form gewählt: Die Besprechung
wird weitergeführt, als sei nichts geschehen. Dies
ist oft ausreichend, aber nicht immer. Generell ist es
günstiger und souveräner, Störungen aufzugreifen:
- Die Störung benennen.
- Einen Vorschlag zur Veränderung formulieren
  (integrieren).
- Die Zustimmung für den Vorschlag einholen
  (Mehrheit gewinnen).

Dieser Dreischritt schafft Klarheit und führt zur
Bewältigung einer Störung.

»Ich merke, unsere Konzentration lässt nach. Ich
schlage vor, hier zu unterbrechen und 15 Minuten
Pause zu machen. Sind Sie damit einverstanden?«
   Oder:
   »Ich merke, es herrscht im Moment große Unruhe, es werden verschiedene Vorschläge gleichzeitig
angesprochen. Vielleicht können wir die Diskussion
noch kurz verschieben und Frau… bitten, zuerst
ihren Vortrag abzuschließen. Sind Sie damit einverstanden?«

Oft sind Störungen fruchtbar für den weiteren Verlauf der Besprechung. Hinter einer Störung können
sich wichtige Probleme verbergen, die sichtbar werden, wenn über die Störung geredet wird.

> **Tipp**
>
> Für Könnerinnen: Die Störung hat immer
> Vorrang.

Zum Schluss noch ein Rat von einer Könnerin: »Bevor ich in eine Besprechung, ein Meeting, eine Konferenz gehe, sammle ich mich einen Moment, gehe
gedanklich den wahrscheinlichen Verlauf durch
und achte auf meine körperliche Spannung, damit
ich weiß, wie ich emotional drauf bin, atme einmal
tief durch – und dann los und dann gelingt's.«

Wenn Männer und Frauen miteinander kommunizieren

Frauenstimmen klingen anders als Männerstim-
men. Männer treten anders auf als Frauen, beide
haben unterschiedliche Arten, ihrem Gegenüber
Interesse zu signalisieren, sie bewerten ein Gespräch nach verschiedenen Kriterien als gelungen
oder gescheitert. Was wissenschaftlich geschlechtsspezifische Kommunikation heißt, führt im Alltag
zu Stoßseufzern wie: »Er versteht mich nicht!« und
zu der Frage: »Wieso versteht sie mich nicht?«
   Eins kann gar nicht überschätzt werden: Menschen werden einem Geschlecht zugeordnet, und
es wird von ihnen ein dem Geschlecht entspre-
chendes Verhalten erwartet. Wir übernehmen diese Zuschreibungen und erleben sie als Teil unserer
Identität. So finden sich in zahlreichen Veröffentlichungen Geschlechterstereotype, wenn es um
den Zusammenhang von Kommunikation und
Führungsstil geht: Frauen kennzeichnen Aussagen
häufig als Bitten, Männer formulieren direktere
Aufforderungen, wenn sie delegieren. Männer sagen häufiger »Ich« und »Ich will«, sie reden mehr
und länger. Frauen schwächen ab – »Ich möchte«,
»Könnten Sie vielleicht?« – und kommen schnell
auf den Punkt, während Männer gerne wiederho-
len, was schon gesagt wurde.
   Das weibliche Stereotyp ist defensive Kommunikation (melodisch und gefühlsorientiert sprechen, sich entschuldigen, Aussagen fragend formu-

4

lieren, danken/bitten), das männliche Stereotyp ist offensives Verhalten (tiefe Stimme, autoritär, laut und aggressiv sprechen, dominant auftreten, die Gesprächsführung übernehmen, Themen bestimmen und sich durchsetzen). Das sind wohlgemerkt Erwartungen, die wir im Alltag gerne als Wahrheiten auffassen. Erwartungen sind es auch bezogen darauf, wie man richtig führt.

Wenn wir all das wissen, warum verhalten wir uns dann (noch immer) so? Es ist der Weg des geringsten Widerstandes, Männer und Frauen verhalten sich stereotyp, weil sie den Erwartungen der anderen entsprechen (wollen). Im Führungsalltag, der von männlichen Stereotypen bestimmt ist, führen diese Erwartungen weibliche Führungskräfte in Konflikte.

Eine Studie über geschlechterstereotype Erwartungen an Führungskräfte kommt zu dem Ergebnis: Männliche Führungskräfte haben es bei der Bekanntgabe negativer Entscheidungen leichter als weibliche. Verglichen wurden Frauen und Männer, die unerfreuliche Entscheidungen fällen und den Betroffenen mitteilen mussten. Verhielten sich weibliche Chefs dabei relativ sachlich und ohne erkennbare Empathie, wurde die Entscheidung tendenziell als unfair und die Führungskraft als aversiv empfunden. Bei männlichen Führungskräften wurde hingegen das gleiche Verhalten als adäquat akzeptiert. Das heißt: Der Rollenkonflikt erschwert es der weiblichen Führungskraft, in kritischen Situationen akzeptiert zu werden.

Weibliche Führungskräfte arbeiten häufig in einem Zwiespalt: Es wird von ihnen eine maskulin geprägte Dominanz erwartet (Durchsetzungsvermögen) und gleichzeitig eine feminine Freundlichkeit. Für Männer in Leitungspositionen ist die Situation einfach: Status- und Geschlechterrolle stimmen überein. Im Zweifelsfall verhalten sich Chefinnen also immer »falsch«.

Zum Umgang mit Zeit und Macht in Gremiensitzungen

Unter Männern gilt die Regel: Wer am längsten redet, ist der Klügste. Eine Strategie des Aufplusterns, des Sich-wichtig-Machens, die in Gremiensitzungen das Zeitbudget aller, besonders aber die Nerven der Frauen strapaziert. Was tun? »Wir sind mehr als ein Drittel Frauen; nach der Theorie der kritischen Masse können wir das Vorgehen kippen«, sagte sich eine Gruppe von Ärztinnen in einem Verband. Im Workshop berichteten sie über ihr Vorgehen:

»Wir wollten eine neue Kultur schaffen, um das zeitliche Verbrauchtwerden einzugrenzen. Unsere neue Regel war: Wer die Sache am schnellsten auf den Punkt bringt, ist der oder die Klügste. So haben wir dann, um die Sitzungen abzukürzen und die Qualität der Beiträge der anderen Frauen zu würdigen, verabredet, dass wir uns positiv auf die Vorrednerin beziehen: Frau Prof. XY hat ja ausgeführt, dass... Ich stimme ihr da voll zu und füge noch an, ...« Wir dachten erst, das klappt! Wir waren viel früher fertig und sind dann nach Hause gegangen, schließlich haben wir ja noch ein anderes Leben.«

Und die Männer? »Die gingen in die Kneipe und haben dort alles nachgeholt und unsere Beschlüsse wieder gekippt.«

Ärztliche Macht ist immer auch durch die Sprache reproduziert worden: durch das herabsetzende, dominante, keinen Widerspruch duldende Kommunizieren von Chefärzten während der Visite und die Art, ihre Oberärztinnen und Assistenzärzte in Angst zu versetzen oder zu Mitläufern zu degradieren. Auf die Zufriedenheit von Patienten hat der dominante Sprechstil der Ärzte aber keinen Einfluss. Er entspricht dem Stereotyp. So kreieren Ärzte mit der Verwendung direktiver Kommunikation hierarchische Beziehungen. Sie sagen zur Patientin: »Sie werden morgen operiert!« Oder zur Assistenzärztin: »Sie übernehmen morgen die erste OP«.

Ärztinnen verwenden *indirekte* Kommunikationsformen, die die Statusdifferenzen minimieren und die soziale Verbindung betonen, indem sie z. B. Vorschläge zu gemeinsamen Handlungen formulieren – eine Kommunikation, die geeignet ist, Hierarchien »aufzuweichen.« Ärztinnen haben besonders dann zufriedene Patientinnen und Patienten, wenn auch sie entsprechend dem Geschlechterstereotyp kommunizieren: also emotional und partnerschaftlich. Treten sie kühl und dominant auf und entsprechen eher der männlichen Geschlechtsrolle, sinken Patienten- und Patientinnenzufriedenheit.

Mehr als tausend Worte – die Körpersprache

Sind Sie eine Chefärztin, Oberärztin, Professorin? Lässt sich Ihr sozialer Status, Ihre »Rangordnung«, Ihre gesellschaftliche Stellung aus Ihrer Körpersprache erschließen? Sieht man Ihnen die Chefin an?

»Man kann nicht nicht kommunizieren«, so der Kommunikationsexperte Paul Watzlawick. Und: »Man kann nicht nicht wirken.« Die Körpersprache folgt einem Code: Alle haben an ihrem Arbeitsplatz und in ihrer gesellschaftlichen Rolle fest umrissene Erwartungen (Stereotypen) zu erfüllen. Diese Erwartungen und die Vorstellung, wie eine Chefärztin sein soll, prägen die Körpersprache: Sie ist der Spiegel der Rolle. Mehr noch: Wir sprechen mit unserem Körper, und unsere Körpersprache ist deutlicher als die Wörter. Der Körper reagiert immer spontan und kann sich nicht so verstellen oder lügen, wie Wörter es tun.

> **Der Körper ist primär – nicht das Wort: Sagt Ihr Mund nein, Ihr Körper aber ja, glaubt man Ihrem Körper.**

Unsere Wirkung auf andere Menschen bestimmt zu
- 55% unsere Körpersprache,
- 38% unsere Stimme,
- 7% das, was wir sagen.

Und natürlich spielt das Geschlecht eine wesentliche Rolle. Frauen wirken anders als Männer, weil sie anders auftreten als Männer:

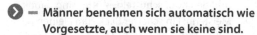

> - **Männer benehmen sich automatisch wie Vorgesetzte, auch wenn sie keine sind.**
> - **Frauen benehmen sich automatisch wie Mitarbeiterinnen, auch wenn sie Vorgesetzte sind.**

Wer Autorität ausstrahlt, wird als Chefin wahrgenommen und ernst genommen. Dazu gehört auch, die Körpersprache als Waffe einzusetzen. Mit ihr lassen sich Machtpositionen erkämpfen, ausbauen, verteidigen und die eigenen Interessen durchsetzen. Wie wirkt der Körper dabei (mit), wenn Hierarchien errichtet und aufrechterhalten werden?

Wie können Machtverhältnisse verändert werden? Eines ist sicher:

Frauen sind erfolgreich, wenn sie aufhören, sich mit widersprüchlichen Körpersignalen selbst ein Bein zu stellen.

Dazu nun mehr:

Wortlos sprechen und führen

Ein Blick und die Männer benehmen sich, eine Handbewegung und es herrscht Ruhe, ein Lächeln und die Stimmung geht um 10 Grad hoch – ein Traum? Nein, diese Chefin ist selbstbewusst, das strahlt sie aus, und sie kann sich daher durchsetzen. Sie hat geübt und besitzt Körpersprache-Kompetenz. Was heißt das? Sie kennt die Vokabeln der Körpersprache: Körperhaltung, Blick, Mimik, Gestik, Stimme. Sie weiß, der Körper spiegelt die Gedanken. Diese Chefin hört, was ihr Gegenüber sagt, und sieht an deren Körpersprache, was sie fühlt und wie sie denkt.

> **Zuhören und Körpersprache wahrnehmen ist wie ein Film mit Untertitel.**

Wer geübt ist, braucht nur einen Blick auf den anderen und weiß, was los ist: »Sagen Sie nichts, ich sehe es Ihnen schon an: Ärger auf Station?« Körpersprache bei anderen wahrnehmen ist die eine Seite. Die andere: Eine eigene, kongruente Körpersprache entwickeln und einsetzen. Eine Körpersprache, die mit den eigenen Wünschen in Einklang steht und authentisch ist. Nur wenn die Körpersprache stimmig ist, kann sie wirken. Wie das geht? Hier ein paar Zutaten für Ihr persönliches Rezept:
- Haltung zeigen
- Blickkontakt halten: Die Macht der Augen
- Mit einer Handbewegung: Die Gestik
- Der Ton macht die Musik: Die Stimme

- **Haltung zeigen**
Die äußere Haltung spiegelt die innere Haltung. Beides ist untrennbar miteinander verbunden. Ihre Haltung bestimmt ganz wesentlich das Bild, das andere von Ihnen haben. Wie andere Sie sehen – das Fremdbild – ist eine Mischung aus eigener In-

szenierung und fremder Deutung. Als Vorgesetzte stehen Sie immer auf einer Bühne. Wie Sie wirken, beginnt damit zu wissen, was Sie wollen, und dies verbal und nonverbal glaubwürdig zu vermitteln.

Männer stehen, gehen und sitzen anders als Frauen. Männer machen sich breit und wichtig, raumgreifend stellen sie ihre Dominanz zur Schau. Eine körpersprachliche Expansion können wir beobachten und ein Prinzip: So werden Machtpositionen besetzt und verkörpert. Frauen machen sich schmal, eine raumreduzierte Körperhaltung, die einst als anmutig galt, in einer Führungsposition aber bewirkt, dass sie übersehen werden und man ihnen nichts zutraut. Die Ungleichheiten, der geringe Anteil von Frauen in hohen Leitungsfunktionen schlagen sich in der Körpersprache nieder, bzw. die Körpersprache kommuniziert täglich diese Machtverhältnisse.

Und Sie? Treten Sie Ihren Mitarbeitern und Mitarbeiterinnen gegenüber körpersprachlich dominant und resolut auf? Wie gehen Sie? Wie stehen Sie? Wie sitzen Sie?

- Chefinnen stehen mit beiden Beinen im Leben, sie verteilen das Körpergewicht gleichmäßig auf beide Füße, sie stehen breitbeinig und fest.
- Der aufrechte Gang vermittelt Aufrichtigkeit und Rückgrat.
- Nehmen Sie mehr Raum ein:
  - Beim Gehen und Stehen die Arme locker und frei hängen lassen. Geben Sie sich selbst mehr Ellenbogenfreiheit.
  - Beim Sitzen stellen Sie die Füße nebeneinander, oder Sie schlagen die Beine übereinander und halten sie ruhig. Auch hier gilt: In der Ruhe liegt die Kraft.

Diese Haltungen sind traditionell unweiblich. Sie haben den großen Vorteil, dass Sie wenig Muskelanspannung und Körperbeherrschung brauchen, um sich locker und unverkrampft zu bewegen. Sie präsentieren eine entspannte »männliche« Haltung, die einen hohen kommunikativen Status signalisiert. Sie und ihre Körpersprache sind im Gleichgewicht. Da ist es dann leicht, Haltung zu bewahren: Durch dumme, persönliche, unpassende Fragen und Aktionen sind Sie nicht aus der Ruhe zu bringen, sie bleiben souverän.

- **Blickkontakt halten: Die Macht der Augen**

Wenn Frauen Blickkontakt suchen, dann lächeln sie meist. Ihr Blick wirkt freundlich und harmlos. Männer lächeln nicht und werden als seriös und ernst wahrgenommen. Sie halten den Blickkontakt, manchmal starren sie; dieser Blick ist ein Machtmittel. Frauen brechen den Blickkontakt dann schnell ab. Wegschauen ist eine Demutsgeste, die auffordert: »Beiß zu!« Sie wirkt wie eine Selbstsabotage.

Wie kommen Sie zur Tür herein? Zur Besprechung? Schauen Sie mit festem Blick in die Runde? Sehen Sie jede/jeden kurz an? Dann signalisieren Sie: »Jetzt komme ich!« Mit einem (sicheren) Blick haben Sie sich Respekt verschafft. Ein starker Auftritt.

> **Die Macht der Augen**
> - Den Blicken standhalten, nicht ausweichen, sicher zurückblicken, das macht sicher. Wer wegschaut, hat verloren.
> - Den Blickkontakt suchen: In Eröffnungssituationen bei Besprechungen, Gesprächen, Verhandlungen oder Vorträgen den Blickkontakt mit allen Anwesenden aktiv aufnehmen, der Reihe nach. Ein, zwei Sekunden für jede/n reichen, um ernst genommen zu werden.
> - Mit Blicken warnen: Jede kennt die Situation, ein Witz über Frauen wird erzählt, die Männer lachen herzlich, die Frauen lächeln unsicher oder schauen weg. Besser und viel wirkungsvoller: Warnblick aufsetzen, den anderen fest fixieren, die Stirn runzeln und den Kopf schütteln. Mütter sind darin Meisterin: Ein scharfer Blick zum kleinen Sohn, und er nimmt die Hand vom Feuerzeug.
> - Wer sich wehrt, verschafft sich Respekt, vor anderen und vor sich selbst.

- **Ein Gesicht spricht Bände: Die Mimik**

»So geht das nicht!« Wenn ein Vorgesetzter diesen Satz sagt, korrigiert der Mitarbeiter oder die Mitarbeiterin den Fehler sofort. Sagt eine Vorgesetzte denselben Satz, beginnt der Mitarbeiter sich zu rechtfertigen, zu widersprechen, vielleicht ist er sogar beleidigt. Warum?

Der Vorgesetzte hat böse und entschlossen geschaut, die Vorgesetzte eher bedauernd, und sie hat gelächelt. Bei ihm waren Inhalt und Mimik stimmig, das passende Gesicht verhilft dem Satz zur beabsichtigten Wirkung. Bei ihr standen Inhalt und Mimik im Widerspruch: Das Lächeln wischt die Kritik aus, und es entstehen Missverständnisse. Der Mitarbeiter hat seine Vorgesetzte nicht verstanden: Was meint Sie? Er ist verwirrt: Was will Sie? Er ist nicht überzeugt: Ist es wirklich ein Fehler?

Warum lächeln weibliche Vorgesetzte, wenn sie Fehler korrigieren, Kritik üben, schlechte Nachrichten überbringen oder negatives Feedback geben müssen? »Ich will nicht hart sein zu meinen Mitarbeitern, was ich sagen muss, ist schon hart genug«, ist die Begründung. Aber:

> **Wer ernst genommen werden will, lächelt nicht.**

Das gilt auch aus der Perspektive der Mitarbeiterinnen: Unbewusst und automatisch lächeln Frauen zur Unzeit und senden widersprüchliche und zwiespältige Botschaften. Wer lächelt, wenn der Chef kritisiert, will gute Miene zum bösen Spiel machen, die Wirkung ist ganz anders: Der Chef fühlt sich provoziert (nicht ernst genommen) und brüllt erst recht, sie lächelt fester, und er brüllt noch lauter. Ein Missverständnis nimmt seinen Lauf.

> **Dominanzprinzip der Körpersprache** Widersprechen sich verbale und nonverbale Botschaft, glaubt der Empfänger der Körpersprache.

Blickkontakt und Lächeln, diese Kombination wirkt freundlich und nett. Blickkontakt ohne Lächeln kann je nach Mimik drohend, seriös, skeptisch, ernst oder besorgt wirken. Entscheiden Sie, wie Sie wirken wollen, nett oder kompetent?

Tipp		
Lächeln Sie einen Tag lang nicht, und lassen Sie sich von der Wirkung überraschen!		

Wenn Sie lächeln, tun Sie es nicht automatisch, sondern bewusst. Lächeln Sie huldvoll, wie eine Königin.

- **Mit einer Handbewegung: Die Gestik**

Das Podium ist hochkarätig besetzt, mehrere Frauen in Führungspositionen diskutieren mit. Ihre Argumentation ist klar und prägnant. Sie sprechen frei, ihre Augen kleben nicht am Blatt, sie reden langsam mit Pausen, das wirkt souverän und erzeugt Spannung, sie halten Blickkontakt zum Publikum, man hört ihnen zu. Profis? Ja, wenn nur die Hände nicht wären! Schon bei der Vorstellung, als die Positionen genannt wurden, wanderten die Hände ins Gesicht. Eine Geste der Scham. Was sagen Hände sonst noch?

- **Unsicherheit/Verschlossenheit:** Die Hände sind gefaltet, die Finger verschränkt, die Daumen oder Ringe werden gedreht.
- **Nervosität:** Die Hände flattern zum Kuli, zum Haar, zu den Unterlagen, zur Kleidung, zum Kuli.

Tipp		
Halten Sie die Hände ruhig und lassen Sie sie auf dem Tisch; bewegen Sie stattdessen die Zehen in den Schuhen (das sieht keiner).		

Was können die Hände für Sie tun? Unterstreichen Sie mit Ihren Händen, was Sie sagen, also Ihre Wichtigkeit. Gesten zeigen Ihre Macht, wenn Sie einen Vorschlag vom Tisch wischen, oder Ihre Ohnmacht, wenn Sie die offenen Hände zeigen. Nebenbei lassen sich die Gesten der Nervosität auch nutzen: Wenn Sie mit abgewandtem Blick mit dem Kuli spielen, signalisieren Sie, dass der Gesprächspartner auf den Punkt kommen soll.

- **Der Ton macht die Musik: Die Stimme**

»Wenn ich schreie, verliere ich jede Autorität, wenn ich mit hoher Mädchenstimme spreche, auch.« Eine Erfahrung, die nicht überrascht. Die Stimme ist ein Führungsinstrument, sie vermittelt eine Botschaft unabhängig davon, was gesprochen wird. Wir hören keine »Tonsuppe«, es ist der Tonfall – die Lautstärke, Stimmlage, Modulation, das Tempo und die Pausen – der bestimmt, wie das Gesagte ankommt und was es bewirkt.

4

❯ Eine tiefe Stimme suggeriert Autorität, Seriosität, Verlässlichkeit, Verantwortungsgefühl und Durchsetzungskraft. Und erzeugt Wirkung, auch die, dass Sie nicht unterbrochen werden.

> **Tipp**
>
> ▬ Senken Sie Ihre Stimme bewusst ab, wenn es wichtig ist, dass man Ihnen zuhört (und wann ist es das nicht?).
> ▬ Eine Anweisung ist keine Frage, sprechen Sie also mit fester Stimme und laut, und senken Sie die Stimme am Ende der Sätze ab.
> ▬ Pausen lassen Ihre Aussage gewichtiger und überlegter erscheinen.

Hören Sie sich beim Sprechen zu. Die eine oder andere ist mit einer tiefen Stimme gesegnet, alle anderen üben und eignen sich eine erwachsene Stimme an: Sie sprechen laut genug und beherrscht, gut moduliert (nicht monoton), überlegt, langsam und ruhig und hören sich ernst zu nehmend, selbstsicher, beruhigend und kraftvoll an.

Auf den Körper achten

Bestimmt unser Denken und Fühlen unsere Körpersprache, oder ist es umgekehrt: Bestimmt der Ausdruck unseres Körpers das Denken und Fühlen? Jeder Gedanke, den wir fassen, beeinflusst unsere Gefühle, das zeigt unser Körper. Körper, Gefühle und Gedanken bilden ein untrennbares Ganzes ohne Anfang und Ende, wie in einem Kreis. Unsere Körpersprache ist reflexiv, und das hat Folgen:

❯ Eine bewusste Veränderung der Körpersprache verändert nicht nur unsere Wirkung auf die anderen, sondern zugleich auch unsere eigenen Gedanken und Gefühle.

So wachsen Chefinnen in ihre Rollen hinein.

Der virtuose Auftritt, die selbstsichere Erscheinung, der souveräne Eindruck, die verbale und nonverbale Kommunikationskompetenz guter Chefinnen, das alles kommt nicht von selbst, das alles lässt sich lernen. Die gute Chefin fällt selten vom Himmel, ihre Fähigkeiten sind erworben. Das Zauberwort heißt: Veränderungskompetenz.

4.5 Souverän in die Öffentlichkeit!

Isabell Lisberg-Haag, Uschi Heidel

Die Pressestelle der Universität fragt nach einer kurzen und knackigen Zusammenfassung der neuen Forschungsergebnisse, ein Journalist ruft an und möchte auf den Medizinseiten eine kurze Geschichte über Sie schreiben, eine Selbsthilfegruppe lädt Sie zur Live-Sendung ins Radiostudio ein – und das alles neben dem täglichen Job!

»Wie lästig!«, denken die meisten und halten solche Anfragen für überflüssig. Sie haben sicherlich mindestens ein Beispiel zur Hand, wie unseriös Journalisten mit wissenschaftlichen Erkenntnissen umgehen. Natürlich gibt es solche Kollegen, und es sind schon Beiträge erschienen, die der Forscherin die Haare zu Berge stehen ließen. Dennoch: Die Medien brauchen Sie als kompetente Expertin, und Sie brauchen die Medien, denn längst reicht es nicht mehr, im eigenen Fachgebiet gut zu sein.

In der Mediengesellschaft ist es auch für Wissenschaftlerinnen und Wissenschaftler wichtig, Gesicht zu zeigen. Viele Forschungen und neue Therapien haben gesellschaftliche Relevanz, und die Öffentlichkeit hat Interesse an und ein Recht auf diese Informationen. Nicht zu vergessen: Forschung wird immer noch vorwiegend mit Steuergeldern bezahlt. Professionelle Kommunikation wirkt auch nach innen: Kollegen und Geldgeber nehmen Medienpräsenz wahr – diese dient dazu, sich in der eigenen Community zu platzieren.

Wissenschaft boomt: Noch nie gab es so viele Fernsehsendungen, die mit dem Thema Wissen Quote machen. Zeitungen präsentieren auf Wissenschafts- und Hochschulseiten Forschungsergebnisse mit gesellschaftlichem Bezug, und Magazine drucken Sonderhefte zu wissenschaftlichen Schwerpunkten. Medizinische Themen sind besonders gefragt, sie versprechen Heilung und werden von vielen als Lebenshilfe begriffen.

Deshalb sind Medien auf kompetente Gesprächspartner angewiesen: Je versierter eine Wissenschaftlerin kommunizieren kann, desto größer die Chance, die eigenen Themen wirkungsvoll zu präsentieren. Journalistische Artikel bekommen mehr Substanz, und in den Medien entsteht eine größere Vielfalt. Überlassen Sie die öffentliche Kommunikation nicht den »üblichen Verdächtigen«!

Das heißt nicht, einer bedingungslosen Popularisierung das Wort zu reden. Akademikerinnen und Akademiker sollten zu beidem fähig sein: Mit einem breiten Publikum allgemeinverständlich über komplexe Themen zu diskutieren und ebenso in den eigenen Kreisen den Fachdiskurs zu führen.

> ❯ **Die Darstellung von Wissenschaft liegt maßgeblich in der Hand der Wissenschaftlerinnen und Wissenschaftler. Angemessene Berichterstattung gelingt durch ein richtiges Verständnis der Medien, des Wissenschaftsjournalismus und seiner Arbeitsweisen sowie durch die Zusammenarbeit mit Journalisten.**

Wissenschaft und Journalismus sind sich ergänzende Systeme der Gesellschaft. Beide produzieren Informationen und vermitteln Wissen – auf unterschiedliche Art und für verschiedene Zielgruppen.

- **Das Wichtigste zuerst**

So wie Journalisten Sie als Experten für ein bestimmtes Thema ansprechen, so möchten Journalisten von Ihnen als Partner mit Medienkompetenz wahrgenommen werden. Also: Dialog auf Augenhöhe!

Journalisten sind immer auf dem Sprung, picken sich einen Aspekt heraus, ohne das große Ganze im Blick zu haben, sie arbeiten oberflächlich und sind sensationsgierig. Hand aufs Herz: Bilder wie diese schwirren Ihnen auch durch den Kopf, wenn Sie an Medienvertreter denken. Doch wer erfolgreich mit den Medien zusammenarbeiten will, muss wissen, wie Journalisten ticken.

- **Wie Journalisten ticken**

Journalisten sind stark umworbene Menschen. Um ihre Aufmerksamkeit buhlen Politik, Wirtschaft, Sport, Lokales, Kultur und Wissenschaft. Täglich muss der Journalist sehr viele Informationen – E-Mails, Pressemitteilungen, Newsletter, Einladungen – sichten und auswerten: Könnte das meine Leser interessieren? Gibt es Anknüpfungspunkte an ihre Lebenswelt? Kann ich das Thema spannend »rüberbringen«? Erst wenn ein Ja als Antwort folgt, wird aus der Information vielleicht eine »Story«. Doch bevor Journalistinnen und Journalisten ihre

Leser gewinnen können, müssen Chefredakteurinnen überzeugt werden, dass gerade dieses Thema unbedingt veröffentlicht werden sollte: In der Zeitung, in Radio und Fernsehen sind Platz und Sendezeit begrenzt; viele Journalisten konkurrieren um ihren Auftritt. Da haben Langweiliges und Unverständliches keine Chance.

Der Zeitdruck in Redaktionen ist hoch. Manchmal müssen Journalisten ihre Beiträge in wenigen Stunden produzieren. Das heißt: Schnell einen Überblick gewinnen und das Wichtigste erfassen. Stellen Sie sich vor, Sie haben einen Unfall. Auf Ihrem Handy ist noch ein Guthaben von 5 Euro, Sie rufen Ihre Familie an und erzählen vermutlich in aller Ausführlichkeit, wie es zu dem Unfall kam. Eine Journalistin hingegen würde so telefonieren, als ob sie über ein Guthaben von 50 Cent verfügt: Sie würde nicht chronologisch und nicht alles erzählen, sondern die entscheidende Information zuerst: »Ich hatte einen Unfall und bin unverletzt.«

> **Ihre Kommunikation mit den Medien**
> Was habe ich
> - Wichtiges
> - Nützliches
> - Spannendes
> - Überraschendes
>
> *kurz und prägnant* mitzuteilen?

- **Klare Botschaft**

Sie wollen Journalisten mit einer Pressemitteilung auf Ihre Forschung aufmerksam machen, Sie veranstalten eine Tagung, Sie wollen Bürger über die Medien zum Tag der offenen Tür einladen. Denken Sie daran: Die durchschnittliche Leserin investiert im Schnitt 20 Sekunden, um zu entscheiden, ob sie einen Artikel weiterliest oder zum nächsten springt. Das Nicht-zu-Ende-Lesen ist bei Zeitungen und Zeitschriften der Normalfall, das »Zappen« bei Radio und Fernsehen auch. Also: Aufsehen erregen und dann eine überzeugende Botschaft vermitteln.

Auf keinen Fall dürfen Sie Journalisten langweilen, im Gegenteil: Sie müssen die Medienprofis mit Ihrer Information gewinnen. Erst dann erreichen Sie die Leser und können sich in den Medien platzieren. Wie gelingt das?

Überlegen Sie zunächst, wie Ihre Kernbotschaft lautet. An welches Medium wollen Sie sich richten, und wie sieht Ihr Publikum aus? Für eine Boulevardzeitung müssen Sie Informationen anders aufbereiten als für die Medizinseite einer überregionalen Tageszeitung oder für das *Deutsche Ärzteblatt*.

■ **Ist mein Thema interessant?**

Verabschieden Sie sich von Ihrer Fachsprache, und versuchen Sie mit den Augen eines Laien auf Ihr Thema zu schauen. Oder fragen Sie eine Person, die nichts mit Ihrem Beruf zu tun hat: »Was findest du an meinem Thema interessant? Worüber möchtest du mehr erfahren?« Dann haben Sie einen Anker, um Ihr Anliegen festzumachen.

Sagen Sie gleich im ersten oder zweiten Satz Ihrer Pressemitteilung oder Einladung, worum es geht. Wenn Sie etwas aus Ihrer Forschung vermitteln wollen, fangen Sie mit dem wichtigsten Ergebnis an. Wenn Sie zu einem Vortrag einladen, stellen Sie einen spannenden Aspekt an den Anfang. Versuchen Sie dabei, an die Lebenswelt Ihrer Adressaten anzuknüpfen: »Warum ist mein Thema für diese Menschen wichtig?« Geben Sie sich eine klare Antwort. Wenn Sie Journalisten überzeugen, werden diese auch ihre Leser überzeugen.

> **Tipp**
> Konzentrieren Sie sich auf das Wesentliche. Liefern Sie keine Fülle von Daten und Details, denn darin geht die eigene Botschaft leicht unter.

■ **Schreiben Sie kraftvoll**

❯ **Verständlichkeit ist oberstes Gebot.**

Journalistinnen und Journalisten müssen das Thema sofort erkennen. Schreiben Sie einfache, nicht zu lange Sätze. Schachtelsätze sind tabu. Hauptsachen gehören in Hauptsätze, sie machen Texte klar und kraftvoll. Nutzen Sie Verben im Aktiv, dadurch kommt Bewegung in die Sache. Achtung vor Sprachklischees – »erstrahlt in neuem Glanz, wie Pilze aus dem Boden schießen« – solche Wendungen sind abgenutzt und langweilig.

Farbe und Spannung entstehen nicht durch vermeintlich kunstvolle Sprachkonstruktionen, sondern durch *präzise* Schilderung. Nennen Sie die Dinge beim Namen, werden Sie *konkret*.

Pressemitteilungen, Einladungen, Texte brauchen einen »Appetitanreger«: eine packende Überschrift. Schreiben Sie diese erst, nachdem Ihr Text fertig ist. Bei einem gut durchdachten Text drängt sich die Schlagzeile von selbst auf. Das klingt etwas idealistisch, zeigt aber, worauf es ankommt: die Kernbotschaft des Artikels fokussiert in eine Überschrift zu bringen oder einen wichtigen Aspekt hervorzuheben.

> **Tipp**
> Versetzen Sie sich in die Lage der Medien. Informieren Sie sich über Themen, Leserschaft und Profil des jeweiligen Mediums. Dann können Sie gezielt handeln. Liefern Sie schnell anschauliche Informationen, und seien Sie eine interessante Gesprächspartnerin.

■ **Angst vor Fragen?**

Das direkte Gespräch mit Expertinnen und Experten ist für Journalisten interessant. Sie erhalten Informationen aus erster Hand, können nachfragen und bringen durch Zitate Leben in einen Bericht. Wenn Sie wissen, wie Journalisten arbeiten, können Sie sich gut auf den Kontakt mit der Presse vorbereiten.

■ **Ihre (Rück-)Fragen vor den Fragen**

Sie erhalten einen Anruf mit der Bitte, einige Fragen zum aktuellen Projekt zu beantworten. Das Wichtigste: Die Fragen nicht sofort beantworten, sondern zunächst die Rahmenbedingungen klären:
— Wer ruft mich an?
— Für welches Medium arbeitet die Journalistin? Print, Hörfunk, Fernsehen?
— Wo soll der Beitrag erscheinen?
— Was möchte er/sie genau: ein längeres Interview oder ein Zitat zu einem aktuellen Thema?
— In welcher journalistischen Form wird das Interview veröffentlicht: Meldung, Bericht, Reportage, Interview?
— Wann soll der Beitrag erscheinen?

Damit Sie sich vorbereiten können, bitten Sie die Journalistin, das Thema des Interviews einzukreisen und Ihnen einige Stichwörter zu nennen. Fordern Sie nicht die geplanten Fragen an, denn so entstehen vorformulierte Antworten. Das Interview lebt vom gesprochenen Wort.

> **Tipp**
>
> Fragen Sie sich vor einer Zusage zum Interview: Ist der Journalist, das Medium und das Thema ein Forum für meine Botschaft und meine Sachkenntnis?

▪ Sie haben zugesagt

Vereinbaren Sie einen konkreten Zeitpunkt, damit Sie sich vorbereiten können. Denken Sie an den Zeitdruck, der in den Redaktionen herrscht. Erstellen Sie eine kurze Liste mit den wichtigsten Stichworten zum Thema, und verifizieren Sie Zahlen und wichtige Ergebnisse.

▪ Sie sprechen miteinander

Sie sind Spezialistin in Ihrem Fach und kennen alle Details. Versetzen Sie sich in die Rolle des Journalisten oder der Leserin der Zeitung, und beachten Sie bei Ihren Antworten Folgendes:
- Was ist das Wichtigste an meinem Thema?
- Was kann ich als bekannt voraussetzen, was muss ich erklären?
- Wie kann ich Neugier wecken?
- Was ist zu kompliziert, was sollte ich deshalb besser nicht erwähnen?
- Was kann ich anschaulich machen?
- Gibt es treffende Bilder oder Vergleiche?

▪ Fassen Sie sich kurz!

Auf Durchsicht des Textes vor Veröffentlichung haben Sie kein Recht, diese muss vor dem Interview verbindlich vereinbart werden. Das Recht am eigenen Wort gilt nur bei Interviews, die *als solche* gedruckt/gesendet werden. Wenn Sie nicht möchten, dass eine persönliche Bemerkung, die Sie während des Gesprächs äußern, veröffentlicht wird, sagen Sie dies sofort.

Machen Sie eine Veröffentlichung nicht grundsätzlich von einer Genehmigung abhängig. Bieten Sie Ihrem Gesprächspartner vielmehr bei komplizierten Sachverhalten an, den Beitrag auf die fachliche Richtigkeit zu prüfen. Korrigieren Sie dabei nicht den Stil des Beitrags, denn für diesen Part ist der Journalist zuständig, er kennt seine Leser besser.

▪ Ihr kompetenter Auftritt

Sie sind zu einer Podiumsdiskussion eingeladen, Sie werden im Radio interviewt: Auftritte in der Öffentlichkeit gehören für Frauen in Führungspositionen zum Berufsalltag. Dabei gibt es einige Dinge, auf die Sie achten sollten.

Machen Sie sich vor einem Auftritt Ihre Stärken bewusst:
- Auf welchem Gebiet bin ich Expertin?
- Was macht mich besonders?
- Was unterscheidet mich von anderen?
- Welche Erfolge habe ich zu verbuchen?

Vertrauen Sie auf Ihre Kompetenz, Ihre Persönlichkeit und Ihre Ausstrahlung:
- Bringen Sie Ihr Wissen selbstbewusst und souverän ein. Schließlich sind Sie als Expertin gefragt.
- Zeigen Sie Leidenschaft für Ihre Arbeit. Das wirkt authentisch und überzeugend.
- Sprechen Sie von Ihrer Karriereplanung und von Ihrer Kompetenz, nicht von Glück und Zufall. Sie sind eine Führungskraft!
- Bleiben Sie sachlich, ohne spröde oder abweisend zu wirken: Frauen werden gern nach Privatem gefragt, oder das Private wird zu stark in den Vordergrund gerückt. Lassen Sie sich darauf nur insoweit ein, als es für das Verstehen Ihres Werdegangs und Ihrer Persönlichkeit notwendig ist. Sie müssen nicht auf jede Frage antworten.

▪ Achten Sie auf Ihre Körpersprache

Halten Sie aktiv Kontakt mit Ihrem Interviewpartner durch offene, zugewandte Körperhaltung und Augenkontakt. Sprechen Sie laut und langsam genug. Das strahlt Selbstbewusstsein und Sicherheit im Auftreten aus.

▪ Das passende Outfit

Ziehen Sie die Kleidung an, in der Sie sich wiederfinden und wohlfühlen. Ein öffentlicher Auftritt verlangt seriöse Kleidung wie Kostüm oder Jackett, die aber weder steif noch maskulin wirken sollte.

Tipp

Ein Besuch bei der Farb- und Stilberaterin gibt Sicherheit und erleichtert den Griff zum richtigen Kleidungsstück.

4.6   Konkurrenz: Ich und die anderen

Ulrike Ley

Konkurrenz unter Frauen ist kein Tabu mehr. Seit Frauen langsam, aber stetig Führungspositionen erobern, treffen sie auf ihrem Karriereweg nicht mehr nur auf Männer, sondern auch auf andere Frauen – Konkurrentinnen.

Männer und Frauen sehen sich so lange nicht als Konkurrenten, wie ihre Interessen und Ziele verschieden sind. So waren bisher Männer für Männer im Beruf und Frauen für Frauen im Privatleben ernsthafte Konkurrenten. Das hat sich geändert.

Dass Frauen im Beruf Nachholbedarf in Sachen Konkurrenz haben, ist weitverbreitete Meinung. Dass sie sich gegenüber Männern nicht durchsetzen (können), ist das eine, dass sie mit Frauen immer und überall konkurrieren und nicht mit Frauen zusammenarbeiten können, das andere. Von Zickenalarm und Stutenbissigkeit ist die Rede. Fast jede Frau kann eine Geschichte zu diesem Thema beitragen, mit Empörung und Wut. Was dann folgt, ist gemeinsame Ratlosigkeit. Eines ist sicher:

❯ **Keine Karriere verläuft ohne Konkurrenz, und Konkurrenz ist ein wichtiges Führungsthema.**

Bisher galt Konkurrenz unter Frauen als etwas, das zu vermeiden ist, wo immer es geht, und wo jede durch muss, wenn es sich nicht vermeiden lässt. Wir sehen Konkurrenz unter Frauen anders: als Ansporn für die eigene Entwicklung, als Potenzial, das Frauen wachsen lässt. Wer sich mit anderen misst, bekommt eine Positionsbestimmung – wo stehe ich, wie gut bin ich – und die motiviert zu Leistung. Deshalb zeigen wir, wie Frauen konstruktiv und erfolgreich konkurrieren und zusammenarbeiten können. Mit Frauen und Männern. Dazu

werfen wir auch einen Blick auch auf »die andere Seite«: Was können wir von Männern abgucken? Was machen sie besser oder einfach nur anders?

Wie funktioniert Konkurrenz zwischen Männern und zwischen Frauen? Das Konkurrenzverhalten ist grundverschieden, das sehen wir auf den ersten Blick (◘ Abb. 4.10).

Eine Männergruppe, die um eine Führungsposition konkurriert, verfolgt das Ziel, eine Hierarchie und eine Rangordnung aufzubauen. Sie konkurrieren so lange miteinander, bis über Sieg und Platz entschieden ist. Dann wird die Struktur akzeptiert, und das Konkurrenzspiel ist vorbei. Nun wird gearbeitet: unter einer Führung. Wer gut mit den anderen zusammenarbeitet, vor allem aber die Führung akzeptiert, wird belohnt. Ganz einfach.

Frauen konkurrieren miteinander um Macht und Einfluss, wenn es um die Herausbildung von Beziehungsnetzen geht – wer ist meine Freundin und wer nicht? – und um den Zugang zu Informationen aus der Gruppe. Schon die Auslöser von Konkurrenz sind verschieden, und es bilden sich verschiedene Strukturen. Frauen treten mit Frauen in Beziehung. Es gibt nicht »die Eine« an der Spitze, und die Beziehungen untereinander bleiben flexibel und dynamisch.

Wenn Frauen nun in Konkurrenzsituationen auf Männer treffen, sind beide mit Verhaltensweisen konfrontiert, die nicht zusammenpassen. Es entstehen Unverträglichkeitskonflikte.

Männer sind irritiert, sie kennen die Varianten der herrschenden Konkurrenzstrategien, faire und unfaire. Konkurrenz passt zu ihrer Rolle, und durch Übung sind die Strategien in ihr Verhaltensrepertoire fein eingeschliffen. Frauen fehlen oft die Kenntnis der Strategien und erst recht die Praxis gegenüber männlichen Konkurrenten. Und die verstehen ihrerseits weibliche Konkurrenzstrategien meist nicht.

Was wir von Männer lernen können

»Why can't a woman be more like a man?« Das war der Stoßseufzer von Prof. Higgins im Musical *My fair Lady*. Zu werden wie ein Mann, darum geht

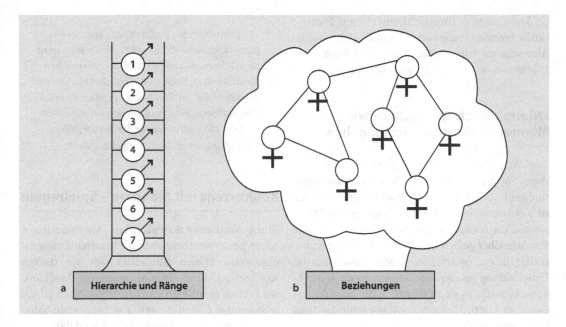

a **Hierarchie und Ränge**   b **Beziehungen**

◘ **Abb. 4.10** Strukturen geschlechtstypischen Konkurrenzverhaltens: **a** Hierarchien (m), **b** Beziehungen (w)

es nicht. Es geht darum, die Regeln der Männer zu kennen, anzuwenden und für uns zu nutzen. Denn diese sind mit ihnen ja offensichtlich erfolgreich.

Frauen haben es nicht leicht in der Arbeitswelt, die nach männlichen Spielregeln funktioniert, das wissen wir ja. Ob sie nicht manchmal – so heimlich, still und leise – davon träumen, ein Mann zu sein? »Nein«, haben uns alle gesagt, »das nicht. Aber natürlich, wir können ja vielleicht etwas abgucken.«

Die Regeln der Männer beruhen auf einem zentralen Dogma, und das lautet: »Ich bin der Größte!« Und da »ich« bedeutet »ich, der Mann«, folgt daraus: »Wir Männer sind die Größten!« Alle konkreten Spielregeln leiten sich hieraus ab.

Wie lautet der Leitsatz der Frauen? »Ich bin nicht gut genug!« Und mit Blick auf die Konkurrentin: »Aber die andere ist auch nicht besser oder sogar noch schlechter.«

Die Konsequenzen aus diesen Leitsätzen sind verschieden: Männer helfen sich immer gegenseitig. Das ist wie ein Ritual. Man denkt nicht darüber nach, man tut es einfach. Jeder Mann kennt es, jeder Mann nutzt es: sich gegenseitig informieren, sich gegenseitig unterstützen, sich treffen und kun-

geln, um Positionen, um Geld und Macht. Männer kämpfen und konkurrieren miteinander, und sie verhalten sich untereinander solidarisch.

Männer fördern Männer. Und was machen Frauen? Auch sie haben ein Ritual: Frauen in Führungspositionen werden von anderen Frauen mit Argwohn betrachtet und missgünstig behandelt. Frauen behindern Frauen. Ausnahmen bestätigen die Regeln.

Die Ärztinnen, die heute Führungspositionen besetzen, sind in ihrer Karriere immer wieder damit konfrontiert worden, eine Frau zu sein, die erste Frau, die einzige Frau. Immer die *eine* Frau unter Männern zu sein, eine Exotin, dieser Status schafft einen anderen Beurteilungsrahmen, als er für die Kollegen gilt: »Ich musste immer damit rechnen, besonders scharf unter die Lupe genommen zu werden – fast so, als sei Weiblichkeit ein Defekt, der durch besondere Leistungsfähigkeit ausgeglichen werden müsse«, sagt eine Chefärztin und ärztliche Direktorin im Coaching. So weit die Männer. Und die Frauen? Konnte die Chefärztin mit der Solidarität, der Unterstützung von Frauen rechnen? »Nein«, sagt sie. »Sie warfen mir vor, eine ›männliche Frau‹ zu sein.«

Männerrituale bringen Männer weiter; Frauenrituale bremsen Frauen aus. Das muss nicht so sein. Also schauen wir uns die Regeln und Rituale der Männer an, wie wir sie für uns nutzen können.

»Nimm's doch sportlich!« – Wie Männer mit Konkurrenz umgehen

Zwei Ärztinnen bewerben sich um eine Oberarztstelle. Sie kennen sich gut, sie haben zusammen studiert und waren einmal Freundinnen, jetzt sind sie Konkurrentinnen. Die eine bekommt die Stelle, obwohl die andere besser qualifiziert ist. »Die hat mit dem Chef geflirtet, deshalb, die dumme Kuh«, erklärt die eine wütend ihrem Mann, nachdem die Entscheidung gefallen war. »Nimm es doch sportlich«, versucht er sie zu trösten. Kein Trost für sie. Denn »es sportlich zu nehmen«, wie sollte das denn funktionieren?

Frauen sehen oft nicht das Wettkampfziel »Gewinnen«, sie haben gelernt, dass das Gemeinschaftserlebnis des Spiels im Vordergrund steht. Kennen sie die Spielregeln nicht, missverstehen sie die Situation und nehmen die Angriffe im Konkurrenzkampf persönlich. Sie rahmen die Handlung anders ein als die Männer, eine »Fehlrahmung« also, bis sie die Regeln beherrschen. Reframing ist angesagt: ein »Umrahmen« im eigenen Kopf.

Wenn Frauen miteinander konkurrieren, neigen sie dazu, Entscheidungen nicht rational zu werten (die andere war noch exzellenter), sondern als persönliche Entscheidungen zu labeln: Es ist »die Chefin, diese intrigante Ziege«, die einer die Beförderung verpatzt hat. Es wird ihr persönlich übel genommen.

> **Tipp**
>
> Versuchen Sie, zu entpersonalisieren. War es die Person? Gab es klare Kriterien? Wenn ja, welche? Was sind die (persönlichen) Spielregeln? Und wenn es wirklich nur das Persönliche war, wenn es wirklich persönlich gemeint ist: Versuchen Sie sich zu distanzieren (▶ Abschn. 4.7).

> Versuchen Sie als Chefin die Entscheidungskriterien möglichst klar und transparent zu machen –gegenüber den Betroffenen wie für sich selbst. Bauen Sie möglichst ein System der Kontrolle ein. Das bedeutet: klare Kriterien des Aufstiegs, eine faire Bewerbungssituation und die Möglichkeit, eventuellen Verstößen oder Unregelmäßigkeiten nachzugehen.

Konkurrenz mit Männern – Spielregeln

Einen Konkurrenzkampf haben Medizinerinnen schon gewonnen: Sie haben die besseren Examensergebnisse. Frauen entwickeln sich zur starken Konkurrenz. Eine »Feminisierung der Medizin«, wird schon prophezeit und befürchtet. Noch gibt es sehr wenige Chefärztinnen und Lehrstuhlinhaberinnen. Oben wird es dünn. Woran liegt das?

Alle Studien zu Karrierehindernissen in der Medizin haben immer *ein* Ergebnis: Es ist die von Männern dominierte Kultur am Arbeitsplatz, die Frauen blockiert. Als wichtigstes der drei Aufstiegshindernisse identifizieren Medizinerinnen die Bevorzugung männlicher Mitbewerber (77,8%). Und 72,2% sagen: »Ich denke manchmal, dass ich eine höhere Position hätte, wenn ich ein Mann wäre.« Das sind Ergebnisse, die nirgendwo sonst in der Arbeitswelt zu finden sind, denn nirgendwo sonst sind die traditionellen Rollenerwartungen (nett sein, helfen) an führende Frauen so traditionell wie in der Medizin.

Die Medizin-Männer verteidigen ihre Positionen, ihre Macht, ihre Privilegien. Das würden wir auch tun, wenn wir sie hätten. Die entscheidende Stütze ist dabei die altbewährte Hierarchie. Sie stützt Männer und vermittelt Frauen die Illusion von der Stärke der Männer – ein Trugbild. Ohne die Rangordnung wird der C4-Professor Dr. med. Winter rasch zum unwichtigen Herrn Winter.

Wenn nun Männer im Konkurrenzkampf gegen Frauen verlieren, erleben sie ihre Niederlage als Gesichtsverlust. Gegen eine Frau zu verlieren, das ist das Schlimmste. Und: Es gibt dafür keine Verhaltensregel. Er kann nicht von ihr wie im »Bruderkampf« Revanche fordern.

Die Pharmaforscherin Nicole Meisner ist eine der jüngsten Laborleiterinnen beim Pharmakonzern Novartis. Sie hat einen einjährigen Konkurrenzkampf mit einem Kollegen bestanden, der nicht verkraften konnte, dass sie die Führungsposition bekam und nicht er. »Wir haben uns vorher gut verstanden und gut zusammengearbeitet. Nachdem ich die Leitung hatte, hat er 3 Tage nicht mit mir gesprochen und mich dann 1 Jahr lang gemobbt.« Und sie ist sich sicher: »Wäre ich ein Mann gewesen, hätte er die Entscheidung akzeptiert.« Das stimmt, das hätte den unter Männern geltenden Regeln entsprochen (▶ Abschn. 2.2). Was tun?

Die Spielregeln der Konkurrenz mit Männern

- Versuchen Sie, den Konkurrenzkampf durch Leistung für sich zu entscheiden. Aber Achtung: Leistung allein reicht nicht.
- Versichern Sie sich der Rückendeckung der Nummer 1 (des großen Chefs) gemäß der Strategie, dass Männer gewürdigt werden wollen: Respektieren Sie, dass er (noch) der Größte ist. Lassen Sie sich Ihre neue Leitungsposition von ihm absichern.
- Reagieren Sie auf der Sachebene. Männer werfen ihren Konkurrenten den Ball zu, hart. Jammern Sie nicht, wenn Sie getroffen werden. Werfen Sie hart zurück.
- Bleiben sie fair. Die faire Auseinandersetzung um eine Position rechnet sich. Aber: Lassen Sie sich nicht betrügen.
- Zweifeln Sie nicht an Ihren Fähigkeiten und an Ihrem Erfolg. Es ist eine unfaire Konkurrenzabwehrstrategie von Männern, Frauen die negativen Folgen des Erfolgs auszumalen.
- Lassen Sie sich nicht beirren durch Ärger und Neid der Verlierer. Akzeptieren Sie, dass die Beziehung gestört ist, und halten Sie die Disharmonie aus. Lassen Sie sich durch Abwertungen nicht verunsichern und einschüchtern. Behaupten Sie Ihre Position, und machen Sie weiter; damit

entwickeln Sie sich weiter. Erinnern Sie sich noch an Ihre erste Leiche in der Pathologie? Erst einmal wird einem schlecht, dann gewöhnt man sich an das Ungewohnte.

In unserem Beispiel hat der Kollege die ehemalige Konkurrentin schließlich zähneknirschend als neue Chefin akzeptiert.

Spieglein, Spieglein an der Wand – Konkurrenz unter Frauen

Ärztinnen machen Karriere, sie werden Oberärztinnen, Chefärztinnen, Dekaninnen, Lehrstuhlinhaberinnen, aber als Chefinnen werden sie oft nicht akzeptiert. Sie treffen auf eine Mauer der Ablehnung. Männer lassen sie spüren: Du bist keine von uns. Und Frauen lassen sie spüren: Du bist keine mehr von uns.

Seitdem Ärztinnen Führungspositionen ausfüllen, haben sich auch die Beziehungen am Arbeitsplatz verändert. Medizinerinnen verfügen über Sekretärinnen, sie haben eine weibliche Vorgesetzte, in Führungspositionen haben sie gleichrangige Kolleginnen.

Es gibt viele Klischees und Vorurteile über führende Ärztinnen. Und so ist es das psychologische Umfeld, das belastet, und nicht die Arbeit selbst. Für Frauen in Führungspositionen existieren keine Regeln, wie sie mit anderen Frauen umgehen müssen. Gleichzeitig treffen sie auf die Ängste der Männer, die Frauen könnten die Macht an sich reißen und sich mit anderen Frauen verbünden.

Was sind die Probleme der Chefinnen? Vorbehalte und Abwehrmechanismen werden benannt, jede hat in ihrem Berufsleben Widerstände erlebt, wenn sie sich als Führungskraft gegenüber Männern durchsetzen musste: 68% der Frauen nennen Unterschätzung, 50% Arroganz, 39% Abwertung, 29% Neid, 25% Misstrauen ihr gegenüber (▶ Abschn. 2.3). Einige der Befragten sprechen Männern die Fähigkeit, mit Frauen fair zu konkurrieren, ab. Konfrontiert mit einer weiblichen Vorgesetzten reagieren Männer demnach plötzlich so emotional aufgebracht, wie sie es Frauen gern zu-

schreiben; gemessen am tradierten Geschlechter-
bild ist eine Chefin eine Bildstörung.

Die Chefinnen selbst reagieren nervös im
Umgang miteinander: Weil sie einerseits meinen,
sie müssten anderen Frauen gegenüber nett sein,
und andererseits fürchten, sich auf eine Frau doch
nicht so verlassen zu können wie auf einen Mann.
Die Frauen fühlen sich in der Falle. Das ist eine
Konstellation, die sehr großen Stress erzeugt, eine
Konstellation, in der das Verhalten von Frauen als
»zickig« erscheint.

Wie sollen sie sich aber nun verhalten? Bis zu
welchem Grad können Frauen freundlich oder
freundschaftlich miteinander umgehen? Wo liegt
die Grenze? Wie sollen sie die Handlungen der
anderen Frauen interpretieren? Wir können hier
zunächst ein erhebliches Erfahrungsdefizit konstatieren, außerdem gibt es noch keine Regeln. Eine
große Verunsicherung durch die neue Rollenverteilung, die gibt es ganz sicher. Die Chefin weiß
nicht, wie sie die Mitarbeiterin behandeln muss,
und umgekehrt ist es auch nicht besser.

»Ich bin bewusst an die Klinik gegangen, weil sie
von einer Chefärztin geführt wird. Ich hatte immer
nur Chefs. Ich hatte die Nase voll von Männern: so
viele schwache Exemplare. Ich hatte so eine Sehnsucht, dass eine Frau es anders machen könnte«,
bekennt eine Oberärztin. Viele Frauen wünschen
sich Chefinnen. Doch dann sind sie häufig enttäuscht. Eine Assistenzärztin beklagt in der Beratung die Konkurrenz mit ihrer Oberärztin: »Sie hat
ein Problem damit, dass ich mich mit dem Chefarzt
gut verstehe. Er lobt mich viel. Aber obwohl er sie
damit ja nicht kritisiert, reagiert sie darauf wie auf
eine Bedrohung. Sie könnte es ja auch als toll empfinden, dass sie so eine gute Mitarbeiterin hat.«

Die andere Seite der Medaille – die Sicht der
Chefinnen auf ihre Mitarbeiterinnen. »Ich habe
zwei Sekretärinnen. Manchmal verliere ich die
Fassung und schreie sie an – sie krempeln einfach
nicht die Ärmel hoch, wie sie es für einen Mann
würden. Sie können durchaus etwas leisten. Doch
wenn ich nett und verständnisvoll bin, denken sie,
ich bin eine Freundin, eine von ihnen. Sie erzählen
mir private Konflikte, und ich soll dafür Verständnis
haben. Wenn nicht, bin ich die Zicke. Sie bilden sich
auch ein, einen höheren Status zu haben, wenn sie
für einen Mann arbeiten«, klagt eine Professorin.

Konkurrenz zwischen Chefinnen und Mitarbeiterinnen hat viele Facetten: Wer hat die besseren Beziehungen, wer ist jünger, hübscher, hat den
erfolgreicheren Mann, die begabteren Kinder? Vor
allem aber: Der Erfolg der anderen nervt. Wenn
Frauen für einen Mann arbeiten, bekommen sie
Gehalt und Beförderungen. Als Gegenleistung erledigen sie ihre Arbeit, kümmern sich um ihn, versorgen ihn (vielleicht mit Sex), unterstützen ihn,
ohne je eine berufliche Konkurrenz zu sein – eine
klare Sache.

Wie läuft das, wenn Frauen für eine Frau arbeiten? Dann ist noch unklar, was passiert. Leistung
und Gegenleistung sind nicht abschließend definiert und berufliche Konkurrenz nicht ausgeschlossen. Etwas anderes kommt noch hinzu. Frauen werden zickig und schwierig, weil sie ständig in die Ver-
teidigung gedrängt werden. Fast alles, was eine Frau
tut, kann negativ interpretiert werden: Im Zweifel ist
es immer falsch. Erhält sie einen Lehrstuhl, freuen
sich einige für sie, viele aber konstatieren, was an
ihr alles falsch (unweiblich) ist, dass sie das geschafft
hat. Der Erfolg der anderen kratzt am eigenen Ego,
die eine oder andere fragt sich: Warum nicht ich?
Eine alte Geschichte: Spieglein, Spieglein an der
Wand, wer ist die Erfolgreichste im ganzen Land?

Die Konkurrenzen laufen kreuz und quer: Sie
treffen die Chefin, weil sie sich nicht mit einem
normalen Job zufriedengibt, die Mitarbeiterin, weil
sie keine Karriere gemacht hat. Beide fragen sich,
wie verhalte ich mich der anderen gegenüber, wie
ernst ist sie zu nehmen?

Diese Fragen werden kaum jemals ausgesprochen, dennoch liegen sie weiblichen Beziehungen
zugrunde. Die Zweifel am eigenen Wert führen
dazu, dass Frauen auch den Wert anderer Frauen
infrage stellen. Das führt zu labilen Beziehungen
und Kämpfen. Und dazu, dass Frauen Frauen nicht
unterstützen. Doch diese Situation ist veränderbar.

Wir brauchen Spielregeln für die Konkurrenz auf
gleicher Ebene und für Chefinnen gegenüber ihren
Mitarbeiter/innen. Wie die Konkurrenz- und Ko-
operationsforschung gezeigt hat, gibt es keine beste
Strategie. Jede hat ihre Stärken und Schwächen. Für
den Erfolg ist entscheidend, ob Strategie und Situation zusammenpassen. Wenn Sie weiterlesen, finden
Sie Vorschläge und Modelle, die Sie ausprobieren
und anprobieren können, wie ein Kleid oder einen
Anzug, um zu sehen, ob's zu Ihnen passt.

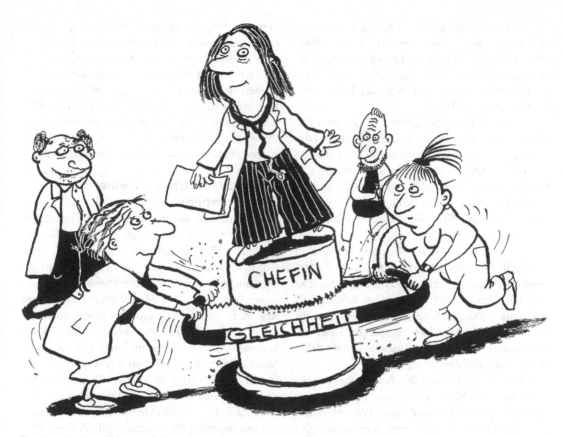

Konstruktive Konkurrenz – Modelle und Spielregeln

Es gibt ein Konkurrenzmodell, von dem abzuraten ist – es setzt auf die Gleichheit von Frauen. Trotzdem fangen wir damit an, quasi als abschreckendes Beispiel, damit Sie danach offen sind für die konstruktiven Modelle. Zuerst also der Krabbenkorb, das »Urmodell« zur Konkurrenz unter Frauen: Fischer werfen gefangene Krabben in einen Korb und lassen diesen stehen, ohne sich die Mühe zu machen, ihn mit einem Deckel zu verschließen. Sie wissen, dass die Tiere nicht entkommen können. Zwar versuchen die Krabben unablässig, an der Korbwand hochzusteigen, aber bald sind andere Krabben zur Stelle, die sie in den Korb zurückholen. Motto: Bleib hier, wir sind doch alle gleich!

Die Spielregel heißt Gleichheit: Keine tanzt aus der Reihe, keine fällt aus der Rolle, keine stellt sich allein ins Licht. Tut sie es doch, erlebt sie Neid, der zu aggressiven Energien führt: Entwertungen, Verletzungen, Kränkungen, Beschädigungen (◻ Abb. 4.11) – alle Frauen kennen das.

Es ist eine schmerzhafte Wahrheit, dass Frauen, die Karriere machen wollen, manchmal von bereits erfolgreichen Frauen behindert oder ausgebremst wurden. Der Grad des beruflichen Engagements der anderen, ihr Biss, ihre Führungqualitäten werden infrage gestellt. Der Leitgedanke war und ist: Ich will die Einzige sein und bleiben.

Zuzeiten der Alibipolitik, als es nur einer erlaubt war, an die Spitze zu kommen, verbündeten sich die Frauen nicht gegen ein unfaires System. Aufgewachsen in einer Gesellschaft, in der Männer als überlegen angesehen waren, haben sie ihren niedrigeren Status infolge ihrer Diskriminierung verinnerlicht. Um sich selbst ebenbürtig zu fühlen, verbündeten sie sich mit Männern.

Aus Studien wissen wir zudem, dass Frauen Geschlechterdiskriminierung weniger wahrnehmen wollen, sobald sie Erfolg haben. Die ehemalige amerikanische Außenministerin Madeleine Albright hat die Haltung »Es kann nur eine geben« bissig kommentiert: »Für Frauen, die andere Frauen nicht unterstützen, gibt es in der Hölle einen ganz besonderen Platz.«

Simone de Beauvoir hat auf einen anderen Zusammenhang hingewiesen. Die Gleichheit und das Zusammenhalten der Frauen rühren daher, dass sie sich miteinander identifizieren – als Opfer. Gleichzeitig ist jede in Abwehrstellung gegen die andere. Gleichheit verhindert Differenz und Divergenz, also Anderssein, Kreativität durch Vielfalt und konstruktive Konkurrenz.

Und genau dort liegt der Knackpunkt. Wir sind uns ähnlich und doch verschieden – das ist die Herausforderung, und darin steckt die Möglichkeit zu wachsen. Denn Gleichheit wirkt als Wachstumshemmnis. Solidarität fungiert häufig als Ersatz für fehlende Regeln zwischen Frauen. Besonders in Konkurrenz- und Konfliktsituationen bleibt daher vieles dem Zufall überlassen.

Wie schaffen wir nun den Sprung von der altbekannten Gleichheit zur Differenz und damit zur konstruktiven Konkurrenz unter Frauen? Zuerst einmal brauchen wir eine neue Perspektive: »Die Vielfalt von Frauen finde ich toll. Ich glaube, ich bewundere Frauen«, sagt eine Professorin. Sich für das andere in der anderen zu interessieren, es anzunehmen und als Bereicherung anzusehen, die Verschiedenheit zu akzeptieren und zu schätzen, das ist der erste Schritt.

Die Erkenntnis, voneinander verschieden zu sein, bewirkt Distanz und die Überzeugung, einen eigenen Weg vor sich zu haben, ein eigenes Leben, obwohl man eine Frau unter anderen Frauen ist. Das ist gleichzeitig der Impuls für jede Frau, die zu werden, die sie ist, ins berufliche und gesellschaftliche Leben zu treten, sichtbar zu sein, keine Angst mehr davor zu haben, was die anderen Frauen über sie denken könnten.

Es sind viele (innere und äußere) Barrieren zu überwinden und etliche Fallen, in die wir in einer Führungsposition nicht tappen sollten. Was aber wäre die richtige Strategie? Was wäre das richtige Modell zur Orientierung? Die schlechte Nachricht gleich vorweg: Das richtige Modell gibt es nicht. Denn Frauen sind so verschieden wie ihre Lebenswege, ihre beruflichen Interessen und die Konstella-

tionen, in denen sie arbeiten. Und nun die gute Nachricht: Die folgenden Modelle bieten Erfolgsregeln zu einer konstruktiven Konkurrenz unter Frauen.

Wenn Sie in einer Führungsposition arbeiten, erleben Sie Konkurrenzen auf zwei Ebenen und aus zwei Perspektiven: Sie konkurrieren mit Ihren Kolleginnen, und Sie erleben die Konkurrenzen unter Ihren Mitarbeiterinnen und Mitarbeitern. Wie könnte der konstruktive Wettbewerb aussehen?

Perspektive 1: Ich und meine Konkurrentinnen

Der Wettkampf ist ein Konkurrenzklassiker. Er hat viel mit Aggression zu tun, mit dem Willen zu gewinnen. Eine übertrumpft eine andere, um zu siegen. Gewinnen – und verlieren – haben wir gelernt und geübt – beim Spielen: Monopoly, Mensch ärgere Dich nicht, Mau-Mau. Alles lief nach festen Regeln. Es gab Strategien, um zu gewinnen. Wettkampf kennen Frauen auch aus dem Sport. Konkurrenz ist also erlernbar und berechenbar – vom Glück oder Pech im Spiel mal abgesehen.

Ihr Wettbewerb läuft auf zwei Ebenen: mit den anderen (Konkurrentinnen) und mit sich selbst. »Ich habe das Gefühl vor allem in mir selbst. Ich bin auch mit mir in einem Wettbewerb. Weil ich einen eigenen Anspruch habe, dem ich immer mehr gerecht werden will«, sagt eine Oberärztin im Coaching.

Konkurrenz bedeutet immer Wettkampf zwischen Individuen, die das Gleiche erreichen wollen, aber nicht können. Weil sie verschieden sind. Das Modell Wettkampf setzt nicht auf Gleichheit – im Gegenteil, es geht vom Gesetz der Ungleichheit aus. Frauen konkurrieren offen gegeneinander, darum, wer die Beste ist. Eine gegen alle. Wie im Wettlauf: Die Konkurrentinnen starten gleichzeitig von einem Punkt aus, der 1000 m von der Ziellinie entfernt ist. Wer die 1000 m in der kürzesten Zeit läuft, gewinnt das Rennen. Es gibt keinen vernünftigen Grund, warum bei einer Gruppe durchtrainierter Teilnehmerinnen nicht alle gleichzeitig die Ziellinie berühren sollten. Ein solches Ergebnis hat es aber noch nie gegeben – weil sich selbst in gut trainierten Gruppen die Menschen unterscheiden. Die Unterschiedlichkeit der Läuferinnen – wie sie auf das Rennen vorbereitet sind, ihr psychischer und physischer Zustand im Augenblick des Laufs, wie sie die Zeit einteilen, ihre Schuhe und was sie zum Frühstück gegessen haben – werden in den

Ergebnissen sichtbar. Je besser sie trainiert ist, desto mehr ist jede Läuferin motiviert, Bestzeit zu laufen. Ungleichheiten (Unterschiede, wie momentan und flüchtig auch immer) bei den für den Wettlauf relevanten Eigenschaften machen aus den Teilnehmerinnen eine Gewinnerin und Verliererinnen. Die Gewinnerin ist jetzt der Star.

In einer Führungsposition gibt es viele einflussreiche Faktoren für den Erfolg: ihre Kondition, ihr Können und an erster Stelle ihre Motivation zu siegen, die Beste zu sein, die erste, die, die den Job, die Drittmittel, den Wissenschaftspreis bekommt. Sieg oder Niederlage, ein Ergebnis, das beim nächsten »Lauf« ganz anders aussehen kann.

Konkurrieren heißt, zuerst zusammen laufen und sich dann dem Wettlauf stellen, sich mit anderen vergleichen, sich offen (öffentlich) miteinander messen, ein Test der Fitness. Ob Sieg, Platz oder Niederlage, ob der nächste Karriereschritt gelingt oder (noch) nicht, die Erfahrung fördert das Wachstum.

> **Tipp**
>
> Erwarten Sie nicht, dass Ihre Gegnerin sie liebt. Es geht nicht um Liebe, sondern um Respekt. Grübeln Sie nicht, ob Ihre Konkurrentin Sie nach dem Kampf immer noch mag oder ob sie wütend sein wird. Konzentrieren Sie sich auf Ihre Schritte. Es geht um den besten Lauf, die besseren Argumente. Sie greifen nicht Ihre Gegnerin an, sondern die Idee, die Aussagen, die Diagnosen, die Forschungsergebnisse, die sie vertritt.

Wenn Sie gewinnen, sind die anderen Frauen unterlegen und darüber nicht erfreut. Auch der Sieg hat seinen Preis. Der eigene Erfolg geht auf Kosten anderer, die sich darüber ärgern, enttäuscht sind und künftig versuchen werden zu gewinnen. Die Verliererinnen sind die Gegnerinnen von morgen.

Perspektive 2: Konstruktive Konkurrenz im Team

Im Folgenden werden Sie drei Modelle kennenlernen, damit Sie konstruktive Konkurrenz in Ihrem Team entwickeln und fördern können:

- Im ersten Modell, der Jazzband, ist jede einmal die Erste. Das Modell setzt auf individuelle Stärken.

- Das zweite Modell ist dem Frauenfußball abgeguckt. Hier existieren feste Rollen und Regeln, es wird miteinander und gleichzeitig gegeneinander gespielt, eine Kapitänin leitet das Spiel, Entscheidungen treffen die Trainerin und der Schiedsrichter.

- Zuletzt geht es wie beim Segeln um die Bedeutung und den Sinn von Hierarchien. Eine bestimmt, die anderen folgen.

- **Ein Solo für jede – die Jazzband**

In diesem Modell zeigt sich, warum alle gut sein können – und doch jede ihren Auftritt hat. In einer Jazzband spielt jede ihr Instrument, und sie spielen zusammen. Im Verlauf des Stückes bekommt jede ihr Solo. Eine tritt in den Vordergrund, die anderen bleiben auf der Bühne, begleiten und hören und sehen zu. Sie wippen mit. Die Solistin kann frei improvisieren, musikalisch auf dem sicheren Boden eines festen Themas, sozial als fester Bestandteil der Band und in einem Klima der Zuwendung, der Freude über das Können der anderen, der gegenseitigen Wertschätzung.

Das Anfeuern der jeweiligen Solistin gehört dazu: durch entsprechende Blicke, Körperbewegungen oder auch akustisch – »go go« heißt der Zuruf. Lauf los, wir stützen dich. Es ist kein einsamer Alleingang, sondern ein »go« mit der Gewissheit »Ich bin Mitglied der Band.« Die Band hat die Fähigkeit, diese Unterstützung zu geben, die Solisten die Fähigkeit und Bereitschaft, diese Rolle auch wahrzunehmen und anzunehmen. Dabei muss jede Solistin auch wissen, wann sie ihr Solo beendet, und spüren, wann die Aufmerksamkeitskurve der Zuhörer nachlässt, wann sie zurücktritt und sich wieder in die Band einordnet. Ein Solo ist eine Einlage, kein Soloprogramm.

Die gute Musik kommt durch das gemeinsame Können, das Zusammenspiel, in der die Individualität und Kreativität jeder einzelnen Raum haben.

> **Tipp**
>
> Entwickeln Sie die Stärken Ihrer Mitarbeiter/innen, und spornen Sie sie zum Solo an. Sorgen Sie für den Beifall (des Teams und des Publikums). Zeigen Sie Ihren Stolz als Chefin. Dann will jede mal die Erste sein.

4

■ Die Besten im Team – Frauenfußball

Eine Fußballmannschaft ist ein Team mit festen Rollen: Verteidigerinnen, Stürmerinnen, Mittelfeld und Keeper, eine Teamchefin und eine Trainerin. Ein Spiel mit festen Regeln, über die Schieds- und Linienrichter wachen. Fußball verheißt (Chancen-)Gleichheit beider Teams – gleiche Rechte und Regeln im Spiel gegeneinander. Unterschiedliche Trikots symbolisieren Zugehörigkeit und ermöglichen Identifikation.

Initiative, Wettbewerb und Konflikt sind gefragt, auf beiden Seiten. Die Rollen sind verteilt, es gilt, die eigene Rolle zu spielen und die Rollen der anderen zu achten – die Verteidigerin soll nicht stürmen, die Abwehr kein Tor schießen. Jede Spielerin hat die Aufmerksamkeit der Zuschauerinnen. Eine, die sich etwas traut, nach vorn sprintet, schießt und trifft, lässt alle in ihrem Licht ein bisschen mitglänzen. Triumphgesten gehören dazu, Jubelsprints, der erhobene Arm, das kollektive Sich-um-den-Hals-Fallen. Zuschauerinnen spielen mit: mit Jubel, Pfiffen, Fansongs und La Ola.

Fußball ist ein »Mannschaftsspiel«: Es geht ums Ganze, um das Team, nicht um mich. Eine mit allen! Und dennoch ist Fußball immer ein Zweikampf. Strategie ist wichtig und wird vorher festgelegt, gemeinsam. Aber das Spielen erfolgt flexibel und immer situationsadäquat.

Teamfähigkeit heißt, sich einzuordnen und nach der Teamchefin zu richten, aber auch mal allein der Star zu sein: »Flankengöttin« z. B., die, die aus vollem Lauf, ohne den Ball zu stoppen, eine Flanke schlagen kann. Oder Publikumsliebling. Missgunst entsteht, genauso wie Freundschaften und Feindschaften. Um eine gute Mannschaft zu sein, müssen die Spielerinnen nicht »11 Freundinnen« sein, sie müssen sich respektieren und verzeihen können. Es geht um die Balance von Ich und Wir, vor allem aber geht es ums Gewinnen: »Never train for a second place« steht auf dem Plakat der deutschen Frauenfußballnationalmannschaft.

> **Tipp**
>
> Als Führungskraft sind Sie für Training, Motivation und Strategie verantwortlich sowie dafür, dass Beifall nie ausbleibt, sondern nur nach Leistung variiert: Beifall nach einem Vortrag ist Pflicht, Aufmunterung gehört zur Personalverantwortung.

Dabei müssen Sie keine Angst haben zu übertreiben, denn im Zweifelsfall schlägt zumindest in der deutschen Klinikkultur das Pendel eher in Richtung eisige Kälte und beißende Kritik als in Richtung zu viel Lob. In der Medizin fehlt eine Kultur der Anerkennung, worunter viele Frauen leiden. Viele nehmen die fehlende Anerkennung als Geringschätzung ihrer Leistungen wahr, verlassen den Job oder tappen in die Falle, sich selbst geringzuschätzen.

> **Tipp**
>
> Als Führungskraft sind sie auch Schiedsrichterin: Sorgen Sie dafür, dass Konkurrenzen möglichst fair ablaufen. Das Team selbst sollte seine Protagonistin nach außen unterstützen – auch wenn es interne Konkurrenz gibt. Es sollte nach außen mit *einer* Zunge sprechen und keiner öffentlich in den Rücken fallen; dies können Sie als Chefin durch eine entsprechende Teamkultur in der Klinik fördern.

■ Eine hat das Kommando – die Segelcrew

Beim Segeln, wenn der Wind auffrischt, wird plötzlich klar, wie wichtig es ist, dass eine das Kommando hat und die anderen die Befehle verstehen und ausführen. Ohne Diskussion. Niemand kann gegen den Wind segeln! Mit Rückenwind geht's, aber aufpassen, dass Sie genau Kurs halten und ihn immer wieder anpassen. Ein Kurs hart am Wind fordert; er bringt nicht die größte Geschwindigkeit, muss aber sein, wenn man das Ziel erreichen will. Es gibt Gewässer, da müssen Sie ständig damit rechnen, dass der Wind dreht. Oder dass Sie in einer Flaute plötzlich eine Bö abbekommen. Seien Sie vorsichtig! Deshalb: Rettungswesten für jede! Dies ist kein Zeichen, dass Sie nicht schwimmen können, sondern dass Sie wissen, was alles passieren kann.

Egal wie groß oder klein Ihr Schiff ist: Schauen Sie sich ständig um, wer Ihren Weg kreuzt, Sie überholt, wo sich in der Ferne die Wellen kräuseln. Ihr Schiff und Sie selbst können noch so gut sein: Ihr Vorwärtskommen können Sie nur begrenzt planen; es hängt nicht nur von Ihnen und der Crew ab, sondern auch von Wind und Wetter.

> **Tipp**
>
> Das Modell bewährt sich im Notfall: Es muss schnell richtig gehandelt werden, alles geht nach Plan, alle kennen ihre Handgriffe, eine übernimmt das Kommando. Das gibt Sicherheit und ermöglicht Erfolg.

Alles eine Frage der Übung

Konstruktive Konkurrenz ist Übungssache für Chefinnen und Mitarbeiter/innen. Und eine Sache der Einstellung wie des richtigen Umgangs mit sich selbst. Denn: Nur wer sich selbst wertschätzt, kann die andere wertschätzen – und von ihr lernen. Kompetente und effiziente Zusammenarbeit von Frauen mit Frauen setzt einiges voraus: einen Blick auf weibliche Lebens- und Karrieregeschichten, die Reflexion über die Ursachen und Hintergründe weiblicher Konkurrenz und weiblicher Konflikte, die Analyse der heutigen beruflichen Wirklichkeit und einen Perspektivwechsel.

Der Blick auf Frauen, die es geschafft haben, zeigt ihre Strategie und wie konstruktive Konkurrenz im Job funktioniert.

Allianzen von Frauen

» Wenn man es geschafft hat, ist Konkurrenz kein Thema mehr. (Viola Klein, Unternehmerin) «

Werfen wir einen Blick auf die Wirklichkeit, fragen wir die, die es geschafft haben, nach ganz oben, in Wirtschaft und Politik, denn von Ihnen können sich Medizinerinnen viel abgucken.

»Ich freue mich über jede, wirklich über jede, die was geschafft hat, ehrlichen Herzens«, sagt eine erfolgreiche Unternehmerin. Heide Simonis, die erste weibliche Ministerpräsidentin eines deutschen Bundeslandes, wurde gefragt: »Beneiden Sie Frau Merkel, dass sie oben ist und sich da fest einrichtet?« Ihre Antwort: »Nein, weil ich das für richtig halte, dass Frauen das so machen.«

Was haben sie erreicht, jenseits von Macht und Geld, von Perlen und Brillanten? Was haben sie gelernt, auf ihrem Karriereweg, das sie so reden? Es ist die Wertschätzung von Frauen, ranggleicher Frauen. Die Verschiedenheit von Frauen sehen sie als Wert, ihre unterschiedlichen Fähigkeiten, Kenntnisse und Charaktere als gemeinsamen Gewinn. Das ist der Dreh- und Angelpunkt. Und sie haben Respekt und Anerkennung für die Leistung der anderen Frau.

Und wie handeln sie nun? Die Managerinnen z. B., die sich alljährlich beim Schweizer Management Symposium treffen? Nicht doch Konkurrenz unter Frauen?

»Also in dem Level nicht mehr! Im Gegenteil! Was ich da festgestellt habe, ist eine uneingeschränkte Kontaktfreudigkeit. Die helfen sich einfach. Es ist unausgesprochen, wie ein Regelwerk: Ruft dich jemand an und hat ein Problem, hilf ihr! Und genauso: Rufst du an, hilft sie dir. Egal was es kostet, die machen einfach.« Es ist so ein Wir-Gefühl mit besonderen Ritualen: »Wir sind da ja die besseren Männer, wir setzen uns ins Literaturcafé alle in schwarz, Brillis, dicke Zigarre und Champagner.« Und wenn es einen Erfolg zu feiern gibt? »Dann muss eine 'ne Zigarre schmeißen. Da karikieren wir ein Ritual, das ist klar! Das verunsichert Männer unglaublich, wenn Frauen die gleichen Spiele spielen«, sagt eine, die dazugehört, und lacht dabei.

Für die öffentlich gelebte konstruktive Konkurrenz zwischen Frauen noch ein paar Beispiele.

An der Wiener Staatsoper singen in den 1970er-Jahren drei Sopranistinnen, drei Weltstars: Erika Köth, Rita Streich und Anneliese Rothenberger. Drei Diven. Die heftig und emotional konkurrieren? »Nein«, sagt Anneliese Rothenberger. »Wir waren gleich gut, mit unterschiedlichen Stimmfärbungen und Stilen. Das haben wir jeweils anerkannt. Die Köth hat nach der Vorstellung oft zu mir gesagt: Das geht mir auf die Nerven, wie gut du heute gesungen hast.«

Auf dem Kongress Womenpower 2004 werden die Rednerinnen zu Beginn vom Moderator kurz vorgestellt. Er erwähnt bei der Bankerin Christine Licci beiläufig die Auszeichnungen, die sie als erste Frau erhalten hat. Die erste Rednerin, Renate Schmidt, damals Bundesfamilienministerin, fügt in ihre Rede ein. »Ich gratuliere Ihnen, Frau Licci, zu Ihren Auszeichnungen, ganz ausdrücklich.« Und an das Publikum gewandt: »Ich tue das auch deshalb, damit sie jetzt klatschen können. Das ging ja vorhin ganz unter.«

Und noch ein Beispiel, Sie sehen, es gibt schon viele:

Ursula von der Leyen, Bundesfamilienministerin, wird 2008 gefragt, was Sie von Alice Schwarzer hält. Sie antwortet: »Ich schätze Alice Schwarzer, sie ist eine kluge Frau. Im Unterschied zu ihr vertrete ich...«

Von diesen Führungsfrauen lässt sich eine Strategie abgucken. Ihr Selbstbewusstsein, ihre Selbstachtung und ihr Stolz auf das, was sie erreicht haben, ist die Grundlage, die andere öffentlich zu achten und ihr nicht in den Rücken zu fallen, sondern im Gegenteil, sich füreinander stark zu machen, sich zu verbünden, Allianzen zu bilden, Allianzen unter Frauen.

Konkurrenzen, das sind Machtspiele und strategisches Verhalten in Hierarchien. Konkurrenz heißt, jede ist mit jeder und jedem im Wettbewerb. Um das auszuhalten, gibt es Rituale, die verbinden, Zugehörigkeit anzeigen und schützen: der anderen die Position gönnen, den Wert der anderen schätzen und ihre Komplizin sein.

4.7   Konfliktmanagement: Strategien und Lösungen

Gabriele Kaczmarczyk

Ein Konflikt ist nicht zwangsläufig eine Regelwidrigkeit, eine negative Erfahrung, eine Auseinandersetzung zwischen mir und anderen wegen unvereinbarer Interessen oder ein Merkmal schlechter zwischenmenschlicher Beziehungen.

Eins ist jedoch wichtig zu wissen: Ein Konflikt hat meist sowohl eine Sachebene als auch eine Beziehungsebene:

- Die *Sachebene*, auf deren Grundlage öffentlich debattiert wird, beinhaltet Daten und Fakten, sie scheint klar und eindeutig (und ist es auch oft).
- Die *Beziehungsebene* ist dagegen zwar oft ausschlaggebend, aber unsichtbar. Hier schlummern unausgesprochene Kränkungen, Verletzungen, mangelnde Wertschätzungen, Emotionen jeder Art, Sympathien, Antipathien, Bedürfnisse und Wünsche.

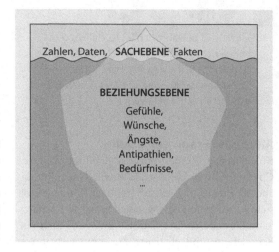

Zahlen, Daten, SACHEBENE Fakten

BEZIEHUNGSEBENE

Gefühle,
Wünsche,
Ängste,
Antipathien,
Bedürfnisse,
...

☑ **Abb. 4.12**   Ein schwimmender Eisberg veranschaulicht die möglichen Dimensionen der Sach- und der Beziehungsebene in Konflikten

Das Bild eines Eisbergs veranschaulicht die möglichen Dimensionen beider Ebenen (☑ Abb. 4.12).

❯ **Eine gute Führungskraft ist konfliktfähig, und gutes Konfliktmanagement gehört zu jeder erfolgsorientierten Führungsposition.**

Es wäre eine Illusion, fast sträflicher Leichtsinn, anzunehmen, in Ihrem beruflichen Umfeld gäbe es keine Konflikte! Täglich entstehen mehr oder weniger offen Konflikte – sowohl im privaten als auch im beruflichen Umfeld. Dabei sind gerade die unterschwelligen, latenten Konflikte schwer zu lösen. Es gibt fast täglich Situationen im beruflichen Alltag, in denen Ihre Vorstellungen und Wünsche sich mehr oder weniger stark von denen Ihres Gegenübers unterscheiden. Oder Sie als Chefin werden mit einem Konflikt Ihrer Mitarbeiterinnen untereinander konfrontiert und damit auch in die Konfliktsituation einbezogen. Das Ignorieren von Konflikten zeugt von mangelndem Mut und zeigt nicht nur Führungsschwäche, sondern ist am Ende auch unökonomisch: Motivationsverlust, hoher Krankenstand, schlechte Leistungen, Misstrauen, Stress, Frust, Abläufe »hinter den Kulissen« und häufiger Personalwechsel nach »innerer« Kündigung verursachen Kosten, Energieverlust und wiederum Stress und Frust. Wie Untersuchungen gezeigt haben, lässt sich eine solche Situation in einer Abteilung allein durch den Wechsel einer Führungskraft beenden.

Fünf Strategien für erfolgreiches Konfliktmanagement

Droht ein Konflikt, oder ist er bereits da? Und wenn ja, wie gehe ich damit um? Bin ich etwa konfliktscheu (das wäre in einer Führungsposition verfehlt!)? Nein: Sobald ein Konflikt bei Ihnen als Chefin angekommen ist, müssen Sie handeln und die Konfliktparteien veranlassen, den Konflikt zu lösen.

Eine Chefin auf dem Flur der Station hört im Vorübergehen einen lauten Wortwechsel zwischen zwei ihrer Oberärzte und geht weiter, in ihr Dienstzimmer. War das richtig? Hätte sie sich einmischen müssen? Auf welche Weise?

Vor der Therapie kommt bekanntlich die Diagnose: Handelt es sich um einen alten, neuen, offenen, versteckten, sach-, wert- oder beziehungsbezogenen Konflikt? Wer ist direkt oder indirekt beteiligt und wer nicht? Habe ich mich gut vorbereitet, weiß ich, um was es geht, kenne meine eigene Meinung und weiß, welche Möglichkeiten mir zur Verfügung stehen?

Die reichhaltige Literatur zur Konfliktbewältigung (z. B. aus der amerikanischen Quelle Thomas 2002) mit einem Test zur Selbsteinschätzung beschreibt meist fünf verschiedene Strategien (◘ Tab. 4.2):
- Kampf, Konkurrenz, Macht
- Guter (tragfähiger) Kompromiss
- Zusammenarbeit, Kooperation (Win-win-Situation)
- Nachgeben, Zurückstecken
- Vermeiden, Abwarten

Alle Strategien, die den Konflikt lösen, haben ihre Berechtigung. Das Geheimnis des Erfolgs besteht jedoch darin zu wissen, wann welche dieser Strategien anzuwenden ist und wann nicht. Natürlich kommt hier auch das persönliche Temperament ins Spiel. Dies sollte jedoch nicht so sehr in den Vordergrund rücken, weil es die Lösung eines Konflikts eher erschwert. Unsere Sozialisation sagt uns z. B.: »Vier Augen sehen mehr als zwei.« (Zusammenarbeit) Es heißt aber auch: »Entwaffne deine Feinde durch deine Freundlichkeit.« (Nachgeben) Oder: »Irgendwie muss es weitergehen.« (Kompromiss) Oder auch: »Am besten, man macht erst einmal gar nichts.« (Vermeiden, Abwarten) Und schließlich: »Wer die Macht hat, der hat Recht und ist stark.« (Konkurrenz)

Sie sollten jede der fünf Konfliktstrategien kennen und anwenden können. Es kann auch sein, dass Sie aufgrund Ihrer Persönlichkeitsstruktur der einen oder der anderen Strategie den Vorzug geben und diese häufiger anwenden.

> **Tipp**
>
> Wählen Sie je nach Situation und persönlicher Veranlagung die passende Strategie aus und bringen diese zur Lösung von Konflikten ins Spiel. Wichtig ist vor allem:
> - Seien Sie vorbereitet, und hören Sie zu, und zwar *beiden Seiten!* Das haben wir doch schon in der Schule beim Latinum aus dem römischen Recht gelernt: »Audiatur et altera pars!«
> - Bleiben Sie ruhig, werden Sie auf keinen Fall hektisch, und respektieren Sie das private und persönliche Umfeld der Konfliktparteien.
> - Lassen Sie eigene Emotionen aus dem Spiel!

Und welches ist nun die je nach Situation passende Strategie? Um Ihnen die Wahl zu erleichtern, folgt eine Übersicht der möglichen Anwendungen für jede der fünf Konfliktstrategien. Weil Ihr sozialer Hintergrund Sie dazu verführen könnte, die eine oder die andere Strategie nicht adäquat einzusetzen, gibt es im Folgenden auch einige Fragen, die Ihnen helfen, sich selbst besser einzuschätzen.

■ **Strategie 1: Kampf, Konkurrenz, Macht**
Konkurrenzdenken ist von Durchsetzungswillen und fehlender Kooperationsbereitschaft geprägt: eine machtorientierte Position. Beim Konkurrenzdenken verfolgt eine Person ausschließlich die

eigenen Interessen – auf Kosten der anderen –, und zwar mit allen möglichen Mitteln: Streit, Sanktionen, z. B. Verweigerung einer Koautorenschaft auf einem gemeinsamen Paper, Bestehen auf eigenen Terminen im Dienstplan der Abteilung, Ausgrenzung anderer, ebenfalls betroffener Personen etc.

Konkurrenzdenken heißt, die eigene Position, von der man annimmt, sie sei allein die korrekte, zu verteidigen und als die einzig wahre Haltung hinzustellen. Es kann aber auch einfach nur Spaß machen, die eigene Überlegenheit zu demonstrieren (und das Gegenüber damit zu kränken und herabzusetzen).

Eine Abteilung zog gut gelaunt um. In den neuen Dienstzimmern der 25 Assistenten aber waren die Telefonanschlüsse mit Amtsapparat nicht mehr verfügbar, nur der Oberarzt konnte sich einen Amtsapparat für seinen alleinigen Gebrauch sichern. Auf die Unkollegialität angesprochen, bestand er als Oberarzt auf diesem Privileg. Das hätte zwar auch sachlich begründet werden können, ein Kompromiss hätte aber dem Klima in der Abteilung sicher gut getan. So hing der Haussegen in dieser Abteilung schon von Anbeginn schief.

■ **Strategie 2: Guter (tragfähiger) Kompromiss**
Einen Kompromiss zu schließen heißt, den Mittelweg zwischen Durchsetzungswillen und Kooperationsbereitschaft zu finden. Der Sinn des guten und fairen Kompromisses besteht darin, eine annehmbare, einvernehmliche Lösung, die beiden Seiten entgegenkommt, zu finden. Einen Kompromiss zu finden heißt, die Mitte zwischen Konkurrenz und Nachgeben zu wählen: etwas an Konkurrenz abzugeben und gleichzeitig nicht nur einfach nachzugeben. Der Konflikt wird mehr thematisiert als beim Vermeidungsverhalten, aber nicht tief ergründet wie bei der Zusammenarbeit. Einen Kompromiss anstreben heißt, Unterschiede wahrzunehmen und zuzuordnen, Konzessionen auszutauschen oder schnell eine mittlere Position einzunehmen. Dazu gehört auch ein Perspektivwechsel, durch den man sich in die andere(n) Person(en) hineinversetzt und versucht, die Angelegenheit aus deren Sicht zu betrachten.

Fast alle hätten am liebsten sowohl Weihnachten als auch Silvester Urlaub. Man kann sich aber auch jährlich abwechseln.

■ **Strategie 3: Zusammenarbeit, Kooperation (Win-win-Situation)**
Zusammenarbeit beinhaltet sowohl Durchsetzungswillen als auch Kooperationsbereitschaft: Sie ist das Gegenteil von Vermeiden. Wenn man mit potenziellen Konfliktgegnern zusammenarbeitet, versucht man eine Lösung zu finden, die den Interessen beider Seiten gerecht wird. Es heißt hier, einem Konflikt auf den Grund zu gehen, um die unterschiedlichen Interessenslagen zu definieren und eine Lösung zu finden, die beiden Seiten gerecht wird. Konkurrierendes Verhalten ist auszuschließen, aber eine Konfrontation ist nicht zu scheuen, wenn sie zu einer neuen, kreativen Lösung führen könnte. Im günstigsten Fall wird eine Lösung gefunden, die für beide Seiten vorteilhaft ist (Win-win-Situation).

Auf einem internationalen Meeting werden durch bilaterale Regierungsvereinbarungen Forschungsgelder verteilt. Zwei Gruppen aus verschiedenen Ländern (jeweils geführt von einer Professorin als Fachfrau) bewerben sich um ein thematisch für beide wichtiges Projekt. Sie überlegen, beschließen gegenseitige Laborvisiten und abwechselnd Vorträge auf Kongressen, bewerben sich dann gemeinsam, bekommen die Förderung und publizieren später erfolgreich zusammen.

■ **Strategie 4: Nachgeben, Zurückstecken**
Nachgeben heißt, sich nicht um jeden Preis prinzipiell durchsetzen zu wollen. Beim Nachgeben stellt eine Person ihre eigenen Interessen zugunsten der Interessen der anderen Personen zurück – ein bisschen Selbstaufopferung ist hier im Spiel. Nachgeben kann als selbstlose Großzügigkeit und Entgegenkommen interpretiert werden, obwohl man im Grunde etwas ganz anderes will. Hierbei kann es zu einem inneren Konflikt kommen, weil man eigentlich gar nicht nachgeben wollte und nun in einer unbefriedigenden Situation ist.

Tipp

Falsches Nachgeben: Man bekommt immer mehr Arbeit zugeteilt (»Sie sind die Einzige, die mir diese wichtige Powerpoint-Präsentation so gut erstellen kann!«), möchte nicht geradeheraus Nein sagen (wegen der Sucht, gebraucht zu werden!) und sitzt nachher mit der Arbeit alleingelassen da.

Richtiges Nachgeben: »Ich gebe diesmal nach und helfe Ihnen gern, unter der Bedingung, dass ich die restlichen 20 Arztbriefe an den Kollegen Meier weitergeben kann!«

- **Strategie 5: Vermeiden, Abwarten**

Vermeiden heißt, sich weder durchsetzen zu wollen noch zu kooperieren: Man thematisiert weder die eigenen Interessen noch die der anderen. Vermeiden kann darin bestehen, einen Konflikt diplomatisch zu umgehen, die Konfliktlösung auf einen günstigeren Zeitpunkt zu vertagen oder sich einfach erst einmal vollständig zurückzuziehen. Frage: Was würde eigentlich passieren, wenn dieser Konflikt *nicht* gelöst werden würde? Und: Wenn die Lösung dieses Konflikts keinerlei Konsequenzen hätte, warum weiterstreiten, anstatt die Energie anderweitig einzusetzen?

Einige Teilnehmerinnen eines internationalen Studiengangs wollen 2 Tage vor Beendigung ihres Studiums und ihrer Heimreise in alle Teile der Welt ein Gespräch mit der Chefin, um einen lange schwelenden Konflikt in der Gruppe ausführlich zu besprechen. Es handelte sich offensichtlich um einen kaum lösbaren interkulturellen Konflikt. Die Chefin verweigert sich, die Studentinnen reisen ab. Auch wegen der Kürze der Zeit war der Konflikt nicht lösbar. Keine ist richtig zufrieden, aber wenigstens wurde keine Energie in zeitraubenden Diskussionen vergeudet.

Welche Strategie hilft wann?

Hier nun einige Beispiele, welche Strategie in welcher Situation am besten angewendet werden sollte – oder muss:

Konkurrenz, Kampf, Macht sind hilfreich oder notwendig…

- Wenn eine schnelle Entscheidung (bei eigener Verantwortung aufgrund Ihrer Position) nötig ist, z. B. bei einem Notfall. Klassische Gebiete dafür sind die operativen Fächer, Notfall- und Intensivmedizin, Anästhesiologie, Geburtshilfe, Erste Hilfe.
- Bei wichtigen Angelegenheiten unter Zeitdruck, wenn unpopuläre Entscheidungen unumgänglich sind (z. B. Dienstplanänderungen, unpopuläre Regelungen, Disziplin etc.).
- Bei Angelegenheiten, die für Ihre Klinik oder Institution überlebenswichtig sind und die auch die Mitarbeiter/innen betreffen.
- Zum Schutz gegenüber Personen, die ein kompromissbereites oder zur Zusammenarbeit neigendes Verhalten erfahrungsgemäß für sich persönlich sofort ausnützen würden (denen Sie eigentlich den kleinen Finger reichen möchten, die aber sofort die ganze Hand nehmen).

Neigen Sie *sehr häufig* zu diesem Verhalten, entstehen jedoch folgende Fragen:
- Wenn es immer gut klappt mit dem Machtverhalten, haben Sie noch den richtigen Kontakt zu Ihren Mitarbeiter/innen? Kann es sein, dass Sie von angepassten Ja-Sagern oder Angsthasen umgeben sind? Merken Sie überhaupt noch, was los ist? Bekommen Sie die richtigen Informationen? Teilt man Ihnen überhaupt noch Fehlentwicklungen mit? Und wie steht es mit der Fehlerkultur? Es ist leicht zu begreifen, dass in einer streng hierarchischen Medizinkultur jede Art von Fehlerkultur kaum eine Chance hat.
- In einer durch Kampf und Konkurrenz geprägten Umgebung muss man um Einfluss und Respekt kämpfen und sicherer und selbstbewusster handeln, als man sich vielleicht fühlt. Andere Personen trauen sich dann erst gar nicht, ihre Sicht der Dinge darzulegen – damit werden Sie seltener etwas dazulernen!

Neigen Sie *fast nie* zu diesem Verhalten, entstehen folgende Fragen:
- Fühlen Sie sich in bestimmten Situationen machtlos? Möglicherweise sind Sie sich der Macht, die Sie tatsächlich besitzen, nicht bewusst, sind unerfahren in der Ausübung von Macht oder haben Hemmungen, Ihre Macht einzusetzen, weil von Ihnen als Frau alles andere als machtbewusstes Handeln erwartet wird. Aber: Indem Sie selbst Ihren Einfluss begrenzen, mindert sich Ihr Erfolg.
- Fällt es Ihnen schwer, einen festen Standpunkt einzunehmen, obwohl Sie es nötig fänden? Wissen Sie nicht, was Sie wirklich wollen? Manchmal führt die Rücksichtnahme auf die Gefühle der anderen oder die Angst, die eigene Macht einzusetzen, zu »Flatterhaftigkeit« – die Entscheidung wird hinausgezögert, möglicherweise auch eine Chance nicht genutzt.

Guter Kompromiss ist hilfreich oder notwendig...
- Wenn die Angelegenheit nicht so wichtig ist und die Anstrengung sich nicht lohnt.
- Wenn zwei gleich starke Partner sich auf ein wichtiges Ziel einigen *müssen*.
- Wenn es geraten ist, die Wogen wenigstens vorübergehend zu glätten.
- Wenn unter Zeitdruck eine passende Lösung gefunden werden muss.
- Wenn es weder durch Kooperation noch mit einem Machtwort zur Lösung eines Konflikts kommen kann.

Schließen Sie *sehr häufig* Kompromisse, sollten Sie sich folgende Fragen stellen:
- Ist Ihr Streben nach einem Kompromiss so stark, dass Sie darüber wichtige prinzipielle Regelungen, notwendige unpopuläre Regelungen vernachlässigen?
- Legen Sie einen zu starken Wert auf einen »Kuhhandel« und erzeugen dadurch ein Klima von Komplizenschaft zwischen anderen Personen und Ihnen? Ein derartiges Klima untergräbt das gegenseitige Vertrauen in einer Gruppe und lenkt vom eigentlichen Problem ab!

Schließen Sie *fast nie* Kompromisse, entstehen folgende Fragen:
- Sind Sie zu empfindlich oder zu schüchtern, eine gute Möglichkeit zur Konfliktlösung durch einen Kompromiss beim Schopf zu ergreifen?
- Können Sie keine Konzessionen machen? Ohne die offen gehaltene Hintertür eines Kompromisses werden Sie Schwierigkeiten haben, Machtkämpfen auszuweichen.

Zusammenarbeit (Win-win-Situation) ist hilfreich oder notwendig...
- Wenn Kompromisse nicht genügen, um beide Seiten zufriedenzustellen.
- Wenn es Ihnen nichts ausmacht, etwas dazulernen zu können.
- Wenn die vernünftige Sichtweise der anderen Seite integriert werden muss, um zu einer einvernehmlichen Entscheidung zu gelangen, die im Interesse der Klinik, der Abteilung liegt.

Neigen Sie *sehr häufig* zur Zusammenarbeit, dann fragen Sie sich:
- Verwenden Sie manchmal zu viel Zeit auf unnötige Diskussionen? Zusammenarbeit erfordert Zeit und Energie – beides ist meist knapp. Triviale Probleme brauchen nicht immer die perfekte Lösung. Nicht alle persönlichen Probleme können oder müssen immer ausgeräumt werden. Ständige Zusammenarbeit und stets einvernehmliche Entscheidungen können Zeichen dafür sein, dass Risiken und Konsequenzen von Entscheidungen auf mehrere Personen verteilt und dadurch vermindert werden sollen; dadurch wird auch die Verantwortung zu breit verteilt und unter Umständen die Konfliktlösung hinausgezögert...
- Führt Ihre Neigung zur Zusammenarbeit auch zur gleichen Neigung bei den anderen Personen? Ein vorsichtiges Angebot zur Zusammenarbeit wird jedoch oft gar nicht bemerkt. Vielleicht übersehen Sie Signale von Ungeduld, defensivem Verhalten oder konkurrierenden Interessen.

Neigen Sie *fast nie* zur Zusammenarbeit, stellen Sie sich einmal folgende Fragen:
- Fällt es mir schwer, in Meinungsdifferenzen auch eine Chance für mich (Lernen, Win-win-Situation) zu sehen? Obwohl Konfliktsituationen meist beunruhigende und unproduktive Seiten haben, verhindert Pessimismus eine Zusammenarbeit, Win-win-Erfolge und das Gefühl, zusammen erfolgreich gewesen zu sein.
- Sind Sie sicher, dass Sie die Interessen der Mitarbeiter/innen kennen und mit in Erwägung gezogen haben?

Vermeiden, Abwarten ist hilfreich oder notwendig…
- Wenn die Angelegenheit trivial ist und andere Sachen im Moment viel wichtiger sind, sollten Sie den Konflikt erst einmal vermeiden.
- Wenn es aussichtslos ist, die eigenen Vorstellungen zu verwirklichen, z. B. weil die eigene Kraft nicht ausreicht oder man selbst die Verhältnisse aus eigener Kraft nicht ändern kann.
- Wenn der Aufwand, den Konflikt zu lösen, oder die Energie für die Konfliktlösung (Zeit, Ressourcen) viel größer ist als der Vorteil, den eine Lösung des Konflikts bringen würde.
- Wenn die andere(n) Person(en) sich besser erst einmal beruhigen sollten, damit Spannungen abgebaut werden können und Zeit für neue Perspektiven gewonnen wird. (Machen Sie diese Strategie den Konfliktparteien auch klar!)
- Wenn andere Personen den Konflikt besser lösen könnten.
- Wenn der Konflikt nur eine begleitende Randerscheinung eines anderen, viel tiefer liegenden Problems ist.

Gehen Sie *sehr häufig* Konflikten aus dem Weg, entstehen folgende Fragen:
- Vermeiden Sie den Konflikt, weil Sie sich nicht verständlich machen können?

- Bedenken Sie, dass manchmal viel Energie für Vermeiden und Vorsicht verbraucht wird. Das ist ein Zeichen dafür, dass das Problem auf den Tisch gehört!
- Werden wichtige Entscheidungen von Ihnen gelegentlich ohne Rückkoppelung getroffen? Müssen Sie den daraus entstehenden Konflikt zur Wahrung Ihres Gesichts dann notgedrungen zu vermeiden versuchen?

Warten Sie bei Konflikten *fast nie* ab und bringen jeden Konflikt sofort auf den Tisch, sollten Sie sich jedoch folgende Fragen stellen:
- Verletzen Sie gelegentlich die Gefühle anderer und erzeugen eine feindselige Haltung? Vielleicht fehlt es Ihnen an Feingefühl dafür, ob und wann ein Problem überhaupt angesprochen werden soll.
- Vielleicht verwenden Sie mehr Zeit darauf, Prioritäten zu setzen – zu entscheiden, was jetzt gerade wirklich wichtig ist und was delegiert werden kann.

Nachgeben, Zurückstecken ist hilfreich oder notwendig…
- Wenn Sie merken, dass Sie im Unrecht sind. Damit zeigen Sie, dass Sie vernünftig sind und von anderen etwas übernehmen können. Jedoch sollten Sie sich bald bessere Argumente für Ihre Position überlegen.
- Wenn die Angelegenheit für die andere Person offensichtlich viel wichtiger ist als für Sie. Sie stellen damit ein gutes Klima auf der Station, in der Abteilung her. Sie demonstrieren Ihren guten Willen.
- Wenn Sie etwas »gut« haben wollen für eine spätere, für Sie viel wichtigere Angelegenheit. Erinnern Sie die andere Person dann auch daran und fordern es ein.
- Wenn ein dauernder Streit der Sache schadet oder Sie von vornherein auf der Verliererseite sind.
- Wenn es in einem konkreten Fall sehr viel wichtiger ist, Harmonie herzustellen. Aber Vorsicht: Der weibliche Wunsch nach Harmonie darf einer Konfliktlösung nicht im Wege stehen.

◻ Tab. 4.2   Fünf Strategien des Konfliktmanagements

Strategie	Vorteil	Nachteil
Konkurrenzverhalten	Eigene Position gestärkt	Win-win-Möglichkeit wird übersehen
Kompromiss	Beziehungen bleiben fair	»Restfrust« bleibt
Vermeiden	Kein Stress	Probleme bleiben
Kooperation, Kollaboration	Qualifizierte Entscheidung stärkt Motivation von Mitarbeitern und Mitarbeiterinnen	Chefin wird für schwach gehalten (Gender!)
Nachgeben	Keine unnötige Auseinandersetzung	Autoritätsverlust möglich

Geben Sie *sehr häufig* nach, entstehen jedoch folgende Fragen:
- Erreichen meine Ideen und Vorstellungen durch meine Nachgiebigkeit nicht die Aufmerksamkeit, die ihnen zukommt? Es kostet Einfluss, Respekt und Anerkennung, wenn man zu sehr auf eigene Kosten auf die Bedürfnisse der anderen eingeht. Außerdem verliert Ihre Station, Ihre Abteilung, die Klinik Ihre richtungsweisende persönliche Kompetenz. Es gibt durchaus Anordnungen, Verhaltensregeln und Rituale, die für Klinik oder Institut *unverzichtbar* sind.

Geben Sie *fast nie* nach, dann fragen Sie sich:
- Habe ich Angst, für schwach gehalten zu werden?
- Kann ich keinen Fehler zugeben?
- Kann ich berechtigte Ausnahmen von der Regel nicht dulden?
- Weiß ich nicht, wann es besser ist aufzugeben?

◻ Tab. 4.2 fasst Vor- und Nachteile der fünf Strategien des Konfliktmanagements kurz zusammen.

> **Checkliste: Bin ich konfliktfähig?**
> - Ich bleibe ruhig, höre zu und lege Wert darauf, den Standpunkt anderer zu erfahren.
> - Ich gehe einem Konflikt nicht grundsätzlich aus dem Weg, sondern versuche, eine Win-win-Lösung oder einen tragfähigen Kompromiss zu erreichen.

> - Ich thematisiere die Spannungen und bleibe dabei sachbezogen.
> - Drohungen verunsichern mich ebenso wenig wie Gefühlsausbrüche.
> - In bestimmten Situationen, vor allem unter Zeitdruck, setze ich mich kraft meiner Führungsaufgabe und entsprechender Verantwortung durch und vertage die Konfliktlösung zunächst.

Und wie immer hilft der Blick zurück: Enthielt der gelöste Konflikt nicht auch eine Chance zur Veränderung? Konnten Sie die Konfliktlösung positiv umsetzen? Hat sich der Aufwand gelohnt? Haben Sie etwas gelernt?

● **Was nie passieren darf**

◉ **Ein Konflikt darf nicht eskalieren!**

Der bekannte Konfliktforscher Glasl (2009) hat die Konflikteskalation mit einer abwärts führenden Treppe verglichen, deren immer steilere Stufen in den Abgrund führen (◻ Abb. 4.13):
- **1. Konfliktebene:** Im oberen Treppenteil, der zunehmend erstarrende Positionen, kleine verbale Angriffe ohne echte Kommunikation und gegenseitige Wertschätzung, kränkende Handlungen, Schuldzuweisungen und Abwertung beinhaltet, ist noch eine Umkehr, am besten zu einer Win-win-Situation möglich, vielleicht unter Hinzuziehung einer vermittelnden Person.

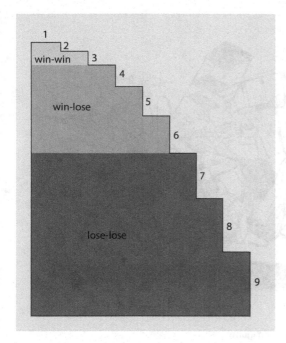

1
2
win-win
3
4
win-lose
5
6
7
lose-lose
8
9

☑ **Abb. 4.13** Ein eskalierender Konflikt ist wie eine Treppe in den Abgrund

- **2. Konfliktebene:** Diese hat in dem weiter eskalierenden Konflikt auf der zweiten Ebene nur noch eine geringe Chance zur erfolgreichen Vermittlung: Nun haben sich bereits gegnerische Parteien formiert, die zusammenhalten, Emotionen werden ausgelebt, Unterstellungen vorgebracht, man bedroht sich – die Situation ist verfahren, eine Win-lose-Situation – jeder will den Konflikt auf Kosten des anderen für sich entscheiden. Es wird mit Sanktionen gedroht, Forderungen sollen durchgesetzt werden.
- **3. Konfliktebene:** Ausweglos geht es in den letzten drei der neun Stufen in die Tiefe: Lose-lose-Situation. Der Konflikt ist außer Kontrolle, jetzt ist keine Vermittlung, keine Moderation mehr möglich: Die Parteien riskieren den eigenen Untergang, um dem Gegner zu schaden, vernichten sich gegenseitig und stürzen *gemeinsam* in den Abgrund. Jetzt ist völlig gleichgültig, wer zu Anfang einmal Recht ge-

habt haben mag, der Konflikt kann nicht mehr gelöst werden, er endet in einer Katastrophe.

Der Film *Der Rosenkrieg* von Danny de Vito beinhaltet den ganzen Prozess der Abwärtsspirale bis zum gemeinsamen Ende der Eheleute auf den Marmorfliesen ihres einst gemeinsam in Liebe bewohnten Hauses.

Konflikte in Forschungsgruppen bei Veröffentlichungen

Das Problem ist bekannt: Ist ein Projekt fertig oder fast abgeschlossen, entbrennt der Streit, »wer als Autor/in wo steht«. Da diese Positionen einen Schritt auf der Karriereleiter darstellen, ist es nicht egal, wie die Reihenfolge der Autor/innen ist. Plötzlich meldet jede/r Ansprüche an (so entstehen Veröffentlichungen mit bis zu 20 Autoren und Autorinnen!), der Streit wird größer, gute Freundschaften werden beendet, Antipathien entstehen, Vorwürfe werden laut usw. Das Arbeitsklima und die Kreativität des Forschens sind dahin. Oft setzt sich die Führungskraft an die erste oder die letzte Stelle der Autoren, obwohl sie keinen eigenen wissenschaftlichen Beitrag geleistet hat (☑ Abb. 4.14) und überlässt dem Team dann die Konflikte. Die Deutsche Forschungsgemeinschaft kritisiert dieses Verhalten übrigens heftig, hemmt es doch die Entwicklung des wissenschaftlichen Nachwuchses.

Ihre Aufgabe als Führungskraft besteht darin, von Anbeginn klarzumachen, wer welchen Teilaspekt des Forschungsprojekts bearbeitet, wer nachher an welcher Stelle »draufsteht« – und wer wegen minimaler Beteiligung nicht. Auch ist bei Promotionsarbeiten gleich zu Beginn klarzustellen, wie später (oft sind es ja mehrere Jahre) mit den Ergebnissen umgegangen werden soll, wie die eventuelle Veröffentlichung aussehen wird und an welcher Stelle der/die Doktorand/in stehen wird. Leere Versprechungen sind kontraproduktiv! Die Strategie heißt immer:

❯ **Klare Ansage zu Beginn der Arbeit an einem Projekt!**

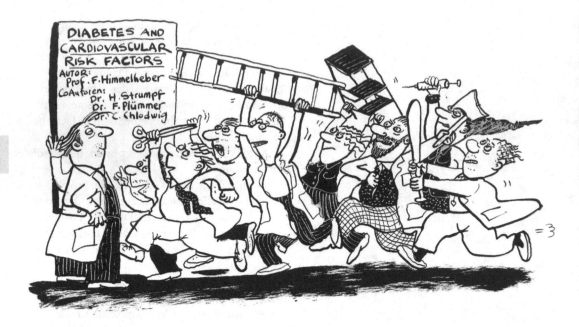

◘ Abb. 4.14   (Copyright: Franziska Becker, mit freundlicher Genehmigung)

4.8   Feh*l*ermanagement und Fehlerkultur: Etablierung von konstruktivem Feedback

Gabriele Kaczmarczyk

Feh*l*ermanagement – da stimmt doch etwas nicht? Richtig, da ist ein Tippfehler drin, oder – in der Druckersprache ausgedrückt – da hat sich ein »Zwie*b*elfisch« eingeschlichen: Ein Buchstabe wurde fälschlicherweise kursiv gesetzt. Diese Fehler sind leicht zu erkennen – aber was ist mit den anderen Fehlern, die täglich gemacht werden, die vielleicht gänzlich unbemerkt bleiben, deren Folgen jedoch irgendwie zu spüren sind: Arbeitsatmosphäre = schlecht, Vertrauen = nicht vorhanden, nur Zank und Streit, Effizienz = Zielvorgaben nicht erreicht, ganz zu schweigen von vielleicht katastrophalen Folgen für Patienten und Patientinnen.

Eine verbürgte und traurige Geschichte handelt von dem berühmten, an der Berliner Charité bis kurz nach dem Zweiten Weltkrieg tätigen Chirurgen Ferdinand Sauerbruch, der, schon älter, nicht mehr operieren konnte (ohne damit aufhören zu wollen). Bei einem Patienten nähte er nach einer Darmteilresektion die verbliebenen Enden falsch zusammen. Ein Todesurteil. Die ihm assistierenden Ärzte wagten jedoch nicht, den Chirurgen auf seinen Fehler aufmerksam zu machen.

Den traurigen Preis für zwanghaften Gehorsam und Duckmäusertum zahlte der Patient. Sicher hatte man damals von »Fehlerkultur« in der Medizin noch gar nichts gehört, und Zivilcourage sowie ethisch motivierte Verantwortung gegenüber einer »Kapazität« waren nicht angesagt. Welche Verblendung! Interessante Frage: Wie hätten sich assistierende Ärztinnen in dieser Situation verhalten? Die Antwort ist ungewiss, oder?

Ein Generalsekretär der Deutschen Gesellschaft für Chirurgie hat sich (dankenswerterweise!) dem Thema Fehlermanagement gewidmet und Handlungsempfehlungen ausgesprochen (Bauer 2005). Dass er sich – jedenfalls sprachlich – nur an männliche Ärzte wendet, hat wohl nichts mit der geringeren Fehlerquote von Ärztinnen (jedenfalls in den USA: Taragin 1992) zu tun. Die Diskussion um die Präsenz hierarchischer Strukturen in Kliniken als großes Hindernis für die Etablierung von Fehlerkultur und -management wird leider oft nicht geführt.

Katastrophale Folgen aufgrund hierarchischer Strukturen waren z. B. zu beklagen nach einer Diskussion über zu treffende Maßnahmen zwischen Kopilot und Pilot in einem großen Flugzeug. Wie sich später nach Auswertung des Flugschreibers herausstellte, gab der Kopilot gegenüber der Autorität Pilot nach, wider besseres Wissen. Das Flugzeug stürzte ab, über hundert Passagiere und die Besatzung starben (Sexton et al. 2000).

Nun ist es glücklicherweise nicht immer so dramatisch – auch nicht in der Medizin, vielleicht abgesehen von chirurgischen Fächern, Anästhesie, Intensivmedizin und Geburtsmedizin, Fächer, die schon auf den ersten Blick mit Risiken, oft durch Zeitdruck, behaftet sind. Fehlerkultur und Fehlermanagement sind in Hochsicherheitssystemen, staatlichen Behörden mit sensiblen Aufgaben und in Wirtschaftsunternehmen schon längere Zeit etabliert.

Unter Fehlermanagement versteht man eine Strategie im Umgang mit Fehlern durch Gebrauch bestimmter Instrumente und Methoden. Ein professionelles Fehlermanagement als Teil einer produktiven Fehlerkultur in einer Klinik hat positiven Einfluss auf die Leistungsfähigkeit der Mitarbeiter/innen, die Qualität der pflegerischen und ärztlichen Versorgung, die Arbeitssicherheit, Kreativität und Teambildung.

Es fällt auf, wie sich seit einiger Zeit – glücklicherweise – die Ärzteschaft zu Wort meldet und sich zu eigenen Fehlern und folgenschweren Irrtümern äußert, fast bekenntnishaft angeführt von führenden Persönlichkeiten der Medizin. Dies geschieht unter anderem in der Absicht, dass auch die kleineren Angsthasen die inneren Barrieren des »Zugebens« überwinden. In der lesenswerten Broschüre des Aktionsbündnisses Patientensicherheit (2008) geht es allerdings vor allem um Fehler, deren direkte Konsequenzen die Patienten und Patientinnen zu tragen haben und die durch eine konsequent umgesetzte und für alle Beteiligten transparente Organisationsstruktur, für die die Führungskraft verantwortlich ist, hätten vermieden werden können (z. B. Lösungsmittel für Regionalanästhesie verwechselt, falschen Zugang für konzentrierte Kaliumchloridlösung verwendet).

In Deutschland kommt es immer wieder zu Todesfällen durch ärztliche Fehler, vor allem bei der Applikation von Medikamenten. Die Zahl wird auf etwa 15.000 jährlich geschätzt, leider ohne Differenzierung, ob Frauen oder Männer betroffen sind. Es scheint so, dass diese Todesfälle weniger durch Unwissen als durch Fehler im System Medizin verursacht werden, die sich auf alle Ebenen der Medizin beziehen:

- Unzureichende Ausbildung von Pflegepersonen
- Fehl-, Über- und Unterdosierung von Medikamenten unter Zeitdruck
- Zeitverschwendung mit unnötigen Maßnahmen bei Notfällen
- Unzureichende Beobachtung von Patienten und Patientinnen (auch wegen Personalmangel)
- Unzureichende Teamfähigkeit einzelner Personen
- Konkurrenzkampf und vor allem mangelnde Kommunikation zwischen Ärztinnen und Ärzten / medizinischem Personal / Patienten und Patientinnen

Für die Organisationsstruktur ist die Führungskraft verantwortlich. Die Struktur muss so angelegt sein, dass Fehler vermieden werden. Naturgemäß haben Fehler in den operativen Fächern inklusive Anästhesie und Geburtshilfe (Fächer mit den meisten Kunstfehlerprozessen) die am deutlichsten sichtbaren Konsequenzen. Laut Bauer (2005) passieren Fehler »überall dort, wo Menschen in einer gefahrengeeigneten Tätigkeit zusammenarbeiten. Die Chirurgie gehört in besonderem Maße dazu.« Nach Taragin et al. (1992) machen Frauen weniger Kunstfehler als Männer und vermeiden Risiken eher. Gibt es derartige Untersuchungen auch in Deutschland, dem Land mit dem Anspruch, »Gender« zu beachten?

Fehler zugeben: Offen oder vertraulich?

Streng hierarchische Strukturen stehen jeder Art von Fehlerkultur und Risikomanagement auf allen Ebenen im Wege: Der oben Stehende hat Angst, sein Gesicht (und den Nimbus der Unfehlbarkeit) zu verlieren, der unten Stehende hat auch Angst, vor der Blamage, den Konsequenzen, dem Spott und Unverständnis der Kollegen und Kolleginnen. Den anderen Kollegen erscheint der Fehler, den man begangen hat, meist doch ganz besonders dumm. Wird jedoch Angst vor Fehlern erzeugt, nimmt die Zahl der Fehler nicht ab.

Vermutlich und sogar wahrscheinlich ordnen in Kliniken unsichere Jungärzte und -ärztinnen viele überflüssige und kostenintensive diagnostische Maßnahmen an aus Angst, bei der Chefvisite zugeben zu müssen, dieses oder jenes bei der Diagnostik nicht bedacht zu haben, also eventuell einen »Fehler« zugeben zu müssen. Dazu zwei Beispiele von Schrep (2009):

Auf einer kardiologischen Intensivstation einer Universitätsklinik bestand der Verdacht, dass es mit mehreren Todesfällen im Zusammenhang mit der Tätigkeit einer Krankenschwester nicht mit rechten Dingen zuging. Warum wurde dieser Verdacht, den mehrere Personen auf dieser Intensivstation hegten, nicht geäußert? Was stand dem im Weg? Gab es eine Fehlerkultur oder ein Fehlermanagement? Warum gab es diese auch nicht in einem großen Kreiskrankenhaus bei vergleichbaren Vorfällen?

Nach Sexton et al. (2000) will die überwiegende Zahl von in Kliniken tätigen Ärzten und Ärztinnen keinen offenen, sondern einen vertraulichen Umgang mit Fehlern, die gemeldet und zugegeben werden müssten. Die Angst vor juristischen und materiellen Konsequenzen und davor, dass der eigene gute Ruf Schaden nehmen könne, stand bei diesen Überlegungen im Vordergrund. Diese Ängste stehen im Gegensatz zu Sicherheitskultur und Patientensicherheit. Für dieses unerfreuliche Arbeitsumfeld ist die Führungsperson verantwortlich!

Wenn vor allem bei den Nachgeordneten Ängste im Spiel sind, dann gibt es ein psychologisches Problem mit Folgen. Von einer Führungskraft muss man allerdings erwarten, mit diesem Problem umgehen zu können und eine Atmosphäre herzustellen, in der über Fehler geredet werden darf (und muss) und aus Fehlern gelernt wird. Dabei spielt das Fehlermeldesystem eine besondere Rolle. Schreyögg (2007) charakterisiert in Anlehnung an Zhao und Olivera (2006) die Struktur eines Fehlermeldesystems. Demnach müssen Fehler erkannt und katalogisiert werden, seien es Flüchtigkeitsfehler, Wissenslücken oder Fehlauslegungen von Routinen und Standards.

Fehler können einmal oder permanent gemacht und sofort oder später festgestellt werden. Die psychologische und emotionale Komponente ist jedoch nicht anschließend, sondern gleichzeitig im Spiel, wenn es ans Vertuschen, Verdrehen und Ignorieren geht: aus Angst, Scham und Schuldgefühl. Medien berichten bedauerlicherweise mehr über Vertuschungen als über die Etablierung von Fehlerkulturen und -management in klinischen Einrichtungen.

Das Leitziel aller Maßnahmen zur Etablierung einer qualifizierten Fehlerkultur in Kliniken muss in einer grundlegend veränderten Einstellung gegenüber Fehlern bestehen. Das heißt, im Idealfall entwickelt sich eine paradoxe Sicht (Schreyögg 2007):

> ❯ Fehler werden erst dann vermeidbar, wenn sie als möglich, aber auch als lehrreich betrachtet werden. Erst ab einer gewissen Fehlertoleranz innerhalb eines Systems werden Fehler der Kommunikation und damit dem Lernen zugänglich, um sie auf diese Weise möglichst weitgehend zu vermeiden.

Manche Kliniken haben deswegen vorausschauend den »Fehler des Monats« auf ihren Webseiten verankert und/oder sich dem Critical Incident Reporting System (CIRS) verpflichtet.

Kommunikation und Feedback

Als Ursachen für Behandlungsfehler in der Medizin machten Gutachtern und Gutachterinnen zum großen Teil ungenügende Absprachen und mangelnde Kommunikation aus (Hofinger u. Waleczek 2003). Die tägliche Praxis bestätigt die Vermutung, dass es trotz Nutzung der modernsten Kommunikationsmittel häufig zu Fehlinformationen oder Informationsdefiziten kommt: Alle sitzen vor dem PC, aber keiner weiß Bescheid.

Mangelnde Kommunikation und das Fehlen eines durchdachten Feedback-Systems sind gravierende Mängel und zeugen von ungenügendem Fehlermanagement. Andere Faktoren können beachtet werden:

- Routinen, die allen bekannt und automatisch einzuhalten sind (z. B. radiologische Kontrolle der Lage eines Katheters).
- Vermeidung physischer und psychischer Überlastung des klinischen Personals (z. B. durch Umorganisation eines klinischen Ablaufs und Personalwechsel, wenn ein Team die Nacht durchgearbeitet hat – wobei man hier mit der Tendenz zur Selbstüberschätzung besonders der männlichen Ärzte rechnen muss).
- Farbliche Kennzeichnung von Medikamenten, um Verwechslungen zu vermeiden (Kaulen 2009).

Eine Patientin kommt notfallmäßig mit einer Schenkelhalsfraktur in die Klinik. Der Chirurg verabreicht ihr wegen der starken Schmerzen ein Medikament und verabschiedet sich, um in den OP zu gehen. Die Schmerzen bleiben. Der die Narkose vorbereitende Anästhesist hört die Klage der Patientin und verabreicht ein anderes zweites Medikament, das sofort hilft. Sein Kommentar: »Das andere Zeug reicht erfahrungsgemäß ja nie.« Hier wurden mehrere Fehler gemacht: fachliche Fehler (ungenügende Schmerzbekämpfung, fehlende Kommunikation mit der Patientin) und ein typischer systemimmanenter Fehler (Kommunikationsdefizit zwischen Vertretern zweier Fächer).

Damit sind wir bei einem klassischen Fehler, der mangelnden Kommunikation untereinander. Es sei die Hypothese gewagt, dass Frauen kommunikativer sind als Männer und dass Frauen durch ihre ausgeprägtere Kommunikationsfähigkeit einen Vorteil in der Organisationsstruktur haben können. Diese Fähigkeit kann sich aber nur optimal auswirken, wenn zwischen Chefin und Mitarbeitern und Mitarbeiterinnen ein Feedback-System existiert. Es mag anstrengend sein, immer wieder Anweisungen geben und dauernd nachfragen zu müssen, ob dies und das korrekt erledigt sei – ein schwergängiges Rad, das immer wieder neu in Schwung gebracht werden muss. Aber so geht es auch nicht:

❯ »Dann mach ich es lieber selber, das geht schneller, als wenn ich es delegiere und immer wieder nachfragen muss…« – Diese Haltung mag gelegentlich helfen, diskreditiert aber auch die andere Person, nimmt sie aus der Verantwortung, nimmt ihr die Gelegenheit, sich zu bewähren und für eine gute, fehlerfreie Leistung Lob zu ernten.

Loben, loben, loben!

Es wird viel zu wenig gelobt! Mit Lob zu geizen –gute Mitarbeiter und Mitarbeiterinnen nach guten Leistungen nicht zeitnah zu loben – stellt einen krassen Führungsfehler dar. Jeder Mensch weiß aus eigener Erfahrung, wie gut Lob tut, wie gerne – offen oder versteckt – wir es entgegennehmen, wenn es aus berufenem Mund kommt und nicht von einem Schmeichler mit offensichtlich egoistischen Absichten. Warum sollte eine Führungsperson nicht bei entsprechenden Anlässen loben? Sie darf es nicht vergessen, und die Freude kommt zurück (◘ Abb. 4.6)

Die folgende Checkliste für Chefinnen soll Ihnen ermöglichen, eine Fehlerkultur mit optimalem Nutzen aus dem Zugeben und Lernen von Fehlern zu etablieren (Schreyögg 2007, Zhao u. Olivera 2006). Nehmen Sie sich etwas Zeit, und bleiben Sie ehrlich.

> **Checkliste: Pflegen Sie eine optimale Fehlerkultur?**
> - Geht es bei Ihrer Fehleranalyse vor allem um Wege zur Vermeidung zukünftiger Fehler statt um Schuldzuweisungen?
> - Belohnen Sie die Offenheit von Mitarbeitern und Mitarbeiterinnen als Vertrauensbasis auch dann, wenn der Inhalt unangenehm ist?
> - Haben Sie Ihren Mitarbeitern und Mitarbeiterinnen verdeutlicht, dass Ihnen das Lernen mit Fehlern lieber ist als ein Stillstand ohne Fehler?
> - Sind Sie bereit, eigene Fehler einzugestehen, statt diese auf Ihre Mitarbeiter abzuwälzen?

4

- Konzentrieren Sie bei Fehlern die Aufmerksamkeit vor allem auf die Lektionen, die gelernt werden können, und nicht auf den entstandenen Schaden?
- Stellen Sie sich vor Ihre Mitarbeiter und Mitarbeiterinnen und übernehmen Sie gegenüber Vorgesetzten die Verantwortung für Fehler, die Ihr Team gemacht hat?

Wenn sie alle Fragen bejahen können, sind Sie auf dem richtigen Weg! Wenn nicht, ist es höchste Zeit zu handeln: Vielleicht genügt es erst einmal, als Notlösung einen »Kummerkasten« anzubieten, eigene Fehler zuzugeben, um die Ängstlichen zu beruhigen, eine Weiterbildung zu absolvieren oder für die anderen anzubieten (und größtenteils zu bezahlen!), klarzumachen, dass Sie jederzeit vertraulich ansprechbar sind, um Fehler zu erkennen und zu vermeiden…

4.9 Zeitmanagement: Wie die Zeit verteilt wird

Ulrike Ley

» Niemand kann alles leben, alles machen, alles haben. (Lothar Seiwert, Autor und Trainer für Zeitmanagement) «

Wem gehört die Zeit?

Eines ist auf der Welt gerecht verteilt, denn Männer haben davon genauso viel wie Frauen: Zeit. Jede Woche haben wir genau 168 Stunden zum Leben. Keiner hat mehr, keine hat weniger. Doch fast alle haben Probleme mit der Zeit. Einige haben zu wenig zu tun, wissen vor Langeweile nichts mit der Zeit anzufangen, hier steht die Zeit still. Führungskräfte klagen über zu viel Arbeit und zu wenig Zeit, ihnen läuft die Zeit davon und hinterlässt auf dem Schreibtisch Berge von Arbeit, Wanderdünen. Das Gefühl für die Zeit ist ambivalent. Volle Terminkalender, Stress, Hektik, Zeitnot bedeuten: Ich bin wichtig. Mehr noch: Ich eile, also bin ich. Zeitdruck

und Zeitnot sind die Schlüsselwörter, die eine oder andere erreicht sogar erst unter massivem Termindruck ihre Höchstform – Not macht eben erfinderisch.

Doch es bleibt ein Rest: »Ich komme nicht einmal zu den wichtigen Dingen«, klagen viele. Was wichtig ist, das ist individuell definiert, und da sind Männer und Frauen verschieden. Eine Chefin (und ein Chef) sollte Zeit haben für die Mitarbeiterinnen und Mitarbeiter, sollte über den Tag hinaus denken. Und sie sollte Zeit haben für das andere Leben: Beziehungen, Familie, Freunde etc. Sie, die Chefin, sollte andere führen und sich selbst. Für Frauen sind diese anderen auch die Kinder und soziale Beziehungen. Und sie selbst – kommt meist zuletzt.

❯ Andere zu führen beginnt immer mit dem Nachdenken über sich selbst.

Meine Zeit gehört mir, ich verfüge über meine Zeit. Das traut sich kaum eine zu sagen, die meisten fühlen sich nicht als Frau ihrer Zeit, sondern eher als Sklavin, fremdgesteuert, in einem Arbeitsalltag, in dem Störungen (Telefon, Besucher, Mitarbeiter, Patienten, Vorgesetzte, Besprechungen) alle Pläne durchkreuzen. Der Tag wird in viele Teile zerschnitten, und es bleibt das Gefühl: »Ich reagiere nur noch.«

Wer nun glaubt, das alles sei neu, ein Ausdruck der Beschleunigung unserer Zeit, irrt. Schon die ersten Studien (Carlson 1951, Luijk a. de Hanika 1963) über Arbeitsverhalten, -belastung und -methoden von Führungskräften (zugegeben, von Männern) benannten die auch heute noch bekannten Probleme:

- Die Arbeitsbelastung ist exzessiv mit langer Arbeitszeit; auf Dauer sei das nicht durchzuhalten, so die Betroffenen. Mit Folgen: zu wenig Zeit für die Familie, intellektuelle Isolation (»Fachidioten«), negatives Vorbild für die Mitarbeiter, die diesen Standard als Unternehmenskultur übernehmen.
- »I hope we shall soon return to normal times«: Diese Haltung offenbart eine irrationale Hoffnung.
- Für die störungsfreie individuelle Arbeit bleiben Intervalle von 8–20 Minuten (dann stören Telefon oder Besucher).

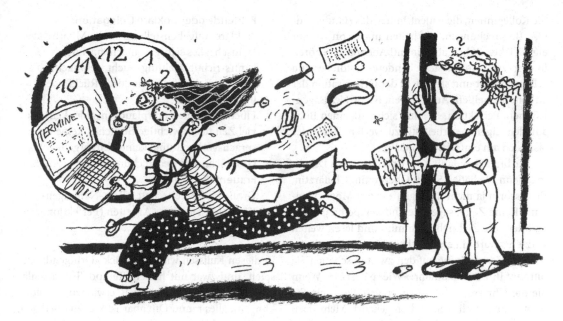

Abb. 4.15 (Copyright: Franziska Becker, mit freundlicher Genehmigung)

- »Kalenderkomplex«: Erledigt wird nur, was im Kalender steht. Wahrnehmung: »Ich bin Sklave des Kalenders.« Vorbereiten, planen, Visionen entwickeln, das alles findet nicht statt, dafür gibt es keinen Termin.
- Keine Abschirmung gegen Telefon und Besucher.
- Unklare Anweisungen zu Aufgaben, viele Rücksprachen mit Mitarbeiterinnen, unvollständige Ergebnisse.
- Lange Besprechungen wegen schlechter Vorbereitung und unklarer Terminierung (niemand weiß, wie lange die Sitzung dauert).
- Generell zu wenig Delegation, zu wenig Delegation von Verantwortung (viele Rückfragen).

Die Zeiten haben sich geändert, die Zeitprobleme nicht. Alles was vor 50 Jahren schon schwierig war, benennen und beklagen die Teilnehmerinnen heute in den vielen Workshops zum Zeitmanagement: »Ich arbeite nicht, ich werde gearbeitet, und Pause habe ich nie«, heißt es dann. Fremdsteuerung wird beschrieben als »nicht selbst über die Zeit verfügen zu können«; der Tag ist immer zu kurz, vor allem Störungen stehlen die Zeit (◘ Abb. 4.15).

Gäbe es keine unnötigen Störungen, wäre das Leben als ärztliche Führungskraft schön, man käme endlich zum Eigentlichen: zur Betreuung der Patientinnen und Patienten, zur Bearbeitung der selbstgewählten Forschungsthemen und zu sich selbst.

Die Probleme mit der Verteilung der Zeit sind zeitlos. Was nutzt da Zeitmanagement? Die Methoden sind ja auch nicht neu. Und die Buchtitel verwirren: *30 Minuten für mehr Zeit-Balance (mit Life-Leadership-Konzept)* und *Wenn Du es eilig hast, gehe langsam.* Aber: Wer effektiv sein will, braucht gewisse Regelungen und eine gewisse Systematik. Und wie wäre es, wenn Sie sich darauf einlassen, durch Zeitmanagement endlich Zeit für sich zu gewinnen?

❯ **Zeitmanagement fängt im eigenen Kopf an.**

Zeitdiebe und andere Störungen

Wer über zu wenig Zeit oder gar Zeitnot klagt, findet auch rasch die Zeitdiebe. Sie kommen von außen: Der Chef, die Chefin, die Mitarbeiter/innen, die Kolleginnen, die Patient/innen, das Handy, endlose Besprechungen, alle halten mich von meiner eigentlichen Arbeit ab! Stimmt! Aber dazu gehören immer zwei, mindestens. Andere Zeitdiebe sind selbstgemacht und stecken in der Organisation der Arbeit. Sie heißen: Aufschieben, Nicht-Neinsagen-Können, Perfektion. Es lohnt sich also, einen Blick auf den eigenen Arbeitsstil zu werfen, denn der lässt sich am einfachsten ändern.

Sie brauchen dafür Zeit. Und das ist ein Dilemma, denn die haben Sie als Oberärztin, Chefärztin, Professorin ja nicht. Nun gibt es zwei Möglichkeiten: »Keine Zeit«, sagen Sie und klappen das Buch zu oder »die Zeit nehm ich mir« und lesen weiter. Letzteres wäre ein erster Schritt.

Zur Vorbereitung auf den zweiten schauen Sie bitte auf Ihre Armbanduhr: »Wie spät ist es?« Wenn Sie die Uhr am rechten Arm tragen, wechseln Sie diese bitte zum linken und umgekehrt. Mehr dazu später.

Der erste Schritt: Eigene Arbeitsstörungen identifizieren

Einen Blick hinter die Kulissen gewähren uns die Teilnehmer und Teilnehmerinnen in den Führungsworkshops. Was wollen Sie ändern? Auf diese Frage zeigt die Bestandsaufnahme im Wesentlichen sieben Bereiche:

- **Arbeit ohne Konzept:**
  - Es fehlen: Ziele und Prioritäten, Planung, Zeit für Vorbereitung, Pufferzeiten, geplanter Tagesablauf.
  - Es gibt: blinden Aktionismus.
- **Schreibtisch ohne Ordnung:**
  Viele Stapel (voller Tisch), Wanderdünen, keine aktuelle Ablage, viele Möglichkeiten, Unterlagen zu suchen und Termine zu vergessen.
- **Keine Motivation:**
  Aufschieben unangenehmer Aufgaben und Entscheidungen, Vorziehen unwichtiger Lieblingsaufgaben (Fluchtaktivitäten), Lustlosigkeit, Demotivation durch Ärger, beruflich und privat.
- **Biorhythmus:**
  Lerche oder Eule? Müdigkeit, Anlaufprobleme, Leistungshoch und -tief, Konzentrationsstörungen.

- **Fehlende oder unklare Delegation:**
  Unklare Aufgabenstellung an die Mitarbeiter, Wunsch, alles selbst zu machen, Nur-ich-kann's-richtig-Haltung, Sucht, gebraucht zu werden, viele Störungen durch Rückfragen.
- **Inkonsequenz:**
  Fluchtaktivitäten (verplaudern, ablenken), zu viel Zeit für unwichtige Besucher, keine Gesprächsvorbereitung, keine Zeitvorgabe für Gespräche und Besprechungen.
- **Frauenfalle:**
  Große Hilfsbereitschaft, Nicht-Neinsagen-Können, zu genaues Arbeiten (Perfektionismus).

In diesen Kulissen wird das Stück »Dringend!« gespielt, und zwar mit hohem Tempo. Türen schlagen, Menschen schreien sich etwas zu, Telefone klingeln, alles rennt. Offenbar ist viel zu erledigen, alle sind aufgeregt.

Immer mehr arbeiten in weniger Zeit. Auf der Strecke bleiben: Beziehungen, Ausgeglichenheit, Konzentration. Das Ergebnis können wir täglich erleben: Schuldgefühle (nicht genug geschafft), Überforderung (wie soll ich das schaffen?) und die Balance der Lebensbereiche fehlt (Schieflage, Ärger). Nun ist es aber nicht so, dass alle leiden: Dringlichkeit, Zeitdruck und dauernde Erreichbarkeit sind beherrschende Faktoren im Leben vieler Führungskräfte – und gleichzeitig ein Statussymbol, ein nicht zu unterschätzender Prestigegewinn. Schneller, schneller, alles gleichzeitig und die öffentliche Demonstration von viel Arbeit vermitteln uns das Gefühl, nützlich, erfolgreich, anerkannt zu sein, und anderen das Gefühl, wir seien wichtige Menschen. Ein wunderbares Gefühl, das geradezu süchtig machen kann.

Schauen wir uns die Wichtigkeit der Mitteilungen, die so dringend per Handy, Telefon, E-Mail und Blackberry transportiert werden, genauer an, so sind in der Regel 70% tatsächlich unwichtig, 90% nicht dringend. Wir könnten die Geräte also mit der Leitfrage »Wann lasse ich mich stören?« beruhigt zwischenzeitlich ausschalten und nur dreimal täglich einschalten. Dazu gehört auch die Reflexion der Frage »Wann störe ich andere?« Viele Telefonate mit Mitteilungen der Qualität »Ich sitze im Zug« oder »Ich bin dann gleich da« würden nicht geführt, weil sie nicht wichtig sind.

Jedes moderne Zeitmanagement setzt auf die Priorität von Dringendem und Wichtigem und baut auf der Unterscheidung von dringend und wichtig auf. Das Dringende ist die Triebfeder, es bestimmt das Handeln. In unserer Dringlichkeitskultur muss alles zeitnah genutzt, entschieden, gemacht werden. Damit geraten wir in die Zeitfalle: schneller, schneller, immer mehr, immer erreichbar, nie genug.

❯ **Die Qualität von Führung und Arbeit, Kreativität und Zufriedenheit sind nur gewährleistet, wenn das Wichtige Vorrang hat.**

All das, was als Input täglich, wöchentlich, monatlich, jährlich den Schreibtisch einer Führungskraft erreicht, muss nach den Kriterien »wichtig« und »dringend« sortiert, bearbeitet und bewältigt werden. Stephen R. Covey und Roger und Rebecca Merrill (Covey et al. 2003) haben dazu ein System entwickelt. Alles das, was Führungskräfte tun (sollten), passt in vier Quadranten:

Matrix: Wichtigkeit und Dringlichkeit

◩ Tab. 4.3 zeigt eine Matrix zur Wichtigkeit und Dringlichkeit. Die Quadranten bedeuten:
- Q I – Notwendigkeit: Dringende und wichtige Dinge.
- Q II – Qualität: Wichtige, aber (noch) nicht dringende Dinge.
- Q III – Täuschung: Unwichtiges kommt dringend daher.
- Q IV – Verschwendung: Nicht wichtig, nicht dringend.

▪ **Q I – Notwendigkeit: Dringend und wichtig**
Es muss schnell gehandelt werden. Und nur sie selbst können es tun. Hier steuern sie, und es gibt nichts zu delegieren. Werden Aufgaben in Q I ignoriert (z. B. Vorbereitung von Projekten), wächst ein Berg von Pflichten und Terminen. Und Vorsicht: Viele wichtige Dinge werden erst durch Aufschieben und schlechte Planung dringend. Dann entsteht das Gefühl: Hoffentlich krieg ich's noch hin, ich bin überfordert!

◩ **Tab. 4.3** Matrix zur Wichtigkeit und Dringlichkeit (Covey et al. 2003)

Q I: Notwendigkeit	Q II: Qualität
Wichtig und dringend: - Notfälle (Medizin), Krisen - Drängende Probleme - Endterminhektik - Projekte; Besprechungen - Vorbereitungen mit Zeitlimit	*Wichtig, aber nicht dringend:* - Strategie, Planung, Vorbereitung - Innovation - Prävention - Ethik - Langfristige Projekte - Effektivität - Beziehungsarbeit - Echte Erholung - Mitarbeiterentwicklung - Weiterbildung, Fachliteratur - »Die Säge schärfen«
Handeln: - Sofort und selbst ausführen - Nach Krisenplan - Pufferzeiten freihalten	Handeln: - Terminieren, Wiedervorlage, delegieren| - Krisenplanung - Mitarbeiter entwickeln (delegationsfähig) **Hier entsteht Zufriedenheit.**
Q III: Täuschung	Q IV: Verschwendung
Nicht wichtig, aber dringend: - Unterbrechungen, Störungen - Manche Post, einige Berichte - Einige Konferenzen - Viele anstehende, drängende Angelegenheiten (Tagesgeschäft) - Viele beliebte Tätigkeiten - Blinder Aktionismus, Hektik (»Kalenderkomplex«) - Perfektionismus	*Nicht wichtig und nicht dringend:* - Triviales, Geschäftigkeit - Teile der Informationsflut - Manche Anrufe - Zeitverschwendende Beschäftigungen - Fluchtaktivitäten (Computerspiele) - Lieblingstätigkeiten - Gefälligkeiten
Handeln: - Störungsmanagement - Nein sagen - Gut ist gut genug	Handeln: - Es sich gönnen?! - Zu sich und anderen Nein sagen

Hier entstehen Unzufriedenheit und Erschöpfung.

> **Tipp**
>
> **Hilfe:** Mit Pufferzeiten arbeiten und Vorsorge betreiben.

■ **Q II – Qualität: Wichtig, aber (noch) nicht dringend**

Hier wird strategisch und langfristig geplant und vorbereitet, delegiert, um die Selbstverantwortung der Mitarbeiter zu fördern, die eigene Weiterbildung betrieben, Mitarbeitergespräche geführt. Führungsqualität eben. Je mehr Zeit wir hier verbringen, desto größer ist unsere Handlungsfähigkeit, und vieles wird gar nicht erst dringend. Hier kann ich Frau meiner Zeit sein. Umgekehrt, je weniger wir uns um die Qualität kümmern, desto mehr schwillt Q I an, das führt zu Stress, Erschöpfung, Krisen.

> **Tipp**
>
> **Hilfe:** Terminsystem, gute, zuverlässige Mitarbeiterinnen und Mitarbeiter, Erholungspausen.

■ **Q III – Täuschung: Nicht wichtig, aber dringend**

Das ist eine Attrappe von Q I. In der Hektik der Dringlichkeit wird die Illusion von Wichtigkeit erzeugt. Keine Zeit zur Analyse, schnell handeln. Wichtig sind die Dinge meist nur für andere: Anrufe, Besprechungen, Besucher (Störungen). Wir glauben, wir sind in Q I und steuern selbst, werden aber tatsächlich vor allem den Erwartungen und Prioritäten anderer gerecht. Frauenfalle: Nicht-Neinsagen-Können, um die Harmonie nicht zu stören, viele fühlen sich zuerst wohl, für andere zu arbeiten, hinterher ärgern sie sich.

> **Tipp**
>
> **Hilfe:** Störungen managen, sich abgrenzen (delegieren), Perfektion abbauen.

■ **Q IV – Verschwendung: Weder dringend noch wichtig**

Eigentlich haben wir hier nichts verloren, halten uns aber ab und zu gerne hier auf. Hier haben wir Ruhe von den Anstrengungen in Q I und Q III, hier verschwenden wir Zeit. Vor allem wenn wir unangenehme Aufgaben aufschieben. Das schlechte Gewissen ist oft mit dabei. Echte Erholung ist es meist nicht.

> **Tipp**
>
> **Hilfe:** Gönnen Sie sich Zeit (dann mit Genuss), Selbstfürsorge.

Spätestens jetzt werden Sie sich die Frage stellen: Wo verbringe ich meine Arbeitszeit? Bin ich eine Q-I- oder eine Q-II-Führungskraft? Und wahrscheinlich haben Sie schon einen Verdacht.

Die meisten Menschen, mit denen wir in Zeitmanagementseminaren arbeiten, halten sich in Q I und Q III auf. Kein Wunder, Dringlichkeit ist die Triebfeder des Handelns. Ein Blick auf die Idealverteilung der Zeit, auf die Quadranten, löst dann Erstaunen oder auch einen Schock aus (◘ Abb. 4.16).

Wenn Sie unserem Vorschlag folgen (und das sollten Sie tun) und mit dieser Zeitmanagementmethode arbeiten wollen, dann liegen vor Ihnen fünf Schritte:

1. Alle Aufgaben auflisten und einsortieren.
2. Ideal: Keine Q-III- und Q-IV-Aufgaben.
   - 90% sollten im Q-II-Bereich liegen, Zeit dafür findet sich in Q III.
   - 10% sollten Q-I-Aufgaben sein.
   - Arbeitsstil ändern, wenn viel Q I.
3. Über Q-IV-Aufgaben entscheiden: Papierkorb oder delegieren.
4. Entscheiden, an wen Q-III-Aufgaben delegiert werden können.
5. Plan entwerfen:
   - Q I bewältigen, ohne dass Q II dringend wird.
   - Mitarbeiter einbinden.

Ärztinnen müssen auf dringende und wichtige Ereignisse reagieren. Sie halten sich viel mehr in Q I auf als Menschen mit anderen Berufen. Sie werden also mehr als 10% Ihrer Zeit in Q I verbringen. Für Ärztinnen ist die Zeit in Q II daher noch wichtiger, weil ihre Fähigkeiten und ihr Handeln für die Aufgaben in Q I hier entwickelt werden (Weiterbildung, Delegation, Erholung).

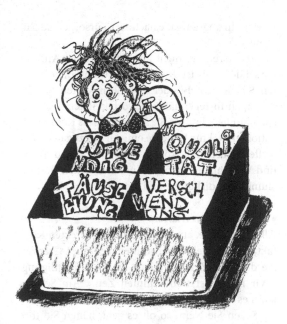

Zu Beginn ist es erst einmal wichtig zu wissen, in welchem Quadranten Sie sich gerade befinden. Wollen Sie dort sein? Wo wollen Sie hin – Ziel sollte Q 2 (die Qualität) sein – und wie kommen Sie dorthin?

Und noch etwas: Arbeit und Leben sind nicht so einfach in vier Quadranten zu sortieren. Es gibt viele Überschneidungen, manches passt einfach nirgendwo hin. Die Matrix ist eine Methode und kein Dogma. Gehen Sie spielerisch damit um. Sie muss am Ende für Sie und Ihre Arbeit, Ihr Leben passen.

Für die ersten Schritte brauchen Sie Zeit. Was gewinnen Sie? Sie bekommen einen Überblick über das, was Sie tun. Sie gewinnen Klarheit und damit Sicherheit, Sie lernen Prioritäten zu setzen und zielgerichtet mit ihrer Zeit umzugehen. Am Schwierigsten ist zu Beginn für die meisten die Abgrenzung wichtig/dringend. Meist hilft dabei die Frage: Haben die dringenden Tätigkeiten zu einem wichtigen Ziel beigetragen?

Wichtig *und* dringend ist z. B. ein Aufklärungsgespräch mit einem Patienten, der dringend aus lebensnotwendiger Indikation operiert werden muss und sich nicht sicher ist, ob er die Operation überhaupt durchführen lassen will.

Unzufriedenheit und Erschöpfung werden sich nach und nach in Zufriedenheit wandeln. Nach und nach. Sie brauchen neben Zeit auch Geduld. Das Arbeiten in und mit den Quadranten ist die Grundlage. Doch wie geht das nun konkret?
- Wie holen Sie sich die Zeit für die Qualität (Q II)?
- Wie kommen Sie den Täuschungen (Q III) auf die Schliche?
- Wie wird aus Zeitverschwendung (Q IV) echte Erholung?

Die Zeit im Blick behalten – Das eigene Zeitmanagement optimieren

Drei Dinge braucht die Chefin, sie muss
- Sich behaupten
- Sich organisieren
- Sich führen

Behaupten Sie sich

»Bitte nicht stören!« – »Nein, ich habe jetzt keine Zeit!« Ich, ich, ich und ich, heißt die erste Regel. Also: Mit Störungsmanagement und konsequenter Selbstbehauptung die Fremdsteuerung und Störungen abbauen, Unterbrechungen verkürzen, Zeitdiebe »einbuchten«. Denn: Führen heißt zuerst selbst steuern und nicht gesteuert werden.

Ziel: Den Quadranten III der Täuschung klein halten.

»Bitte nicht stören?«
Vermeidbare Störungen sollten Sie weitestgehend ausschließen, das wohl. Aber: Wehren Sie nicht jede Unterbrechung sofort ab, bleiben Sie offen und gelassen. Denn: In mancher Störung liegt eine Chance. Raum zu lassen für das Spontane, Kreative, Irrationale, eben das Menschliche, das lässt sich nicht planen. Ein unverhoffter Anruf, eine Mitarbeiterin, die plötzlich in der Tür steht und auf einen Fehler aufmerksam macht, ein Mitarbeiter, der am Ende eines Gesprächs die Fassung verliert und über private Sorgen spricht... In Unterbre-

chungen und Zufällen liegt die Chance, Beziehungen zu klären, wichtige Informationen zu bekommen. Sie bewegen sich an den Grenzen des klassischen Zeitmanagements; Grenzen sind ja dazu da, überschritten zu werden.

■ **Abschirmen: Die Tür ist zu!**
Seien Sie nicht jederzeit ansprechbar! Zu bestimmten Zeiten sind Sie unerreichbar. Sichern Sie Ihren Status, Ihre Zeit ist kostbar. Schaffen Sie sich einen ungestörten Zeitblock, um zusammenhängend und konzentriert an wichtigen, nicht dringenden Aufgaben (Q II) zu arbeiten. Das sind Gespräche, Besprechungen, eigene Arbeit an Veröffentlichungen, Strategien, die Entwicklung neuer Ziele. Schon wenn Sie sich 1 Stunde aus dem Tagesgeschäft ausblenden, gewinnen Sie Abstand. Der beste »Schirm« ist natürlich ein Sekretär, aber auch ein Anrufbeantworter (der über An- und Abwesenheit Auskunft gibt), stumme E-Mails (kein Pling: »Neue Nachricht!«) etc. helfen schon sehr. Und lassen Sie sich bei wichtigen Gesprächen nicht unterbrechen (Telefon stumm stellen).

Nur wenn Sie ungestört arbeiten können, geraten Sie in den Flow und sind effektiv. Bauen Sie nach Möglichkeit Ihre persönlichen Sperrzeiten in die normale Arbeitszeit ein, als Ritual. Es beruhigt zu wissen, zu dieser Zeit habe ich Ruhe zum Arbeiten. Das sollten nicht die Überstunden sein, und Sie sollten die Arbeit nicht mit nach Hause nehmen. (Oft werden die Taschen ja doch nur ungeöffnet hin- und hergetragen.) Berücksichtigen Sie bei der Festlegung Ihrer Sperrzeiten Ihr Leistungshoch. Das Ergebnis? Viel geschafft! In der Ruhe liegt eben die Kraft.

■ **Zeit haben: Die Tür ist offen!**
Richten Sie geregelte Sprechzeiten, Telefonfenster und Zeiten, in denen Sie für die Mitarbeiterinnen zu sprechen sind, ein. Das entspannt alle. Es lohnt sich immer, sich Zeit für Mitarbeiter/innen zu nehmen: für ein kurzes Gespräch, Zeit zum Zuhören. Und für einen Gang durch die Klinik, das »Management by wandering: to walk around and to talk about«. So zeigen Sie Präsenz und kommen

Ihrer Führungsaufgabe nach: der Fürsorge und Zuwendung.

Reagieren Sie nicht auf jede einzelne Anfrage (es sei denn, sie ist dringend *und* wichtig), bearbeiten Sie nur im Bündel und beantworten Sie die Anfragen in regelmäßigen, vorbereiteten Teambesprechungen. Führen Sie Mindmaps als Kommunikationsmittel für Projekte ein: An gut zugänglicher Stelle aufgehängt, können alle Beteiligten Ideen und Vorschläge ergänzen. In der nächsten Besprechung wird diskutiert und entschieden.

■ **Gesprächsverhalten**
Alle Gespräche, am Telefon oder im direkten Kontakt, steuern Sie! Sie bestimmen die Dauer. Grenzen Sie dazu die Zeit ein durch die Vorankündigung: »Wir haben jetzt 10 Minuten Zeit.« Am Schluss kann es heißen: »Gut, wir vereinbaren, dass…«

Sagen Sie Nein, so oft es geht, halten Sie Ihre Hilfsbereitschaft in Grenzen, Sie wissen, dass Sie es nie allen recht machen können. Als Führungskraft brauchen Sie den Respekt, nicht die Liebe Ihrer Mitarbeiterinnen.

■ **Führungsverhalten**
An der Tagung teilnehmen oder in der Klinik präsent sein? Information per Intranet weitergeben oder ein persönliches Gespräch führen? Direkt oder reicht ein Anruf? Den Mitarbeiter am Arbeitsplatz aufsuchen oder kommen lassen? Die Wirkung ist ganz verschieden.

Wenn Mitarbeiter oft mit Fragen oder Nachfragen stören, dann heißt das, dass sie zu wenig Spielraum für Entscheidungen haben, zu wenig Verantwortung, keine klaren Kompetenzen, dann sind die Grenzen unklar. Nutzen Sie die Nachfragen, um neu und klar zu delegieren: Aufgaben, Ziele, Rahmen, Deadline. Und hüten Sie sich vor Ihrer eigenen Spontaneität: »Mir fällt gerade ein… Machen sie mal!« Damit reißen Sie Ihre Mitarbeiterinnen aus der Arbeit. Bündeln Sie Ihre Ideen für Besprechungen.

■ **Führung nach oben**
Grenzen Sie sich umgekehrt gegen spontane Ideen Ihres Chefs ab: Stellen Sie Auswahlfragen (wichtig *und* dringend?), verteidigen Sie Ihren eigenen Arbeitsplan, und zeigen Sie die Konsequenzen der

Änderungen auf. Führungsfehler von Chefinnen und Chefs lassen sich gut als Erfahrung nutzen: So will ich's nicht haben, so mache ich's nicht.

- **Besprechungen**

Besprechungen und Meetings werden immer vorbereitet, die Tagesordnungspunkte sind allen Teilnehmer/innen bekannt (damit niemand unvorbereitet kommt). Zügig durchführen (Sprechzeiten begrenzen), Ende festsetzen, Zeit freundlich bewachen (lassen).

Jede sollte vorab entscheiden können, an welchen Besprechungen sie teilnehmen muss? Reicht die Anwesenheit bei einem bestimmten Tagesordnungspunkt? Dann warten Sie in Rufbereitschaft und können eigene Arbeiten erledigen. Das gilt besonders für Gremienarbeit.

Nutzen Sie die Kontaktmöglichkeiten für Randgespräche zu Beginn oder am Ende, hier findet die Informationspolitik statt, hier lässt sich oft schnell und unkompliziert etwas klären.

Organisieren Sie sich

Orientierungslosigkeit ist der größte Stressfaktor. Überblick, Vorbereitung, Planung helfen, übermäßige Belastung durch Q III zugunsten Q II und Q I abzubauen. Selbstmanagement (▶ Abschn. 4.10) heißt auch Disziplin. Aber: Berücksichtigen Sie spielerische Elemente – zwanghaft abarbeiten ist nicht gemeint. Erlauben Sie sich die Freuden kleiner Pausen.

- **Delegieren**

Würden Sie auch gerne einmal guten Gewissens die Klinik oder die Praxis verlassen? Dann delegieren Sie!

Zuerst finden Sie heraus, welche Stärken und Schwächen Ihre Mitarbeiterinnen und Mitarbeiter haben. Dann setzen Sie sie dementsprechend ein. Stärken und Schwächen finden Sie durch Beobachtung heraus und durch Fragen: Welche Tätigkeiten machen Freude, welche sind unangenehm? Welche Mitarbeiter können mehr Aufgaben und Herausforderungen übernehmen? Besitzen sie dafür die Fähigkeiten? Entscheiden Sie darüber nicht allein am grünen Tisch, sondern reflektieren Sie im Gespräch Erfolge und Misserfolge.

> **Tipp**
>
> Wenn Sie Aufgaben delegiert haben, akzeptieren Sie, dass Ihre Mitarbeiterinnen anders arbeiten und vorgehen als Sie selbst. Mischen Sie sich nicht ein, bauen Sie Vertrauen auf, es gibt viele Wege zum Ziel.

Legen Sie zu Beginn Zwischentermine fest, damit Sie Tempo und Ergebnis kontrollieren können. Wenn Sie aufeinander eingespielt sind, lassen Sie die Kontrolle los, denn: Nur wer loslässt, hat zwei Hände frei.

- **Das Diktat der Termine klein halten**

Viele Termine zu haben heißt: »Ich bin wichtig, ohne mich geht nichts.« Aber: Termine zu haben sagt nichts aus über die Inhalte, Ziele, Qualität der Arbeit.

> ❯ Managen heißt zielgesteuert vorzugehen, nicht termingesteuert. Managen heißt, Ziele zu definieren und zu realisieren.

Dafür ist geplante Alltagsroutine hilfreich, damit wir uns nicht in den vielen Episoden des Alltags verlieren. Was tun? Termine auswählen, nicht alle annehmen, nicht alle selbst wahrnehmen, sondern an Mitarbeiterinnen delegieren. Q-II-Aufgaben als »dringende Termine mit mir selbst« im Kalender eintragen und so wichtig nehmen wie fremde Termine.

- **Deadline**

Aufgaben bleiben liegen, weil sie wichtig, aber (noch) nicht dringend sind, und rutschen von Q II nach Q I. Die Ursache der Zeitprobleme liegt in unserer verzerrten Zeitwahrnehmung:

> ❯ Verzerrte Zeitwahrnehmung als Ursache unserer Zeitprobleme
> Wir können unsere Zeit deshalb so schlecht planen, weil wir den Zeitaufwand für *kleine* Aufgaben *über*schätzen, für *große* Projekte aber *unter*schätzen.

Was tun? Sie haben zwei Möglichkeiten, wenn Sie Dinge liegen lassen:

- Sie können Glück haben: Denn manchmal ändern sich die Bedingungen, Wichtiges wird gegenstandslos, es hat sich von selbst erledigt.
- Oder Sie haben Pech: Nun entsteht hoher Druck, bei einigen wenigen erzeugt erst Druck Selbstmotivation und hohe Leistungsqualität. Für alle anderen gilt: Hoher Zeitdruck führt zu Denkblockaden (»Das schaffe ich nicht mehr«), und unter Zeitdruck versiegt der Ideenreichtum.

> **Tipp**
>
> Erledigen Sie Teilaufgaben, und setzen Sie Zwischentermine (Wiedervorlagesystem).

- **Konkret werden**

Legen Sie generell für Q-II-Aufgaben Termine fest. Machen Sie vage Wünsche wie »Wir sollten uns treffen« durch Termine konkret, sonst wird's nie was. Dazu gehört auch, die echte Erholung (z. B. Joggen oder Yoga) verbindlich (in der Gruppe!) festzulegen. So behalten Sie den Überblick und fördern Ihre Zufriedenheit.

- **Termine und Merksystem**

Ihren Kalender, das System für Termine und Aufgaben, sollten Sie mögen. Suchen Sie sich das für Sie Geeignete (Struktur, Design) aus. Damit Sie die Übersicht behalten, sollten Sie lange im Voraus strukturieren können (Eckwerte für 2–3 Jahre, langfristige Perspektive) und nur *einen* Kalender führen, für Ihr berufliches *und* privates Leben. Er sollte ein Wiedervorlagesystem enthalten, in das alles Wichtige aufgenommen wird und das das Nachfassen organisiert. So geht nichts verloren.

> ❯❯ **Vergessen ist die sicherste Methode, Respekt, Glaubwürdigkeit und Wirksamkeit zu verlieren.**

Sie brauchen Klebezettel zum Merken: Themen, Ereignisse, Kontakte am besten per Mindmap kontinuierlich ergänzen. Die Zettel dienen auch zur Gesprächsvorbereitung und für Besprechungen (Tagesordnungspunkte).

Wenn Sie eine Sekretärin haben, dann klären Sie die Terminhoheit. Sie oder er hat die Hoheit, weiß, über welche Zeiten verfügt werden darf, plant Pufferzeiten und Rückkopplungen ein, kennt blockierte Zeiten.

- **Den Tag planen**

Beginnen wir am Schluss: In den letzten 15 Minuten, bevor sie gehen, bilanzieren Sie den Tag: Was haben Sie alles geschafft? Freuen Sie sich über das Ergebnis! (Sie wissen ja, dass nie alles geschafft wird.)

Erst dann übertragen Sie die offenen Aufgaben auf die nächsten Tage. Ordnen Sie nach Wichtigkeit und Dringlichkeit, prüfen Sie, was gestrichen, verschoben, delegiert werden kann. Ist vielleicht mit dem Blick »gut ist gut genug« schon mehr fertig als gedacht? Sie haben nun den Überblick und eine Richtschnur für den Tag. Wenn Sie genauer planen wollen, gehen Sie in die ALPEN (◘ Tab. 4.4).

Und wenn Zeit übrig bleibt, wenn Sie Zeit haben? Sie können vorarbeiten oder die Zeit als Geschenk nehmen, aus dem Fenster gucken und kreative Ideen einladen, plaudern mit Mitarbeiter/innen oder der Sekretärin, sich und anderen Zeit gönnen.

- **Eule oder Lerche?**

Unsere innere Uhr ist durch individuelle Erbanlagen festgelegt. Wer dauernd dagegen arbeitet, etwa als Eule früh aufsteht, erleidet einen »sozialen Jetlag«. Die klassischen Zeitmanagementtipps wie »Erledigen Sie ihre wichtigsten Aufgaben immer früh am Morgen« funktionieren nur für einen Teil der Menschen: für die Lerchen. Lernen Sie also Ihre eigene Leistungskurve kennen, und legen Sie schwierige Dinge in Ihr »Hoch«. Das ist das Ideal. Zum Warmlaufen für Eulen am Morgen, zum Absacken von Lerchen am Abend ist es erlaubt, E-Mails zu sortieren und Stifte zu spitzen.

Welcher Typ sind Sie? Einen Test, der Aufschluss über die eigene Chronobiologie gibt, finden Sie in ▶ Abschn. 7.8.

Führen Sie sich

Für ein gutes und funktionierendes Zeitmanagement ist eines entscheidend: wie Sie sich selbst führen. Alles andere ist Kosmetik an Symptomen.

Dabei geht es nicht darum, Zeitplanformulare richtig anzuwenden (wie Sie es in vielen Zeit-

Tab. 4.4 »ALPEN« – Planungstool für einen organisierten Alltag

A	Aktionsplan aufschreiben: Tagesplan visionieren (nächster Tag), rhythmische Einteilungen vornehmen
L	Länge der Tätigkeiten einschätzen, Aufgaben bündeln
P	– Pufferzeiten einplanen: 60% der Zeit verplanen, 40% frei halten für Überraschungen aus Q I und Q III – Zeitpuffer gewinnen: Projekte aufsplitten in Teilaufgaben, so gewinnen Sie den Überblick, können Prioritäten setzen, die Zeitplanung wird realistisch – Pausen zum Verschnaufen einplanen – Termine puffern (plus 15 Minuten), so vermeiden Sie Stress und Hetze
E	Entscheiden über Wichtigkeit und Dringlichkeit, jeden Vorgang nur einmal anfassen, entscheiden, ablegen
N	Nichterledigtes auf den nächsten Tag übertragen, keine »Wanderdünen« aufbauen, den nächsten Tag in Ruhe durchdenken. Und das Wichtigste: Erledigtes als Erfolg würdigen: »Geschafft!«

managementseminaren lernen können). Es geht vielmehr darum, die Stärken und Schwächen des eigenen Arbeitsstils kennenzulernen, es geht um Selbsterhaltung (und wie Sie ein Burn-out-Syndrom verhindern), es geht um Persönlichkeitsentwicklung, es geht also um das Wesentliche.

> **Alle Zeitfragen sind Sinnfragen.**

Etwa: Was würde ich machen, wenn ich mehr Zeit hätte? Die Karriere vorantreiben, habilitieren, eine neue Sprache lernen, Kinder kriegen?

Selbsterkenntnis – Die eigenen Zeitfallen
- Aufschieben und Fluchtaktivitäten
- Alles selbst machen
- Sich zu viel vornehmen
- Nicht Nein sagen
- Überlastung als Beweis der Wichtigkeit

■ **Zeitfalle: Aufschieben und Fluchtaktivitäten**
Jede hat ihre eigene Strategie: Die eine gießt Blumen, die andere spielt am Computer oder lässt sich vom Internet verführen, bevor sie sich an eine ungeliebte Arbeit setzt. Zum Aufschieben neigen wir besonders bei Arbeiten, bei denen Ergebnisse nicht gleich sichtbar sind (z. B. über Zeitmanagement schreiben ;-). Dann suchen wir nach einer handfesten Arbeit mit sichtbaren Ergebnissen. Das kennen wir alle. Ist ja menschlich! Doch wann wird der Schlendrian zur Angstgegnerin?

Was die Arbeitswütigen aus Versagensangst zu früh beginnen, fangen die Aufschieberinnen aus gleichem Grund zu spät (oder gar nicht) an. Unser Faulpelz sagt dann: Ich kann nicht! Jetzt nicht, lieber später, lieber morgen oder übermorgen. Die Folge ist die gleiche: Stress. Warum tun wir's dann?

In der Strategie Aufschieben liegt eine große Ambivalenz. Natürlich waren wir auch schon erfolgreich mit dem Aufschieben: Der erste Zeitpunkt ist nicht immer der beste, manches erledigt sich von allein. Erst wenn das Aufschieben zu größeren Konflikten mit anderen (Abgabefristen nicht einhalten) oder mit mir selbst (Stress) führt, lohnt es sich, genauer hinzuschauen. Sind vielleicht die eigenen Ansprüche viel zu hoch? Und sorgt der Faulpelz deshalb für den stillen Boykott?

Das Wichtigste ist die Perspektive: Darf ich oder muss ich etwas machen? Bin ich Opfer oder handlungsfähig? Dann kommen die einzelnen Schritte:
1. Analyse
2. Weichen stellen
3. Perspektivwechsel
4. Beginnen
5. Sich selbst überlisten

■ **1. Schritt: Analyse**
Was schiebe ich auf und warum? Meist sind es Tätigkeiten oder Projekte, die eine übergroße Leistung abverlangen oder sehr zeitaufwendig sind (Drittmittelantrag schreiben), bei denen man Fehler machen und scheitern kann (Drittmittelantrag wird abgelehnt).

Ich veröffentliche mein (Un-)Vermögen. Die Angst vor der Begutachtung kann die Motivation, überhaupt zu beginnen, lähmen. »Das war wohl nix«, phantasieren wir, dabei könnte es ja auch heißen: »Super!« Perfektionistinnen machen lieber nichts als ihr Scheitern zu riskieren.

Weitere mögliche Gründe: Ich habe nichts davon, ich sehe den Sinn nicht ein, ich steuere in einen Konflikt, den ich vermeiden will.

- **2. Schritt: Weichen stellen**
Hier hilft nur, den eigenen Anspruch mit einem realistischen Ziel zu kombinieren, z. B.: Die Veröffentlichung, die ich aufschiebe, soll nicht den Nobelpreis bringen, sondern ist wichtig für die Habilitation. Folgende Fragen führen hier weiter: Welche Qualität erwartet der Auftraggeber? Woran wird der Erfolg gemessen? Welche Möglichkeiten der Nachbesserung habe ich? Was kann maximal passieren (GAU beschreiben)?

- **3. Schritt: Perspektivwechsel**
Sich selbst ermutigen: Denken Sie daran, was sie schon alles geschafft haben (ein kleiner Rückblick) und dass auch andere nur mit Wasser kochen. Das schon Erreichte wird zur Kraftquelle, und die Ziele bleiben realistisch.

- **4. Schritt: Beginnen**
Die größte Hürde ist der Beginn (vorm »weißen Blatt« haben übrigens auch Genies Angst). Fragen Sie sich einfach: Welches ist der erste und kleinste Schritt? Eine Treppe besteigen Sie ja auch, indem sie zuerst die unterste Stufe nehmen, nicht die oberste.

Nun beschreiben sie den ersten Schritt, z. B. bei einer wissenschaftlichen Veröffentlichung zuerst die vertraute Methodik der Untersuchung beschreiben, schon sind Sie drin. Und vergessen Sie eins nicht: Belohnen Sie sich, wenn Sie's geschafft haben, Sie haben es verdient, auch wenn der Beginn jetzt ganz einfach aussieht.

- **5. Schritt: Sich selbst überlisten**
Was müssten Sie alles tun, damit das Projekt, das sie beginnen, scheitert? Ihnen werden jetzt tausend Möglichkeiten einfallen, und Sie kommen Ihren persönlichen Spezialitäten zur Ablenkung und Flucht auf die Schliche. Schreiben Sie's auf und heben Sie die Liste auf, sie ist was für's Leben, mindestens aber für die kommenden Projekte.

> **Mentales Bahnen**
>
> Stellen Sie sich vor, wie es ist, fertig zu sein. Welches Gefühl stellt sich ein? Erleichterung, Freude, etwas geschafft zu haben, Befriedigung, die Zeit sinnvoll genutzt zu haben? Sie können damit den Erfolg, die Freude »beschwören«.

Ein Test in ▶ Abschn. 7.3 gibt Ihnen einen Überblick über Ihre momentanen Ressourcen.

- **Zeitfalle: Alles selbst machen**
»Keine kann's so gut wie ich«, diese Annahme steckt hinter der Überperfektion. Aus dieser Falle, die übrigens ein Führungsfehler ist, führt nur ein Weg: den anderen etwas zuzutrauen und zu delegieren. Dabei sollten Sie nach dem »Gut-statt-perfekt-Prinzip« arbeiten, also zufrieden sein und aufhören, wenn die Aufgabe gut erledigt ist.

- **Zeitfalle: Sich zu viel vornehmen**
Sich viel vorzunehmen und zu erreichen, diese Strategie führt in Führungspositionen. Aus der Wahrnehmung »Ich bin nie gut genug« und dem Anspruch, mindestens doppelt so gut sein zu müssen, erzeugen viele Frauen ihren Zeitdruck selber. Noch ein paar Überstunden, noch eine Fortbildung, dann… Aber was dann?

Woran merken Sie, ob Ihre Messlatte richtig liegt? Ein Indiz dafür, dass Sie sich zu viel vornehmen, ist die tägliche Aufgabenliste, die nie abgearbeitet ist. Experimentieren Sie mit geringeren Ansprüchen, setzen Sie weniger auf die To-do-Listen, und testen Sie: Wie fühlt es sich an, am Ende eines Arbeitstages, wenn mithilfe einer realistischen To-do-Liste alles und nicht nur die Hälfte erledigt ist?

Einen Test über den inneren Antreiber und beliebte Stressfallen finden Sie in ▶ Abschn. 7.4.

- **Zeitfalle: Nicht Nein sagen (** ❏ **Abb. 4.17)**
Wenn ich Nein sage, werde ich nicht mehr gemocht, und Frauen wollen als Chefin gemocht werden. Das ist ein verzerrtes Rollenverständnis. Nein sagen zu anderen und Ja zu sich selbst – »Es reicht!« – sichert Ihnen Respekt und Ihre Gesundheit.

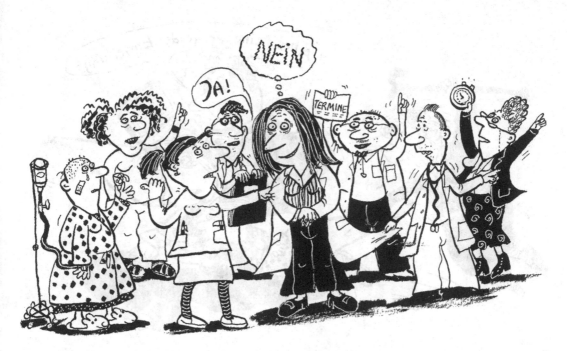

◘ **Abb. 4.17**   (Copyright: Franziska Becker, mit freundlicher Genehmigung)

Die elegante Art, Nein zu sagen

»Das neue zeitaufwendige Projekt interessiert mich, und ich würde es gerne übernehmen. Die nötige Qualität kann ich aber nur sicherstellen, wenn ich dazu das zeitaufwendige Projekt XY abgebe.«

> ❯ **Wer Nein sagen kann, konzentriert sich auf das Wesentliche.**

▪ Zeitfalle: Überlastung als Beweis der Wichtigkeit

Ohne mich geht nichts, das ist (eigentlich) ein typischer Wunsch von Männern in Führungspositionen: Omnipräsenz und Omnipotenz. Überall dabei sein, sich in alles einmischen, nicht loslassen. Schon ein Blick ins Arbeitszimmer reicht zur Diagnose: Chaos auf dem Schreibtisch, geordnete und nichtgeordnete Stapel, Korrespondenz, Berichte, Memos, Akten, Protokolle, Notizen, Zeitschriften, Zettel, Bücher etc. Oft sind auch noch Fensterbank und Fußboden belegt.

Machen Sie den Test (▸ Abschn. 7.5): Wie gut gelingt es Ihnen, auf das Wesentliche zu achten?

▪ Sich beraten lassen

Zeitmanagement lässt sich aus Büchern lernen und in Workshops. Das ist eine gute Grundlage, um mit sich selbst und den Methoden zu experimentieren, etwas Neues auszuprobieren. Sie übernehmen nur, was passt und hilft. Seien Sie nicht streng mit sich und den anderen, wenn es nicht gleich gelingt.

Wenn Sie mehr brauchen, etwa um individuelle Zeitprobleme zu lösen, machen Sie es sich leicht, und lassen Sie sich beraten. Denn: Alle Vorschläge, Hinweise und Tipps (auch in diesem Buch) sind allgemein gültig. Ein effektives Zeitmanagement ist aber auch abhängig von Ihrer Position, der Klinikkultur, der Infrastruktur (z. B. Sekretärin oder nicht), der Arbeitsatmosphäre, der Arbeitsmethode Ihres Chefs oder Ihrer Chefin, Ihrem Alter, Ihrer privaten Situation (Single, Familie, kleine Kinder, pflegebedürftige Angehörige) (◘ Abb. 4.18). Gemeinsam entwickeln Sie individuelle Strategien, um Stärken und Schwächen optimal zur Erreichung Ihrer Ziele einzusetzen und Ihre Ressourcen zu wecken.

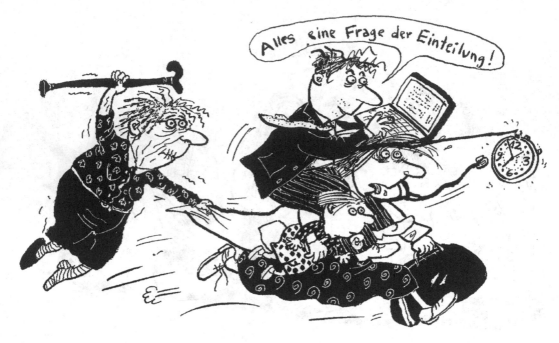

■ **Abb. 4.18**   (Copyright: Franziska Becker, mit freundlicher Genehmigung)

Zeit für Regeneration

Um nicht an Leistungsfähigkeit einzubüßen, brauchen wir Pausen und Zeiten der Regeneration. Nur so bleiben wir effizient, kreativ, innovativ, zufrieden und gut gelaunt.

Die Säge schärfen

Ein Waldarbeiter müht sich ab mit einer stumpfen Säge und braucht unendlich lange, um den Baum zu fällen. Auf die Anregung, er solle doch erst einmal die Säge schärfen, antwortet er: »Keine Zeit«.

■   Abschalten

Es gibt einen Aus-Knopf auch beim Menschen – Sie müssen ihn nur finden.

»Der Feierabend hat Feierabend«, so lautete die Überschrift eines Artikels in der ZEIT. Der Befund wurde gleich nachgeliefert: »Früher klingelte das Telefon nach zehn nur, wenn etwas Schlimmes passiert war. Heute klingelt das Handy, weil dem Chef wieder etwas eingefallen ist. Und wir checken noch mal schnell unsere Mails.« Wir leiden unter dem Erreichbarkeitswahn.

Dabei: Zwischen 19 und 9 Uhr stürzt die Welt höchst selten ein – eine Reaktion am nächsten Tag reicht in 95% aller Fälle aus. Ärztinnen in verschiedenen Fachgebieten sind mit besonderen beruflichen Anforderungen konfrontiert. Das sollte Sie aber nicht hindern, wenn vertretbar, den Aus-Knopf zu drücken.

Wer keinen Feierabend hat, Arbeit mit nach Hause nimmt, dauernd erreichbar ist, ist nicht automatisch wichtig, sondern schlecht organisiert. Die wirklich wichtigen Menschen sind nicht für jeden immer verfügbar. Das wahre Privileg ist, nicht erreichbar zu sein. Wer Zeit hat, galt schon immer als freier Mensch.

Die beständige Unruhe durch zu viel Arbeit, zu wenig Zeit, Störungen und Unterbrechungen macht auf Dauer krank. Und wenn abends noch spät gearbeitet wird, ist meist auch der Schlaf schlecht, weil der Stress des Tagesgeschäfts mit in die Träume genommen wird. Und nach einem vollen Arbeitstag sind wir tatsächlich nicht mehr effektiv. Ein Beispiel: Es ist absurd eine wissenschaftliche Studie mit dem Thema »Die Wirkung von Stress auf das Immunsystem« durchzuführen,

wenn man selbst diese Studie unter ständigem be-
ruflichem Stress erstellt.

❯ **Selbstausbeutung hat nichts mit Souveränität zu tun.**

Führungskräfte sind streng mit sich selbst und ge-
statten sich das Abschalten selten. Sie kämpfen mit
ihrem inneren Kritiker, der ihre Glaubenssätze vertritt, ihnen Vorschriften macht, was sie alles leisten müssen. Der innere Kritiker sorgt für Ansporn
und Leistungsmotivation. Er legt die Messlatte aber
so hoch, dass wir keine Chance haben, die Hürde erfolgreich zu überspringen. »Es reicht (noch)
nicht«, verkündet er gerne, »weiter!«. Doch er hat
einen Gegenspieler, den Faulpelz. Zum Abschalten können wir den Faulpelz aktivieren, er ist für
unser Wohlbefinden wichtig. Erholung und Muße
gehören wie der Schlaf zu unseren Grundbedürfnissen. Der Faulpelz sorgt dafür, dass wir uns Auszeiten, Ausruhzeiten nehmen. Zum Regenerieren,
zum Kräftesammeln für neue Taten brauchen wir
garantierte Faulpelzzeiten.

- **Nichts tun**

»Mein Rat ist daher, nichts zu forcieren und alle
unproduktive Tage und Stunden lieber zu verän-
deln und zu verschlafen, als in solchen Tagen etwas
machen zu wollen, woran man später keine Freude
hat.« (Goethe im Gespräch mit Eckermann)

Nie ist man schöpferischer, als wenn man nichts
tut. Sein statt tun. Das Tempo senken, Muße, Achtsamkeit, Langsamkeit genießen (◨ Abb. 4.19). Ein
guter Vorsatz, aber wie setzen Sie ihn um? Nehmen
Sie sich eine Stunde Zeit:

Sich selbst Zeit schenken
Setzen Sie sich an einen Tisch oder besser
noch unter einen Baum. Fragen Sie sich: »Was
kann ich alles in einer Stunde sein lassen?« Die
Antworten notieren Sie auf einem Blatt Papier.
Dann lassen Sie in der nächsten Stunde alles
sein, was Sie notiert haben. Wie geht's? Was
passiert? Was fällt Ihnen ein? Haben Sie Langeweile? Schauen Sie sich bei der Langeweile zu!

Über den Müßiggang sagt ein tschechisches Sprich-
wort: Wer dem lieben Gott ins Fenster schaut, lang-
weilt sich nicht, er ist glücklich.

Dieses Glück will geübt werden. Verabreden Sie
einmal in der Woche »Eine Stunde mit mir selbst«,
notieren Sie den Termin als Fixpunkt in Ihrem Kalender und achten Sie darauf, sich nicht selber ab-
zusagen.

Sie haben in diesem Kapitel viele Anregungen, Ideen und Vorschläge gelesen, wie Sie effektiv
arbeiten und Zeit für sich selbst finden. Viele Vorschläge zur Veränderung Ihres Zeitmanagements.
Wie spät ist es? Schauen Sie auf Ihre Uhr! Haben
Sie jetzt die Uhr am falschen Arm gesucht? Veränderungen sind zuerst ungewohnt und fremd, wir
fallen unbewusst immer wieder in unsere alten Gewohnheiten zurück. Es braucht Zeit, sich umzuge-
wöhnen. Es geht nicht auf Knopfdruck. Sie haben
beim Lesen schon das Wichtigste erreicht, Ihnen ist
der Umgang mit Ihrer Zeit bewusst geworden. Nun
experimentieren Sie. Seien Sie freundlich zu sich
selbst, und bleiben Sie gelassen, wenn's nicht gleich
klappt. Übung macht die Meisterin.

Zum Schluss ein Rat eines weisen Mannes (die
gibt es ja):

❯❯ Wenn ich mein Leben noch einmal leben könnte, im nächsten Leben würde ich versuchen, mehr
Fehler zu machen.
Ich würde nicht so perfekt sein wollen, ich würde
mich mehr entspannen.
Ich wäre ein bisschen verrückter, als ich es gewesen bin, ich würde viel weniger Dinge ernst
nehmen.
Wenn ich noch einmal anfangen könnte, würde ich
versuchen, nur mehr gute Augenblicke zu haben.
Aus diesen besteht nämlich das Leben: nur aus
Augenblicken;
vergiss nicht den jetzigen. ❮❮
(Jorge Luis Borges, argentinischer Schriftsteller,
mit 86 Jahren)

4.10 Selbstmanagement: Und wann komme ich?

Ulrike Ley

Führungskräfte können und müssen hauptsächlich nur eine Person führen. Diese Person sind sie
selbst.

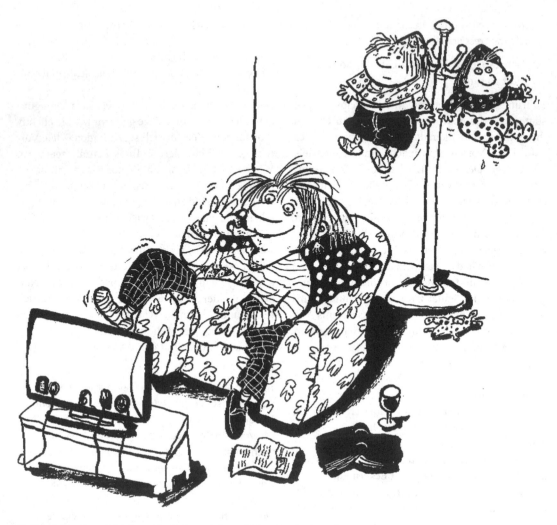

⬛ **Abb. 4.19**   (Copyright: Franziska Becker, mit freundlicher Genehmigung)

Belastung: Der Alltag als tägliche Überforderung

Organisations- und Arbeitsformen in der modernen Medizin haben Folgen haben für Gesundheit und Privatleben. Für Führungskräfte in der Medizin zahlen für beruflichen Erfolg und Karriere einen hohen Preis: Der permanente Zeit- und Arbeitsdruck – Arbeitstage mit 12–14 Stunden sind eher die Regel als die Ausnahme – fordert einen Lebensstil, der die Kraftreserven angreift. Ärztinnen sind während der überlangen Dienste in einem Zustand im OP oder auf Station, in dem etwa eine Airline ihre Mitarbeiter schon längst aus dem Ver-

kehr gezogen hätte, wegen Selbstgefährdung und Gefährdung anderer.

Die Arbeitsüberlastung ist das eine. Das andere sind die Auswirkungen auf das eigene Leben und auf das Leben anderer, naher Menschen. Allmählich geraten viele in einen Zustand, in dem das »richtige Leben« – Familie, Erholung, Muße, Freunde, eigene Interessen – auf täglich 2–4 Stunden reduziert und Freizeit lediglich eine Restgröße ist.

»Ich habe auch Weihnachten im Labor gesessen, weil die Versuche so spannend waren. Ich wollte es rauskriegen. Heute frage ich mich, wozu eigentlich?«, resümiert eine erfolgreiche Forscherin. Die tägliche Arbeit ist zum wesentlichen, manchmal zum einzigen sinn- und identitätsstiftenden Ereignis, zum eigentlichen Leben geworden. Die Hoffnung, nach der kritischen Phase des Aufstiegs ändere sich – endlich! – alles, »Wenn ich erst Chefärztin bin, habe ich keine Nachtdienste mehr, dann…«, erweist sich als Trugschluss.

Nicht nur die Führungskräfte selbst, auch ihr soziales Umfeld tragen die Kosten dieses Lebensstils mit – oder auch nicht. »Mit meinen Freundinnen habe ich nur noch telefoniert, wenn ich Nachtdienst hatte, und die waren dann sauer, wenn der Pieper ging und ich wieder unterbrechen musste. Meine beste Freundin habe ich 3 Jahre lang nicht gesehen.« Soziale Isolation wird vom Körper mit Stress beantwortet. Wer Glück hat, erlebt Partner, Kinder und Freunde, die sich beschweren; das ist nervig, aber gleichzeitig ein Hinweis darauf, dass ein Leben aus der Balance geraten ist.

Gerade Menschen in einem helfenden Beruf folgen oft einem überhöhten Idealbild, das sie zusätzlich unter Druck setzt. Der Beruf wird als Berufung mit hohem Anspruch an sich selbst gesehen und gelebt, mit Folgen: Die anstrengende und einnehmende Arbeit lässt kaum noch Zeit für Aufmerksamkeit, Offenheit und Interesse für das andere Leben. Es ist nicht die viele Arbeit, die die Gesundheit gefährdet und schließlich krank macht, es ist der Rahmen – Arbeitsbedingungen und -atmosphäre – in der sie geleistet werden muss:

Das ständige Rasen auf der Überholspur, die Einsamkeit an der Spitze führen dazu, dass 85% der Führungskräfte im mittleren Lebensalter psychovegetative Störungen haben – übrigens nicht nur in der Medizin. Viele leiden an Burn-out-Syndrom, die Suizidraten unter Medizinerinnen sind im Vergleich zur Allgemeinbevölkerung bis zu 5-fach erhöht. Kein Wunder, dass viele sagen »da lasse ich das doch lieber«, ins Ausland flüchten oder in Bereiche, in denen sie weniger mit Patienten zu tun haben; auch eine Form der Prävention.

Es ist nicht möglich, in einem krankmachenden System gesund zu bleiben, ohne das System zu ändern. Das ist wahr, die Medizin kann nicht so bleiben, wie sie ist, aber das hilft Ihnen nicht, Ihren aktuellen Arbeitsalltag zu bewältigen.

Was also ist zu tun? Und was hilft, wenn das Störgefühl auftaucht, das eigene Leben nicht mehr

im Griff zu haben, von allen möglichen Ereignissen bestimmt zu werden, nicht selbst bestimmen zu können? Wenn das Leben mehr und mehr aus dem Gleichgewicht gerät und das schlechte Gewissen dominiert? Jede kann genau aufzählen, was sie eigentlich müsste: mehr Zeit für den Partner haben, die Kinder, die Gesundheit oder sogar für sich selbst und eigene Interessen.

Alle wissen, dass erfolgreiche Führung viel mit Authentizität zu tun hat. Nur wer sich selbst gesund führen kann, wird auch andere gesund führen. Wie führe ich mich selbst? Da sind viele ratlos: »Ich bin Führungskraft, in meinem eigenen Leben führe ich nichts«, klagt eine Chefärztin. Führungskräfte haben gelernt, die Mitarbeiter zu motivieren und gut zu führen, doch diese Fähigkeiten und Techniken werden nicht auf die eigene Lebensweise übertragen. Eine eigentümliche, aber verbreitete Selbstblockade.

> **Das wichtigste Werkzeug einer Führungskraft ist sie selbst, ihre eigenen körperlichen und geistig-emotionalen Ressourcen.**

Der erste Schritt ist die Akzeptanz dieses Satzes. Wenn keine Zeit bleibt zum Atemholen, Auftanken, Nachdenken, zur persönlichen Weiterentwicklung, laufen Führungskräfte Gefahr, dass ihre Ressourcen vorzeitig verbraucht werden. Diese sind aber für einen dauerhaften beruflichen Erfolg unverzichtbar.

Mit dem zweiten Schritt beginnt die Umsetzung. Einige brauchen ein Alibi, um Zeit in die persönliche Entwicklung zu investieren: »Wenn ich hier sitze, das ist der größte Luxus – ich habe Zeit, über mich und mein Leben nachzudenken«, sagt eine Chefärztin. »Ich erlaube es mir, weil es Coaching heißt und ich ja meine Führungskompetenz verbessere.«

Selbstentlastung: Die magischen Vier

Das »andere« Leben in den Beruf und die Karriere zu integrieren, ein kreatives Gleichgewicht herzustellen, um selbst gesund zu bleiben und andere gesund führen zu können, das ist gleichzeitig eine notwendige berufliche Kompetenzentwicklung *und* eine persönliche Herausforderung. Es geht darum, die Belastungen gut zu balancieren. Ob und wie das gelingt, wird auch von den Mitarbeiter/innen genau beobachtet. Eine stabile Psyche und das gelingende Leben beruht auf vier Komponenten:

- Arbeit und Leistung
- Körperlicher Gesundheit
- Private, soziale Beziehungen
- Lebenssinn

Nicht alle Komponenten müssen zu jeder Zeit im gleichen Maß gelebt werden, aber alle müssen sich in einer Längsschnittbetrachtung finden lassen.

▪ Arbeit und Leistung

Die Mehrzahl der Medizinerinnen in Führungspositionen verbringt die größte Zeit ihres Lebens am Arbeitsplatz. Arbeit ist der Ort persönlicher Entwicklung und Selbstverwirklichung. Darin stecken Erfolg und Zufriedenheit, manchmal Glück, aber auch eine Gefahr: Überforderungen und Misserfolge wiegen besonders schwer, sie können das Selbstwertgefühl massiv erschüttern. Das betrifft besonders diejenigen, die hohe Anforderungen an sich selbst stellen. Viele Ärztinnen sehen ihren Beruf als Berufung, sie sind hochgradig identifiziert mit der Rolle der Helferin, die nicht selten korrespondiert mit der Sucht, gebraucht zu werden. Zudem bekommen die leistungsstarken Ärztinnen, wenn sie aufsteigen, immer wieder die Botschaft vermittelt: Du gehörst hier nichther. Und dieses oft subtile Ausschlussprinzip erzeugt Stress.

Auch die Führungsrolle erleben viele als persönliche Herausforderung. Wer führt, wird beobachtet, und wer führt, ist Vorbild – auch das bedeutet Stress. Führen ist Emotionsarbeit: Die eigenen Gefühle werden gemanagt, um nach außen hin in Mimik, Stimme und Gestik ein bestimmtes Gefühl zum Ausdruck zu bringen, unabhängig davon ob dies mit dem inneren Empfinden übereinstimmt. In Studien berichten viele weibliche Führungskräfte, dass sie sich während des Aufstiegs durch den Anpassungsdruck persönlich verändert haben.

Gesunde Führung, eben Wertschätzung und Respekt, entlasten hier enorm, und bieten die Chance, aktiv zu gestalten und seelisch gesund zu bleiben.

Es geht im Bereich Arbeit und Leistung um die Bewältigung der zunehmenden beruflichen Belastung und um die eigenen Ansprüche an sich selbst, das ist eine doppelte Herausforderung. Alles beginnt mit der Auseinandersetzung zwischen Ich und Umwelt:

- **Ich:** Eigene Ansprüche, Wünsche, Hoffnungen, Träume, Befürchtungen, Ängste und Bedürfnisse
- **Umwelt:** Fremde Ansprüche und Anforderungen

Die meisten Klinikärztinnen arbeiten besonders lang und hart. Zu der schon langen Wochenarbeitszeit kommen Bereitschaftsdienst, Schichtarbeit und oft noch die Forschung. Eine physische Herausforderung mit Folgen: Schlafmangel vor allem. Oft gehört es zur Klinikkultur, rund um die Uhr zu arbeiten und auch noch da zu sein, wenn die Arbeit getan ist. Diesen Anwesenheitskult zu hinterfragen und zu verändern ist eine Herausforderung, und das geht nur von oben nach unten, aus einer hohen Position heraus:

»Muss ich wirklich 12 Stunden am Tag in der Klinik sein? Ich habe geglaubt, dass andere das von mir verlangen. Ich war Chefärztin und trotzdem gefangen in den Traditionen.« Es mag widersinnig sein, aber langfristiger Erfolg im Beruf hängt oft davon ab, dass Sie nicht versuchen, *allen* Ansprüchen gerecht zu werden. Um Platz zu schaffen für das andere Leben, ist es notwendig Grenzen zu ziehen.

Sie gewinnen die Auseinandersetzung zwischen Ich und Umwelt, indem sie gegenüber der eigenen Persönlichkeit achtsam bleiben. Achtsamkeit heißt hierbei, die eigenen Leistungspotenziale und ihre Grenzen wahrzunehmen und zu akzeptieren. Dazu helfen Fragen wie: Welche Realisierungsmöglichkeiten gibt es für meine eigenen Erwartungen? Welches sind meine eigenen, von der Umwelt unabhängigen, selbstbestimmten Ziele? Treibt mich falscher Ehrgeiz? Passen meine Ziele und Werte in das existierende System Medizin?

> ❯ Achtsamkeit ermöglicht eine rationale und emotionale Kompetenz: die eigenen Stärken und Schwächen wahrzunehmen, Erfolge zu genießen und Scheitern zu akzeptieren.

Mehr noch, mit jedem Misserfolg sind Schuld und Schamgefühle verbunden. Die Auseinandersetzung mit diesen Gefühlen hilft, nicht zynisch zu werden und sich vom Mythos der Unverwundbarkeit zu lösen. Arbeit und Leistung brauchen ein Gegengewicht: anregende Ruhe. Zum Nachdenken, Loslassen, zur Inspiration. Dafür findet jede ihre persönlichen Hilfsmittel: »Nach einem anstrengenden Arbeitstag wechsle ich die Kleidung, komplett. So kann ich mich distanzieren, von Mühe und Plage, von Ärger und Misserfolg.« Oder: »Wenn der Tag hart war, höre ich eine Stunde Musik – Bach – das tröstet mich.« Die eine nimmt ihre Geige, die andere malt, auch schreiben hilft:

»Zur Entlastung schreibe ich im Tagebuch auf, was mich bewegt. Ich benutze verschiedene Stifte für Erfolge und Konflikte. Erfolge aufzuschreiben musste ich erst lernen. Wenn's jetzt eng wird, lese ich die grünen Erfolgsseiten, ich weiß dann wieder, was ich kann, was ich geschafft habe«, sagt ein Professorin. Einigen gelingt noch ein weitergehender Schritt: sich selber zu loben.

Einige Übungen zur Ruhe und Entspannung stehen in ► Abschn. 7.12.

- **Körperliche Gesundheit**

Körperliche Fitness beginnt mit Achtsamkeit gegenüber einfachen körperlichen Grundbedürfnissen: Pausen, Mahlzeiten, Erholungszeiten, Bewegung. Diese Grundbedürfnisse kommen im Arbeitsalltag vieler Führungskräfte zu kurz. Auch Medizinerinnen fällt es schwer, die Signale des eigenen Körpers bewusst wahrzunehmen, zu verstehen und vor allem adäquat zu beantworten. »Ich habe mir nie Gedanken über die Grenzen meiner Kraft gemacht«, kreuzen die Teilnehmerinnen im Workshop häufig an. Aber alle kennen ihre Schwächen und wissen genau: Um gesund und fit zu bleiben, ist Bewegung wichtig, und es gilt die Risikofaktoren zu mindern (wenig oder kein Alkohol, Nikotin, Medikamente, genug Schlaf, gutes Essen). Ein Risikofaktor soll hier näher betrachtet werden: das Essen.

Der kompetente Umgang mit der eigenen Gesundheit gehört zu den (oft vergessenen) Führungsaufgaben. Eine Führungsposition erfordert körperliche Belastbarkeit und eine stabile psychische Gesundheit – einerseits. Andererseits fördert eine Führungsposition durch lange Arbeitszeiten, Reisen, wenig Schlaf etc. mangelnde körperliche Leistungsfähigkeit und eingeschränkte Belastbarkeit, inadäquate Emotionalität, Schlafstörungen, Erschöpfung, Fehlerhäufigkeit. Eine Führungsposition in der Medizin steht dem entgegen, was der Gesundheit förderlich ist: sich bewegen, genug schlafen und sich vernünftig ernähren. Ein Dilemma.

Von Medizinerinnen in Führungspositionen wird ein ansprechendes Äußeres erwartet, und das heißt immer auch: ein schlanker Körper. Denn der signalisiert Leistungsbereitschaft und Belastbarkeit. In einer Studie über das Essverhalten weiblicher Führungskräfte (auch im Gesundheitswesen) sagt eine Teilnehmerin: »Ein sportlicher Körper suggeriert Vitalität, Leistungskraft und Erfolg. Das lässt die Vermutung zu, dass man auch im Beruf vital, leistungsstark und erfolgreich ist.«

Die ideale Führungsfrau hat in allen Lebenslagen möglichst perfekt zu sein, das erfordert Organisation, Disziplin und Kontrolle, Wille und Durchhaltevermögen. Viele weibliche Führungskräfte kommen diesem Ideal sehr nahe: Der Anteil untergewichtiger Frauen in Führungspositionen ist doppelt so hoch wie im Durchschnitt der weiblichen Bevölkerung. Schlanksein kostet Anstrengung: kognitive Kontrolle des Essverhaltens und Übersteuerung physiologischer Hunger- und psychologischer Appetenzsignale.

> **Der medizinische Arbeitsalltag nötigt Ärztinnen zum Schlanksein.**

Es gibt regelmäßig Situationen, in denen Ärztinnen zu wenig essen: Anspannung und Stress, vor allem aber das Pflichtgefühl (erst die Patienten, dann…) führen zu unregelmäßigem, schnellem Essen zwischendurch, ungesunder Ernährung. Die meisten sagen: »Ich habe keine Zeit zum Essen während der Arbeitszeit.« Wer durch Zeitdruck selten in Ruhe essen kann, läuft Gefahr, eine Essstörung zu entwickeln. »Ich komme oft völlig ausgehungert nach Hause und schlinge alles hinein, was auffindbar ist«, so die eine Führungskraft, »Ich habe keine Übergewichtsprobleme, weil ich keine Mittagspause machen kann und fast jedes Wochenende arbeite«, so die andere. Führung bedeutet Stress, und dieser Stress wird mit Hungern oder Essen kompensiert.

Jede Ärztin kennt die psychischen Beeinträchtigungen durch restriktives Essverhalten: »Ich weiß das alles, ich halte darüber Vorlesungen. Es ist absurd, oft komme ich nicht dazu, vorher etwas zu essen. Dann stehe ich da mit knurrendem Magen und spreche über die zentrale Bedeutung der Ernährung und über Krankheitsbilder, etwa über typische Charakterzüge von Personen mit Anorexia nervosa.« Hoher Perfektionismus, hohe Leistungs- und Selbstmotivation zeichnen viele Führungskräfte aus, gleichzeitig sind dies Risikofaktoren für eine Essstörung.

Was ist zu tun? Die Lösung ist keine individuelle und bezieht sich nicht nur auf das Essverhalten, sondern auf alle Risikofaktoren. Wird in der Klinik betriebliche Gesundheitsförderung eingeführt, verdeutlicht dies, dass das Gesundheitswesen eine wichtige Vorbildfunktion hat. Nebenbei ist das die Fürsorgepflicht der Arbeitgeber, denn der Erhalt von Gesundheit und Leistungsfähigkeit hat strategische Bedeutung, um Engagement, Erfahrung und Wissen von Mitarbeitern zu gewinnen und in der Klinik zu halten. Schlüsselfiguren sind dafür die Führungskräfte und ihr gesunder Führungsstil. »Als in der Klinik betriebliche Gesundheitsförderung eingeführt wurde und die Chefärztinnen sich im Arbeitskreis Gesundheit für die Mitarbeitergesundheit engagieren sollten, habe ich erst gedacht: Auch das noch! Jetzt profitiere ich selbst davon.«

> **Tipp**
>
> Der erste Schritt: Arbeits- und Bewegungspausen organisieren für andere und sich selbst.

»Ich habe dreimal täglich die ‚bewegte Pause‘ in der Klinik eingerichtet, in einem eigenen Raum«, sagt eine Betriebsärztin. »Zuerst kamen keine Ärztinnen, dann kamen einige heimlich, jetzt haben wir in der ganzen Klinik eine Pausenkultur. In Sitzungen z. B. gibt es nach 90 Minuten immer eine bewegte Pause, und es steht immer Obst auf dem Tisch.«

Das ist Teil der Maßnahme »Gesundheit stiften«, die aus den kleinen Anfängen der Betriebsärztin hervorgegangen ist und für die ganze Klinik gilt. Sie enthält Trainingseinheiten in Schmerz- und Stressbewältigung, Entspannung und Kommunikation, Konfliktmanagement und Unterstützungsangebote bei psychosozialen Belastungen. Alles Ansätze, um einem Burn-out-Syndrom vorzubeugen. Gesundheitsförderung ist von der individuellen Ebene auf eine programmatisch verpflichtende Organisation gehoben worden, eine Maßnahme, die sich für die Klinik rechnet.

■ **Private und soziale Beziehungen**
Rückhalt, verbindliche soziale Beziehungen zu Menschen, denen wir vertrauen, deren Nähe und Unterstützung uns gewiss ist »in guten und schlechten Tagen«, das hält gesund. Mit dem kurzen Test zu Ihrem sozialen Rückhalt (▶ Abschn. 7.6.) gewinnen Sie diesbezüglich den Überblick.

Bei vielen entspricht das Ergebnis dem, was Studien zeigen: 85% der Frauen in Führungspositionen geben an, sich schon einmal als Einzelkämpferdasein gefühlt zu haben. Über die Hälfte sagt, dies sei immer oder häufig der Fall. 44% der Frauen finden, dass sich ihre Führungstätigkeit negativ auf ihre sozialen Beziehungen auswirkt, 12% berichten, im Laufe der Karriere seien viele alte Beziehungen in die Brüche gegangen. Wie das Ergebnis auch zeigt, fehlt jemand, der die sozialen Beziehungen pflegt. (Bei männlichen Führungskräften ist dies in der Regel die Ehefrau.)

> ❯ Sozialer Rückhalt, sei es Familie, Partnerschaft oder ein Netz von Freundinnen und Freunden, gehört zum wichtigsten Schutz gegen Stress und Vereinsamung. Menschen, die uns nah sind und denen wir vertrauen, stärken unsere Resilienz, unsere Widerstandsfähigkeit gegen Stress.

Für Frauen in Führungspositionen ist dieser Schutz besonders notwendig. Zu Ihrer eigenen Sicherheit sollten Sie das Netz auf seine Belastbarkeit testen. Versuchen Sie z. B., Belastung und Stress zu reduzieren, indem Sie den eigenen Umgang mit den Anforderungen aus Beruf, Familie etc. reflektieren und nach Entlastungsmöglichkeiten suchen:

»Als mich eine Mitarbeiterin fragte: ‚Möchten Sie Hilfe?‘ und ich ‚Ja, gerne‘ antwortete – das war mein Aha-Erlebnis; ich war erleichtert und habe mich gut gefühlt.«

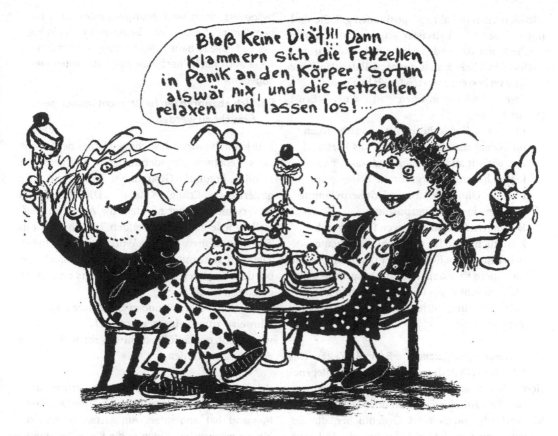

Eine erfolgreiche Professorin berichtet im Mentoring-Programm: »Ich habe erst mit 50 Jahren gemerkt, dass es Catering gibt. Zuvor habe ich für Gäste immer selbst eingekauft und gekocht. Ich dachte, ich müsste das.«

Ein Experiment: Bitten Sie eine Freundin, einen Freund um Hilfe – das ist ungewohnt, Sie sind es ja gewohnt, zu geben und für andere da zu sein. Oder delegieren Sie private Verpflichtungen und schonen Ihren Mann (und Ihre Kinder) nicht, die können meist mehr, als Sie zu glauben wagen. Die Leitsätze heißen:

> – **Eine Partnerschaft ist eine Partnerschaft ist eine Partnerschaft.**
> – **Eine Freundschaft ist eine Freundschaft ist eine Freundschaft.**

Warten Sie nicht auf den Ernstfall.

■ **»Und jetzt komme ich« – Lebenssinn**
Lebenskünstlerinnen haben die Fähigkeit, sich kultiviert abzugrenzen und gesund egoistisch zu sein. Sie kennen ihre Grenzen der Belastbarkeit, sie wissen um ihre Sucht, gebraucht zu werden, sie haben gelernt, Nein zu sagen, sie erlauben sich, Zeit mit sich selbst zu verbringen, und sie sind freundlich zu sich selbst (◘ Abb. 4.20). Sie sind erwachsen und haben eine dieser altmodischen Tugenden: Besonnenheit.

> **Besonnenheit befähigt dazu, Aktivitäten und Emotionen zwischen zwei Extremen zu halten, auszugleichen. Auszugleichen bedeutet gut zu sich selbst zu sein.**

Mit Ihren Mitarbeiterinnen und Mitarbeitern sind sie nicht streng, mit sich selbst aber schon? Für fast alle Menschen in Führungspositionen gilt: Sie sind mit sich selbst viel strenger als mit anderen. Wir machen uns dauernd Vorschriften, was wir tun sollten. Und bekommen dauernd Ratschläge, wie wir uns verbessern könnten (auch hier).

Zwei Seelen wohnen in einer Brust (▶ Abschn. 4.9):

- Die *innere Kritikerin* vertritt unsere Normen und Glaubenssätze und macht uns Vorschriften, wie wir zu sein haben und was wir zu leisten haben. Sie sorgt für die Leistungsmotivation. Ohne eine strenge Kritikerin kommt keine in eine Führungsposition.
- Der *innere Faulpelz* hingegen flüstert: »Ich kann nicht, und ich will nicht, nicht heute, lieber morgen.« Er ist immer dann aktiv, wenn die innere Kritikerin höchste Ansprüche stellt. Dann gleicht er aus und sorgt für stillen Boykott – allerdings nicht immer zum passenden Zeitpunkt.

Da hilft nur eines: garantierte Faulpelz-Zeiten. Das sind Ausruhzeiten, die wir brauchen zum Regenerieren, Kräftesammeln, zur Kreativität. Dann haben wir Zeit zum Nachdenken über die Frage: Will ich wirklich anders sein? Ordentlicher, dünner, schneller, noch perfekter? Oder sind die 48 Dinge, die ich so gut kann, genug? Diese Reflexionen stärken die eigene Wertschätzung, fördern Vertrauen in die eigenen Fähigkeiten und sorgen für positive Gefühle, manchmal gar für Glück.

Kreativität entsteht nicht durch Anspannung und Druck, im Gegenteil. Es braucht anfangs ein wenig Mut, sich und seinen Mitarbeiterinnen eine kreativitätsfördernde Umgebung zu erlauben.

»Wenn ich nachdenken will, aber besonders wenn ich neue Ideen brauche, dann springe ich aus dem Gleis, nehme mein Notizbuch und gehe in den Park. Gucke in die Bäume, sehe den Menschen nach, beobachte die Enten. Meine besten Lösungen sind so gekommen«, berichtet eine erfolgreiche Forscherin. Führungskompetenz wird damit so ganz nebenbei erworben, denn diese Erfahrungen sind übertragbar: »Meinen Mitarbeitern erlaube ich das auch. Wenn ich z. B. sehe, dass Leute sich in der Klinik immer mehr kaputt machen oder abends immer spät nach Hause gehen, dann sage ich ihnen,

besonders wenn sie Führungsverantwortung haben: ‚Sorgt dafür, dass eure Batterien immer ein hohes Ladeniveau haben.‘ Als Führungskraft müssen sie ja auch noch Energie an ihre Mitarbeiterinnen abgeben.«

> **Sich abzugrenzen heißt, nicht immer gebraucht zu werden.**

Jede kann die wirklich wichtigen Dinge des Lebens, ihres Lebens leicht identifizieren: Partnerschaft, Familie, Freunde, Gesundheit, Arbeit, ein Erbe hinterlassen, Erfolg, Kinder... Die Reihenfolge ist verschieden, aber nie steht die Arbeit an erster Stelle – jedenfalls nicht bei den Teilnehmern und Teilnehmerinnen unserer Workshops. Die meiste Zeit wird zwar mit Arbeit verbracht, sie spielt aber bei den wichtigen Dingen des Lebens eine untergeordnete Rolle.

In ▶ Abschn. 4.9 finden Sie Anregungen und Hinweise zum Neinsagen, zum Delegieren, kurz: wie es geht, das Gefühl zu entwickeln, nicht immer gebraucht zu werden.

»Ich war gerade ein Jahr Chefärztin, als ich zum ersten Mal in Urlaub gegangen bin. Drei Wochen! Niemand hat angerufen. Am ersten Arbeitstag bin ich mit weichen Knien in die Klinik. Sie stand noch. Meine Mitarbeiterinnen haben den Laden geschmissen, anders als ich, aber gut. Ich war stolz, auf sie. Und auf mich.«

Abgrenzen heißt auch innehalten. Es ist der innere Abstand zu den Dingen und zu dem, was am Tag, in der Woche passiert ist. Der Abstand hilft, nachsichtig, gelassen zu werden, auch eigenen Fehlern gegenüber. »Ich habe von meinem Coach einen Satz gelernt: Die Götter wollen ihr Opfer. Der hilft mir, wenn ich alles gut vorbereitet habe und dann doch was schief geht.«

Die Grenzen der Belastbarkeit sind individuell verschieden. Stress kommt von außen, aber wir tappen auch immer wieder in von uns selbst aufgestellte Stressfallen. Das geht eine ganze Weile gut. Wie bei dem Bogen, er lässt sich biegen, immer weiter, bis er ganz plötzlich bricht.

Vorsorglich bieten wir Ihnen zwei Tests an:
- einen, um Ihre inneren Antreiber und Stressfallen kennenzulernen (▶ Abschn. 7.4)

— einen, damit Sie feststellen, ob Sie bereits ein Burn-out-Syndrom entwickelt haben oder auf dem Weg dorthin sind (► Abschn. 7.7).

Die vier Bereiche – Arbeit und Leistung, private, soziale Beziehungen, körperliche Gesundheit und Lebenssinn – in Einklang zu bringen, ist das die Quadratur des Kreises? Es gibt keine Patentrezepte, aber Anregungen, Techniken, Methoden, die alle auf ein Ziel hinauslaufen: erwachsen sein.

Erwachsen sein

>> Wer ist stärker, ich oder ich? (Johann Nestroy) <<

»Jetzt bin ich Professorin, seit Jahren, und leite ein Forschungsinstitut. Und dann gibt es Situationen, da bin ich wieder das Mädchen. In der Schule war ich schüchtern, ich habe nie den Mund aufgemacht, das quält mich…« Der Coach rät: »Nehmen Sie das kleine Mädchen an die Hand und sagen Sie ihr: Wir schaffen das schon, ich bin jetzt ja groß.«

Erwachsensein bedeutet für die eigenen Stärken und Schwächen geradezustehen, die Verantwortung für das eigene Handeln zu übernehmen. Um erwachsen zu werden, gilt es, den Spielraum zu nutzen für konkrete Veränderungen des Lebensstils und der Lebenseinstellung.

Die Methode heißt Selbstmanagement: das selbstbestimmte Führen der eigenen Person und des eigenen Lebens mit dem Ziel, die eigene Persönlichkeit zu stärken, sich von Fremdbestimmung abzugrenzen, eine tragfähige Balance zwischen Beruf und Privatleben zu finden. Kurz:

❯ **Selbstmanagement zielt auf die Persönlichkeitsentwicklung.**

Es ist nie zu spät zu lernen, sich zu entwickeln, sich selbst zu verändern, durch bewusste Reflexion, selbstbestimmte Planung und aktive Steuerung. Dafür lassen sich die inneren Helfer aktivieren, unsere Ressourcen und die Selbstwirksamkeitserwartung. Das ist die Überzeugung, gewöhnliche Probleme des Lebens eigenständig lösen zu können.

Wie geht das? Was braucht es zum Gelingen? Der Veränderungsprozess beginnt mit der Frage: Bin ich Opfer oder handlungsfähig? Wenn ich handlungsfähig bin, kann ich selbst die Initiative

ergreifen und selbst die Verantwortung für das eigene Leben übernehmen. Die Aktionsfelder sind:
— Beruf
— Partner, Kinder, Eltern, Freundinnen, Freunde
— Körper und Gesundheit
— Lebenssinn

Die Lebensfelder beeinflussen sich gegenseitig. Um in die Balance zu kommen, darf kein Bereich vernachlässigt werden. Es sollten immer alle vorhanden sein, wobei es Verschiebungen in den Prioritäten gibt, etwa wenn die Karriere beginnt oder die Kinder klein sind.

Zuerst richten Sie die Aufmerksamkeit auf Ihre persönlichen Stärken und Schwächen, die Möglichkeiten und Grenzen, Ressourcen und Gefährdungen des jetzigen Lebensstils. So gehen Sie vor:
1. Ist: Analyse der Situation
2. Soll: Ziele setzen
3. Strategien zur Umsetzung entwickeln
4. Veränderungen realisieren

■ **1. Ist: Analyse der Situation**
— Ich: eigene Fähigkeiten, Bedürfnisse, Interessen, Wünsche, Hoffnungen, Ängste
— Die anderen: Erwartungen, Forderungen

Leitfrage: Wer bin ich, wo stehe ich jetzt? Also eine Bilanz des Erreichten: Erfolge und Scheitern, Zufriedenheit und Unzufriedenheit. Was ist mir wichtig und was kommt zu kurz, was wird verschoben? Die Bilanz bezieht sich wieder auf die vier Lebensfelder. Diese Bereiche werden einzeln und in ihrer Verflochtenheit analysiert.

■ **2. Soll: Ziele setzen**
Bleiben Sie realistisch, und treffen Sie Entscheidungen für die einzelnen Lebensbereiche: Wie will ich leben und arbeiten? Welche Prioritäten will ich setzen? Was kann und will ich verändern? Im Beruf (mit Mitarbeitern und Kolleginnen, der Chefin)? Im Privatleben (für mich allein, gemeinsam mit Partner/Kindern/Freundinnen)? Was muss in meinem Leben sein, dass es für mich sinnvoll ist? Welche Interessen, Bedürfnisse, Aktivitäten will ich stärken? Zur körperlichen Fitness: Was mache ich gerne, wann fühle ich mich wohl, welche Bewegung passt für mich?

■ **3. Strategien zur Umsetzung entwickeln**

Welche Schritte sind notwendig? Was ist der erste Schritt? Und der zweite und dritte? Wie integriere ich diese Schritte in den Alltag? Wo gibt es Hilfe? Wie bekomme ich Hilfe und Unterstützung?

■ **4. Veränderungen realisieren**

Bleiben Sie realistisch, lassen Sie sich Zeit, haben Sie Geduld, vermeiden Sie Überforderung. Kleine Schritte sind gefragt. Gewohnheiten, Denk- und Handlungsrahmen, Glaubenssätze sind über Jahre gewachsen und lassen sich nicht auf Knopfdruck ändern. Veränderungen brauchen ihre Zeit: Keine Pflanze wächst schneller, wenn Sie an den Blättern ziehen, keiner können Sie befehlen: Blühe!

> **Tipp**
>
> Erfolg besteht aus vielen kleinen Schritten (und es wird auch Rückschritte geben), Hauptsache die Richtung stimmt.

■ **Was hat's gebracht?**

Was habe ich erreicht, und was hat sich verändert, für mich und die anderen? Im Beruf und im privaten Leben? Was ist noch offen?

Der Gewinn ist groß: Sie lernen sich selbst kennen und lernen, mit sich selbst so umzugehen, dass Beruf und Leben im Gleichgewicht sind. Es gelingt Ihnen, sich selbst so in den sozialen und beruflichen Rahmen »einzupassen«, dass Sie trotz hoher Anforderungen und Belastungen (die immer zum Leben einer Führungskraft gehören) Sinn, Spaß, Gelassenheit und Zufriedenheit erleben können.

4.11 Von der Leistungsbereitschaft bis zur Selbstverleugnung – Tabus im Alltag von Medizinerinnen

Elke Köhler

In jeder mir bekannten Vita ging es am Anfang und dann oft über viele Jahre ausschließlich um die Bewältigung des beruflichen sowie des privaten Tagesgeschehens. Das Berufsziel selbst, dessen Erreichung, dann aber auch die ganz alltägliche Um-

setzung der Berufsrolle stellen jede vor nie endende Herausforderungen.

Wenn dann Hilfsmittel, Weichspüler, Seelentröster auftauchen oder angeboten werden – was für eine Erleichterung. Gerade in stark belastenden Situationen gilt es, wenigstens für einen bestimmten Zeitraum emotionale oder psychische Befindlichkeiten regulierbar oder zumindest erträglicher zu machen. Bei längerem oder anhaltendem Konsum der vermeintlichen Hilfsmittel wird das unreflektierte und letztlich schädigende Verhalten gern mit allen Konsequenzen verdrängt. Dabei könnte allein das Thematisieren und die Suche nach Realitäten ein wesentlicher Beitrag sein, dieses Thema aus der Tabuecke herauszuholen.

Wer sich mit dem Thema Tabus im Alltag von Medizinerinnen beschäftigt, stößt unweigerlich auf Begriffe wie:

━ Verantwortung
━ Verdrängung
━ Verführung
━ Verfügbarkeit

■ **Verantwortung**

Eigentlich ist Verantwortung die Basis, auf der sich die Ausübung des medizinischen Berufs abspielt. Verantwortung wurde früher durch den Eid des Hippokrates symbolisiert, jetzt basiert sie auf der Genfer Konvention. Helfen und Heilen lautet die Maxime.

Eine eigene Robustheit und Verleugnung, besser Ignoranz der eigenen Bedürfnisse, wird für die Ausübung des Medizinerinnendaseins vorausgesetzt. Während das medizinische Wissen täglich erweitert und überprüft wird, wird die überdimensionierte Verantwortung an die eigene Person zwar von jedem medizinisch tätigen Menschen gespürt, getragen, manchmal delegiert, aber selten explizit benannt.

»Wir tragen / ich trage eine große Verantwortung.« Das könnte ein wichtiger Hinweis vor jeder Behandlungsaufnahme, ja schon beim Erstellen einer Diagnose sein, um die Bedeutung und die damit verbundene Belastung für die Behandelnden deutlicher hervorzuheben. Darauf folgt eine weitere große Verantwortung – die Diagnose (verständlich) mitzuteilen und eine notwendige Therapie zu unterbreiten oder zu veranlassen.

Allein die Art und Weise, solche Inhalte zu kommunizieren, stellt im Alltag eine große Herausforderung dar. Vorbilder für verantwortungsvolle und angemessene Kommunikationen sind die Leuchttürme des Alltags. Oft erleben gerade jüngere Medizinerinnen burschikose oder rüde Vermittlungsformen durch ihre eigenen Vorgesetzten und sehen persönlich doch die Möglichkeit, Gespräche mit Patientinnen und Patienten einfühlsamer und rücksichtsvoller zu praktizieren.

Eine Gynäkologin berichtet über die eigenen Störgefühle im Klinikalltag, wenn sie an der Seite des Chefarztes bei der Visite erleben muss, wie formal und unsensibel er den Patientinnen z. B. endgültige Krebsdiagnosen mitteilt. Für die Zukunft als niedergelassene Ärztin will sie da mit größerer Sorgfalt vorgehen und für sich und die Patientinnen die Situation so erträglich wie möglich gestalten.

Um sich und dem Gegenüber besser gerecht zu werden, wäre es also durchaus ratsam, Aufmerksamkeit und Zeit analog zur Komplexität einer Situation einzuplanen. Aber welche Zeitverzögerungen, welche Irritationen könnte dies im Alltag zur Folge haben? Konkurriert da nicht die Verantwortungspflicht chancenlos mit dem Zeitdruck im Klinikalltag?

Verantwortung bleibt meist unausgesprochen (Sache der Handelnden) und ist individuell zu handhaben. Für eine umfassende Anamnese im Zweifel eine erfahrene Kollegin oder einen Kollegen zu konsultieren, mögen noch gängige Wege sein. Wie aber steht es um die Einschätzung der eigenen Kompetenz für das konkrete Vorgehen in einer bestimmten Situation?

Auftauchende Zweifel an der eigenen Kompetenz sind wie Gespenster, die verjagt werden wollen. Hätte ich...? Sollte ich...? Wäre es nicht besser...? Solche Fragen stören nur den Ablauf. In diesen Situationen bieten sie sich an, die kleinen Glattmacher: ein Gläschen Prosecco, eine kleine Tablette... Und somit wären wir beim Thema Verdrängung.

- **Verdrängung**

Lange Zeit galt es als oberstes Gebot, das Ansehen des Berufsstandes bedingungslos zu schützen. Durch Einführung einer Fehlerkultur (▶ Abschn. 4.8) haben sich wesentliche Grundhaltungen aufgeweicht, und doch haftet ärztlichem Handeln noch immer ein Hauch von »über jeden Zweifel erhaben sein« an.

- Wie aber verträgt sich dies mit Fragen an das eigene Tun und den Berufsstand überhaupt?
- Wie wird mit Hierarchie und daraus abgeleiteter Vormachtstellung und Wissensmacht umgegangen?
- Wo haben individuelle Bedenken Platz?
- Wie werden Benachteiligungen einzelner thematisiert?
- Wer wagt es überhaupt, Dinge, die sich schädigend auf die eigene Karriere auswirken könnten, offen und klar zu thematisieren?

Da kann der Anspruch, Patienten bestmöglich zu behandeln, schon mal im Spannungsfeld der einzelnen Interessen und Disziplinen auf der Strecke bleiben. Oder er fällt ökonomischen Zwängen zum Opfer.

Eine Anästhesistin erzählt: Durch die schlechte Personalausstattung sowohl in der eigenen Disziplin als auch bei den Pflegekräften fühlt sie sich häufiger unsicher, ob alles reibungslos verlaufen wird. Sie fühlt sich im OP-Alltag zunehmend überfordert. Mit großer Erleichterung registriert sie, dass es bis jetzt noch zu keinen Katastrophen kam, und verdrängt die Risiken der dünnen Personaldecke und des Dauerstresses weiter so gut wie möglich.

Oft reichen Mittel und Zeit nicht aus, um eigenen Erwartungen und Zielvorstellungen gerecht zu werden. Auch die zunehmende Einführung von Qualitätssicherung passt nicht immer in das von Routine geprägte Organisationsgeschehen.

»Du sollst nicht merken«, lautet die Devise. Und wer doch etwas merkt, soll es bitte individuell kompensieren, durch Humor, Ironie oder Ähnliches. Wenn dies nicht hilft, müssen bereits antrainierte Verdrängungsmechanismen mobilisiert werden. So sammelt sich schnell Belastendes, Unerträgliches an, und damit wären wir bei der Verführbarkeit.

4

- **Verführbarkeit**

Angekommen in der Ärzteschaft, einem System mit hohem Ansehen und ausgeprägten Identifikationsmöglichkeiten, könnte sich Frau Doktor gut aufgehoben fühlen. Zu helfen und zu heilen im Rahmen des Machbaren, und dies mit Respekt und Wertschätzung dem einzelnen gegenüber – dies könnte als Leitmotiv für das Handeln am Patienten an erster Stelle stehen. Gleiches wäre für den Umgang mit Kollegen und Mitarbeitern, aber auch gegenüber der eigenen Person sinnvoll: Respekt und Wertschätzung.

Die Realität stellt sich anders dar. Nicht immer stimmen die existierenden Umgangsformen, der Umgangston im Klinik- oder Praxisalltag mit den eigenen Erwartungen überein. Überall gibt es bereits vorhandene, eingespielte Gepflogenheiten. Es geht um Abläufe, vielleicht um Rituale, die sich mehr oder weniger bewährt haben, und zwar seit langer Zeit.

Es gibt Hierarchien, offene und verdeckte, und es gibt den allgegenwärtigen Anpassungs- und Leistungsdruck, den es zu erfüllen gilt. Letztendlich verliert sich die Wahrnehmung, wessen Erwartungen eigentlich im Vordergrund stehen: die der Institution, die der Vorgesetzten, vielleicht die der Patienten oder sogar die eigenen? Auf jeden Fall wächst der Druck, den Erwartungen gerecht zu werden, im System zu funktionieren und sich den Erwartungen widerspruchslos unterzuordnen. Hier setzt die Verführbarkeit an.

Eine Wissenschaftlerin aus einer Forschungseinrichtung beschreibt ihr Erleben bei der Bewerbung um eine Versetzung in eine andere Abteilung so: »Mir wurde schon im Vorstellungsgespräch klar vermittelt: Wenn Sie sich anpassen, wird das System Sie integrieren, sollten Sie jedoch rebellieren, wird das System Sie modellieren. Entscheiden Sie sich richtig!«

Bei den genannten Phänomenen stoßen wir immer auch auf Systeme von Abhängigkeiten, die sich zum Teil natürlich aus Notwendigkeiten ergeben. Absprachen mit anderen Abteilungen und Vertrauen in die Fachkompetenz der Kolleginnen und Kollegen sind unverzichtbar. Dies kann im zwischenmenschlichen Bereich verschiedene Ausprägungen

mit sich bringen. Die Möglichkeit sexueller Ausbeutung soll hier nur erwähnt werden. Deutlich sichtbar werden Abhängigkeiten bei näherer Betrachtung von Stationsorganigrammen und deren Veränderung sowie bei den Karriereverläufen.

Eine Kultur objektiver Reflexion von Fähigkeiten und deren Umsetzung würde einen regelmäßigen und offenen Austausch zwischen allen Beteiligten voraussetzen und scheint doch mehr als problematisch. Beliebte Totschlagargumente sind immer wieder die fehlende Zeit oder der ökonomische Druck.

Aber was geschähe wirklich, wenn Althergebrachtes nicht nur thematisiert, sondern auch kritisiert würde und das bestehende Gefüge aus der Balance geriete? Was geschähe dann mit den Beteiligten? Da erscheint es wesentlich einfacher, sich dem System unterzuordnen, vielleicht unauffällig an kleinen Veränderungen zu arbeiten, aber im Großen und Ganzen sich selbst der Verführung zur Anpassung hinzugeben. Damit wären wir bei der Verfügbarkeit.

- **Verfügbarkeit**

Medikamente und das Wissen um deren Wirkung gehören zum Alltag von Medizinerinnen. Der Griff zur Kopfschmerztablette erfolgt als Antwort auf den Kopfschmerz. Auch die Schlaftablette trägt die Bedeutung schon im Namen.

Wie aber ist der Einsatz von Beruhigungsmitteln oder Stimmungsaufhellern zu bewerten, wenn er von Medizinerinnen nicht verordnet, sondern zur eigenen beruflichen und privaten Alltagsbewältigung benötigt wird? Die Indikationen sind sicher ähnlich wie bei Patienten: Dauerbelastung, Erschöpfung, Zeitdruck, physische und psychische Dysfunktionen etc. Nur dass Medizinerinnen keinen Arzt brauchen. Sie verschreiben sich selbst, nehmen sich einfach, was sie zu benötigen meinen (◘ Abb. 4.21).

Eine angehende Fachärztin für Chirurgie hat Stress in Ihrer Beziehung. Ihr Umfeld spricht Sie immer öfter auf Ihre Dünnhäutigkeit bei nett gemeinten Scherzen von Kollegen an. Von einer Kollegin erfährt sie, dass sie diese emotionale Belastung doch

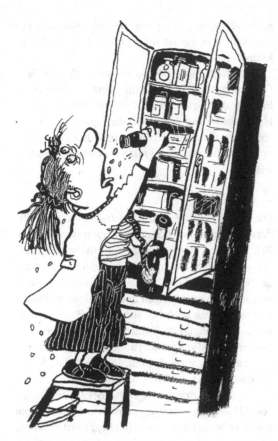

gar nicht aushalten müsse. Es gäbe da ein Medikament, das hat schon der Kollegin mal sehr gut geholfen.

Auch Alkohol findet sich häufig, auf welchem Wege auch immer, in unmittelbarer Griffnähe – zum Anstoßen anlässlich besonderer Ereignisse, zum Wegspülen vermeintlicher Misserfolge und aus diversen anderen Vorwänden. Damit sind Alltäglichkeiten wie Verunsicherung, Konkurrenz, Selbstzweifel etc. scheinbar leichter aushaltbar.

Medikamenten- und Alkoholkonsum werden gern ignoriert oder bagatellisiert, ebenso die Verfügbarkeit der eigenen Person und die andauernde Be- und Überlastung im Alltag. Ein Pressebericht des Berufsverbands Deutscher Psychologen gibt in einem Bericht über die psychische Gesundheit am Arbeitsplatz 2008 über den Berufsstand der Ärz-

te folgende Zahlen bekannt: Bei mehr als 20% der Ärzte liegt ein Burn-out-Syndrom vor, bei ca. 10% eine substanzbezogene Störung, und die Suizidrate ist bei Ärzten im Vergleich zur Allgemeinbevölkerung bis zu 3-fach erhöht. Die Untersuchungen zu Suchtmittelkonsum, Depressionen und Suizidalitätsrate speziell bei Medizinerinnen stecken noch in den Kinderschuhen.

Auf einzelne Erscheinungen oder Entwicklungen wie Burn-out-Syndrom, Essstörungen, Substanz- oder Verhaltensfixierungen kann in diesem Kontext nicht eingegangen werden, da jedes Thema für sich sehr komplex ist. Bei Interesse kann jede Leserin mühelos zu jedem dieser Schlagwörter aktuelle Literatur finden.

Sorgfalt und Fürsorge sollen primär in Richtung der Patienten gelenkt werden, gehen aber eindeutig zu Lasten der eigenen Person – der allzeit verfügbaren Medizinerin. Dauert dies über Jahre an, wird die Selbstwahrnehmung geringer, und die Selbstausbeutung steigt kontinuierlich an. Besonders in Leitungsfunktionen scheint es dafür keine Grenzen zu geben bzw. wird das Zurückstellen des Privatlebens scheinbar vorausgesetzt und als notwendige Integration erwartet.

Eine Chefärztin erzählt: »Jetzt, wo ich an meinem Berufsziel angekommen bin, fühle ich mich manchmal leer und wie ausgebrannt. Ich kann mich an nichts mehr wirklich erfreuen. Die dienstfreien Wochenenden brauche ich dringend, um zu meiner pflegebedürftigen Mutter zu fahren. Wer weiß, wie lange meine Mutter noch lebt.«

Das Entstehen von Abhängigkeitserkrankungen und anderen schweren Persönlichkeitsveränderungen kann sich scheinbar unbemerkt über Jahre entwickeln – von niemandem beabsichtigt und doch unter den Augen aller. Da hilft eigentlich nur eines: Bilanz ziehen!

▪ **Bilanz ziehen**
Gerade in der Medizin ist es Usus, sich durch frühzeitige Anamneseerhebung vor der Behandlung der Patienten einen Überblick zu verschaffen. Leider geschieht dies in Bezug auf die eigene Vita höchst selten. Eine gute Möglichkeit wäre es, sich den aktuellen Stand konkret klarzumachen, und

zwar differenziert nach den Themen Arbeitsplatz, Gesundheit, Finanzen, soziale Kontakte, Beziehung – und nicht zuletzt die eigene Persönlichkeit anzuschauen. Sehr schnell wird dabei sichtbar, wo die Schwerpunkte liegen und wo die Entwicklungsgebiete.

Nur wenn wir uns auf Fragestellungen einlassen, und nach meiner Erfahrung kennt jede die für sie relevanten Fragen genau, gelingt eine zutreffende Bestandsaufnahme, die ich inzwischen für unerlässlich halte.

Ziehen Sie Bilanz
- Wie zufrieden bin ich mit meinem augenblicklichen Berufsleben?
- Was erfreut mich bei der Ausübung meines Berufs, was belastet mich?
- Wie steht es um die berufliche und private Selbstverwirklichung?
- Welche Lebensbereiche sind in den letzten Jahren zu kurz gekommen?
- Wie kompensiere ich berufliche, wie private Belastungen?
- Gibt es Personen, denen ich mich anvertrauen kann?
- Habe ich persönliche Unterstützungssysteme?
- Wenn ich meine eigene Patientin wäre, was würde ich mich fragen?

Auf jeden Fall könnte es hilfreich sein, die Antworten mit einem anderen Menschen zu erörtern. Damit wären wir bei der Möglichkeit, professionelle Beratung in Anspruch zu nehmen.

- **Beratung suchen**

Immer wieder überrascht mich die Beratungsscheu von beruflich aktiven, engagierten Medizinerinnen. Die Reflexion zur eigenen Person und Vita wird oft erst durch unverkennbares Leid oder von außenesteuertem Druck ausgelöst und auch dann nur mit Widerwillen, Scheu oder Skepsis.

Wer kann mir schon helfen? In dieser Frage schwingt häufig ein Hauch von Resignation mit. Die vernachlässigte eigene Persönlichkeit hat sich ja schließlich selbst jahrelang zu helfen gewusst. Je

nach Verfassung ein passendes Medikament, ein Gläschen vom Feinsten und im Notfall ein Weinkrampf in der Badewanne.

Der tagtägliche Spagat zwischen notwendiger Handlungsorientierung und ganz persönlichem Erleben des Geschehens stellt eine unaufhörliche Herausforderung dar. Dabei die eigenen Grenzen, aber auch die eigenen Möglichkeiten zu erkennen und zu realisieren, ist oft nur mit externer Beratung leistbar.

- **Belohnung folgt**

Die ersten Schritte sind die schwersten, und Widerwille, Scheu oder Skepsis bleiben über längere Zeit erhalten. Wie bei einer chronischen Entzündung oder einer traumatischen Verletzung braucht es Zeit und Geduld, bis Körper, Geist und Seele sich auf neue Erfahrungen und Umstände einlassen können. Je ausgedehnter sich die anfänglich skizzierten Abhängigkeiten manifestieren konnten, je gravierender die Veränderungen der eigenen Persönlichkeit vorangeschritten sind, desto langwieriger gestaltet sich der Genesungsprozess.

Doch zur Erinnerung: Die negativen Folgen von Abhängigkeiten, von Persönlichkeitsstörungen entwickeln sich über Jahre hinweg, werden einem zwar zwischendurch kurz bewusst, aber meist genauso schnell verdrängt. Spätestens am Ende jeder Abhängigkeit, jeder Störung steht die Rücknahme oder die Unkenntlichkeit der eigenen Person, steht Selbstverleugnung bis hin zur Selbstaufgabe.

Abhängigkeiten und Störungen haben unterschiedliche Gesichter und eigene Gesetze, es gibt Gemeinsamkeiten wie Unterschiede, und jedes Individuum macht ganz eigene Erfahrungen. In der Regel gibt es über Jahre Mitwirkende, Zuschauer und oft auch Mitleidende. Ganze Familien und Kollegien können indirekt beteiligt sein und letztendlich daran zerbrechen. Wie befreiend für alle, wenn Abhängigkeiten und Störungen wenigstens thematisiert und im Anschluss endlich differenziert betrachtet werden.

Natürlich gibt es durchaus Unterscheidungen zwischen beglückenden, notwendigen und schädigenden Abhängigkeiten. Aber genau diese Unterschiede herauszuarbeiten und für die eigene Person auszuwerten ist ein hartes Stück Arbeit! Es gibt seit Jahren Kliniken, die sich darauf spezialisiert haben, Akademikern jeglicher Couleur bei der Bearbeitung ihrer so lang geheim gehaltenen Tabus zu helfen. Wer sucht, findet die Adressen schnell im Internet oder kann sie anonym in Beratungseinrichtungen erfragen. Überhaupt gibt es eine Anzahl von Beratungsstellen und Selbsthilfegruppen, wo auch Medizinerinnen Gehör finden können.

Für den Fall, dass eine Leserin für sich oder einen nahestehenden Menschen während des Lesens Handlungsbedarf entdeckt hat: Sicher sind Initiative und Mut für jede Infragestellung der augenblicklichen Situation erforderlich. Die Konzentration auf die eigene Person und die eigene Anamnese ist ungewohnt. Und tagtäglich gibt es ja so viel anderes zu erledigen.

Aber es geht um nicht weniger als das Umsetzen von Eigenverantwortlichkeit und Selbstbestimmung, etwas, das vielleicht jahrelang in den Hintergrund getreten ist. Eine neu zu gewinnende Perspektive, die Berufs- und Privatleben frei sein lässt von belastenden Tabus oder Abhängigkeiten, wäre dann, trotz aller Anstrengung, eine angemessene Belohnung.

Literatur

Der Führungsalltag

Langguth G (2003). Praxishandbuch leiten, führen, motivieren in der öffentlichen Verwaltung. So führen Sie sich und Ihre Mitarbeiter sicher zum Erfolg. Loseblattausgabe. Bonn: öV Fachverlag für Recht und Führung.

Die Führung übernehmen

Bauer J (2006) Prinzip Menschlichkeit. Warum wir von Natur aus kooperieren. Hamburg: Hoffmann und Campe.
Bülow A von (2010) Der erste Tag als Chefarzt. In: Hellmann W, Hoefert H-W, Wichelhaus D (Hrsg.) Ärztliche Karriere im Krankenhaus – Ein Leitfaden für die Übernahme von Führungsaufgaben. Heidelberg: medhochzwei.
Friedel-Howe H (2003) Frauen und Führung: Mythen und Fakten. In: Rosenstiel L v, Regnet E, Domsch M (Hrsg.) Führung von Mitarbeitern. Handbuch für ein erfolgreiches Personalmanagement. Stuttgart: Schäffer-Poeschel.
Hüther G (2009) Wie gehirngerechte Führung funktioniert. Neurobiologie für Manager. managerSeminare 130: 30–34.
Nerdinger FW (2003) Motivation von Mitarbeitern. Göttingen: Hogrefe.

Neuberger O (1994) Führen und führen lassen: Ansätze, Ergebnisse und Kritik der Führungsforschung. Stuttgart: UTB.
Roth G (2007) Persönlichkeit, Entscheidung und Verhalten – Warum es so schwierig ist, sich und andere zu ändern. Stuttgart: Klett-Cotta.
Seibold B (2008) Gesundheitsorientiertes Führen. CD-ROM mit 12 Bildern zum Thema; Leitfaden und Leitfragen zur Umsetzung in Seminaren und Präsentationen; Informationen zur Erstellung eigener Bilder. Serie: Jünger TrainTools. Offenbach: Gabal (Jünger-Medien-Verlag + Burckhardthaus-Laetare-Verlag).
Tannen D (1997) Job-Talk. Wie Männer und Frauen am Arbeitsplatz miteinander reden. München: Goldmann.
Topf C, Garwich R (2002) Das Führungsbuch für freche Frauen, 2. Aufl. München: Redline Wirtschaft bei Verlag Moderne Industrie.

Die Macht nehm' ich mir!

Falk S, Fink S (2006) Frauen und Macht. Anspruch oder Widerspruch. Kronberg: Accenture.
Frankel LP (2004) Nice girls don't get the corner office. 101 unconscious mistakes women make that sabotage their careers. New York: Warner.
Höhler G (2001) Wölfin unter Wölfen. Warum Männer ohne Frauen Fehler machen. München: Econ.
Kilian H (1957) Hinter uns steht nur der Herrgott. Sub umbra dei. Aufzeichnungen eines Chirurgen. München: Kindler.
Modler P (2011) Das Arroganz Prinzip. So haben Frauen mehr Erfolg im Beruf. Frankfurt am Main: Krüger.
Sichtermann M (2003) Der zäheste Fisch seit es Fahrräder gibt. Königstein: Helmer.

Alles eine Frage der Kommunikation

Rockenbauch K, Decker O, Stöbel-Richter Y (2006) Kompetent kommunizieren in Klinik und Praxis. Lengerich: Pabst Science Publishers.
Schulz von Thun F, Ruppel J, Stratmann R (2001) Miteinander reden: Kommunikationspsychologie für Führungskräfte. Reinbek: Rowohlt.
Tannen D (1991) Du kannst mich einfach nicht verstehen. Warum Männer und Frauen aneinander vorbeireden. Hamburg: Kabel.
Topf C (2004) Körpersprache für freche Frauen. Sicher und selbstbewusst auftreten im Beruf. Heidelberg: Redline Wirtschaft.

Souverän in der Öffentlichkeit

Trepte S, Burkhardt S, Weidner W (2008) Wissenschaft in den Medien präsentieren. Ein Ratgeber für die Scientific Community. Frankfurt/Main: Campus.

Konkurrenz: Ich und die anderen

Akademie für Führungskräfte der Wirtschaft, European Women's Management Development Network (Hrsg.) (2004) Wenn Frauen führen… Tendenzen und Trends aus Führungsetagen. Akademie für Führungskräfte der Wirtschaft. Online abrufbar unter: www.die-akademie. de/servlet/servlet.FileDownload?file = 0152000000102Cl (Zugriff 26.6.2013).

Ley U, Michalik R (2009) Karrierestrategien für Frauen. Neue Spielregeln für Konkurrenz- und Konfliktsituationen. 2. Aufl. München: Redline.

Konfliktmanagement: Strategien und Lösungen

Glasl F (2009) Konfliktmanagement. Ein Handbuch für Führungskräfte, Beraterinnen und Berater. 9. Aufl. Bern: Haupt.

Thomas KW (2002) Introduction to conflict management and Thomas-Kilmann Conflict Mode Instrument. Mountain View, CA: CPP.

Fehlermanagement und Fehlerkultur: Die Etablierung von konstruktivem Feedback

Aktionsbündnis Patientensicherheit e. V. Bonn (Hrsg.) (2008) Aus Fehlern lernen. Online abrufbar unter: www.aps-ev. de/patientensicherheit/aus-fehlern-lernen/ (Zugriff 26.6.2013).

Bauer H (2005) Aus der Summe der Fehler entsteht ein Schaden. Ku-Sonderheft Risk Management 8: 10–13.

Glasl F (2009) Konfliktmanagement. Ein Handbuch für Führungskräfte, Beraterinnen und Berater. 9. Aufl. Bern: Haupt.

Hofinger G, Waleczek H (2003) Behandlungsfehler: Das Bewusstsein schärfen. Dtsch Ärzteblatt 100 (44): A2848–2849.

Kaulen H (2009) Lasst Farben sprechen: Falsche Spritzen und Pillen: Klinikärzte starten Initiative. Frankfurter Allgemeine Zeitung, 15.4.2009. Online abrufbar unter: www. faz.net/s/RubDE240019DE464BFE80F87013D842C106/ Doc~EBE047A88B65F452393A16277B2DE6B19~ATpl~E-common~Scontent.html (Zugriff 24.6.2013).

Schrep B (2009) Die bringt uns die Leute um. Spiegel 16: 43–45. Online abrufbar unter: www.spiegel.de/ spiegel/0,1518,618444,00.html (Zugriff 24.6.2013).

Schreyögg A (2007) Fehlerkultur, Fehlermanagement und ihre Bedeutung für Maßnahmen der Personalentwicklungen in Kliniken. Organisationsberatung – Supervision – Coaching 3: 213–222.

Sexton JB, Thomas EJ, Helmreich RL (2000) Error, stress, and teamwork in medicine and aviation: cross sectional surveys. Br Med J 320: 745–749.

Taragin MI, Wilzek AP, Karns ME, Trout R, Carson JL (1992) Physician demographics and the risks of medical malpractice. Am J Med 93: 537–542.

Zhao B, Olivera F (2006) Error reporting in organisations. Acad Managem Rev 31: 1012–1030.

Zeitmanagement: Wie die Zeit verteilt wird

Carlson S (1951) Executive behavior: A study of the working methods of managing directors. Stockholm: Stromberg.

Covey SR, Merrill AR, Merrill RR (2003) Der Weg zum Wesentlichen. Zeitmanagement der vierten Generation. Frankfurt: Campus.

Luijk H, de Hanika F (1963) How dutch executives spend their day. London: Business Publications.

Rühle H (2003) Zeitmanagement. In: Rosenstiel L von, Regnet E, Domsch M (Hrsg.) Führung von Mitarbeitern. Handbuch für ein erfolgreiches Personalmanagement. Stuttgart: Schäffer-Poeschel, S. 131–146.

Sasso C, Zucchelli S (2007) Zeitmanagement für Frauen. Freiburg: Herder.

Seiwert LJ (2000) Wenn Du es eilig hast, gehe langsam. Frankfurt: Campus.

Seiwert LJ (2001) 30 Minuten für mehr Zeit-Balance mit Life-Leadership Konzept. Offenbach: Gabal.

Seiwert LJ, Kammerer D (1998) Endlich Zeit für mich. Wie Frauen mit Zeitmanagement Arbeit und Privatleben unter einen Hut bringen. Landsberg a. Lech: MVG im Verlag Moderne Industrie.

Selbstmanagement: Und wann komme ich?

Habermann-Horstmeier L (2007) Restriktives Essverhalten bei Frauen in Führungspositionen. Ein gesundheitlicher Risikofaktor. Arbeitsmed Sozialmed Umweltmed 42 (6): 326–337.

Hülsmann R (2008) Einführung betrieblicher Gesundheitsförderung in einem Krankenhaus der Maximalversorgung. In: Berufsverband Deutscher Psychologen e. V. (Hrsg.) Psychische Gesundheit am Arbeitsplatz in Deutschland. Berlin: Deutscher Psychologen Verlag, S. 65 ff. Online abrufbar unter: www.psychologenverlag.de/product_ info.php/info/p213. (Zugriff 26.6.2013).

Kolitzus H (2003) Das Anti-Burnout-Erfolgsprogramm. München: DTV.

Kupper S et al. (2008) Psychische Gesundheit in Gesundheitsberufen. In: Berufsverband Deutscher Psychologen e. V. (Hrsg.) Psychische Gesundheit am Arbeitsplatz in Deutschland. Berlin: Deutscher Psychologen Verlag, S. 31 ff. Online abrufbar unter: www.psychologenverlag.de/ product_info.php/info/p213 (Zugriff 26.6.2013).

Linneweh K, Hofmann LM (2003) Persönlichkeitsmanagement. In: Rosenstiel L von, Regnet E, Domsch M (Hrsg.) Führung von Mitarbeitern. Handbuch für ein erfolgreiches Personalmanagement. Stuttgart: Schäffer-Poeschel, S. 99–109.

Potreck-Rose F (2006) Von der Freude, den Selbstwert zu stärken. Stuttgart: Klett-Cotta.

Reschke K, Schröder H (2000) Optimistisch den Stress meistern. Kursprogramm. Tübingen: dgvt.

Seibold B (2008) Gesundheitsorientiertes Führen. CD-ROM mit 12 Bildern zum Thema; Leitfaden und Leitfragen zur Umsetzung in Seminaren und Präsentationen; Informationen zur Erstellung eigener Bilder. Serie: Jünger TrainTools. Offenbach: Gabal (Jünger-Medien-Verlag + Burckhardthaus-Laetare-Verlag).

Zwack J (2013) Wie Ärzte gesund bleiben – Resilienz statt
    Burnout. Stuttgart: Thieme.

Von der Leistungsbereitschaft bis zur Selbstverleugnung

Berufsverband Deutscher Psychologen e. V. (Hrsg.) Psychi-
    sche Gesundheit am Arbeitsplatz in Deutschland. Berlin:
    Deutscher Psychologen Verlag, S. 65 ff. Online abrufbar
    unter: www.psychologenverlag.de/product_info.php/
    info/p213 (Zugriff 26.6.2013).

Coaching, Mentoring, Netzwerke

Ulrike Ley, Gabriele Kaczmarczyk

5.1   Coaching: Beratung ohne Ratschlag

Ulrike Ley

Chefin sein macht einsam

Die Institutsdirektorin sagt nach einem Verhandlungstag entnervt: »Ich brauche eine Referentin, bei der ich mich auskotzen kann!« »Ja«, sagt ihre Vorgängerin im Amt, »aber auskotzen reicht nicht. Such dir einen Coach, eine Vertraute, für das ‚Unaussprechliche‘, z. B. was das Amt und die Macht mit dir macht.«

Immer dann, wenn es schwierig wird, suchen wir nach Menschen, die zuhören, unseren Ärger teilen, uns bedauern und die wir um Rat fragen können. Klinikchefs sagen, sie hätten nur eine Vertraute – ihre eigene Frau. Der ärztliche Direktor einer großen Klinik berichtet, er beziehe seine Frau natürlich nicht in Fachfragen ein, aber wenn es um Führung gehe, um Konfliktmanagement, Personalentscheidungen oder um emotionale Erlebnisse, dann zieht er sie zu Rate.

Die Führungsaufgaben sind mittlerweile so komplex geworden, dass eine allein schnell überfordert ist und der Partner, die Partnerin, der Kollege oder die Freundin, die um Rat gefragt werden, auch. Die eine oder andere mag es auch nicht mehr hören, die Probleme mit dem renitenten Mitarbeiter, dem unfairen Kollegen. Und: Der Rat von Partnern, Kollegen und Kolleginnen, Freunden ist nie frei von deren eigenen Interessen.

Führungskräfte in der Medizin tragen viel Verantwortung: für ihre Mitarbeiterinnen und Mitarbeiter und für die Patientinnen und Patienten und für sich selbst.

> ❯ Wo Menschen Verantwortung für andere tragen, sollte die Fähigkeit, Beziehungen zu gestalten, zur Meisterschaft entwickelt sein.

Das sagt Joachim Bauer und fügt an: »Davon sind wir weit entfernt.« Das hat Gründe: Kliniken werden privatisiert oder fusioniert und müssen sich »am Markt« behaupten. Diese radikalen Umbrüche und Veränderungen sind meist nicht gut vorbe-

reitet, sie laufen häufig »wild« ab und überfordern alle Beteiligten. Leitenden Ärztinnen werden heute Managementkompetenzen abverlangt, auf die sie unzureichend vorbereitet sind. Der Erwerb von Beziehungskompetenz spielt in der Ausbildung von Medizinern kaum eine Rolle.

Es entsteht ein Dilemma: Keine Branche braucht Coaching dringender als das Gesundheitswesen, aber Ärzte in Führungspositionen gelten als beratungsresistent. Viele empfinden es als Führungsschwäche, einen Coach zu engagieren. »Coaching ist was für Verlierer«, glaubt (noch) mancher. Dahinter steckt Unwissen darüber, was Coaching bewirkt, vor allem aber der Omnipotenzzwang: »Nie gelernt, aber ich kann's.«

Es ist ein Zeichen von Stärke und Souveränität, sich Rat, Unterstützung, Ermutigung zu holen. Die kompetentesten Fachleute sind die, die auch mal zugeben, dass sie nicht weiterwissen – und nachfragen, sich informieren, weiterverweisen. Dieses Vorgehen ist Medizinern bei fachlichen Fragen und Problemen durchaus vertraut.

Langsam setzt sich die Erkenntnis durch, dass es sinnvoll ist, Führungskompetenz in Workshops zu trainieren und Defizite oder Schwächen im Coaching zu beheben. Es gibt längst Kliniken, die interne Coachs beschäftigen oder externe Coachs einsetzen, und viele Führungskräfte suchen sich selbst einen Coach. Pioniere eben.

Coaching ist für die Klinik ein Instrument der Führungskräfteentwicklung und ein Zeichen hoher Wertschätzung. Es ist ein Signal: »Wir investieren in dich, wir wollen, dass du gut bist.« Wird Coaching als Führungsinstrument eingesetzt, ist die Haltung der Klinikleitung entscheidend. Es geht um die Verbesserung der Führungskompetenz, nicht darum zu vermitteln: »Sie haben ein Problem.«

In Baden-Württemberg z. B. bekommt jede neue Chefärztin und jeder neue Chefarzt einen Coach zur Seite gestellt aus dem Wissen heraus, dass die Anfangsphase immer die schwerste ist. Die oder der Coach unterstützt die neue Chefin dabei, Boden unter die Füße zu bekommen, also die neue Rolle auszufüllen und sicher aufzutreten. Wie Studien zeigen, scheitern etwa 40% der Führungskräfte bei der Übernahme einer neuen Position. Scheitern ist für das Unternehmen teuer und für die, die gescheitert sind, eine lange wirkende Kränkung.

Was ist Coaching?

>> Die Fragen sind es, aus denen das, was bleibt, entsteht. (Erich Kästner) <<

Beginnen wir mit dem Bild der Kutsche (»coach«). Die, die sich coachen lässt, begibt sich auf eine Reise. Sie hat ein Ziel vor Augen. Der oder die Coach ist ihre Reisebegleiterin, die nicht puscht und vorwärts treibt zu den nächsten Stationen, sondern die hilft, neue Perspektiven zu entdecken. Sie ist eine persönliche Beraterin, die mit ihren Fragen hilft, dass die Reisende andere Möglichkeiten, andere Wahrnehmungen, neue Handlungsoptionen entdecken kann.

Neugierige, überraschende, humorvolle Fragen ermöglichen, dass der bisherige Tunnelblick zu einer neuen Sicht wird. So wird beispielsweise aus dem Konflikt »die Mitarbeiterin engagiert sich nicht« die neue Sichtweise: »Sie ist nicht wie ich; sie hat andere Interessen, sie will keine Karriere machen.«

Coaching ist eine professionelle Anleitung zur Selbstreflexion: Nachdenken über sich selbst, das eigene Verhalten und Erleben prüfen und vergleichen. Reflexionsmöglichkeiten sind im beruflichen Alltag angesichts starker Handlungsorientierung, permanenter Anforderungen und Zeitnot meist knapp.

> **Coaching ist Prophylaxe: ein paar Stunden Selbstreflexion statt jahrelanger »Weiter-so!-Strategie«, die immer unglücklicher macht.**

Ein Coach ist eine vertrauliche Gesprächspartnerin, eine persönliche Beraterin für alle Facetten des beruflichen Führungsalltags.

Coaching vermittelt Selbstbewusstsein, klare Vorstellungen von der Arbeitswelt, ein klares Bild der eigenen Stärken und Schwächen. Es sind konkrete Fragen der Laufbahnplanung (Ziele und Wege), zu beruflichen (und privaten) Entscheidungen, vor allem aber zum Führungsverhalten. Soll ich Chefärztin werden? Oder mich niederlassen? Was ist der Preis? Kann ich jetzt schwanger werden oder noch nicht? Mit welchen Folgen? Und um welchen Preis? Ich bin jetzt Chefärztin, wie gehe ich nun mit meinen Exkolleginnen um? Wie handhabe ich den Rollenwechsel? Wie soll ich führen? Mit Themen wie diesen wenden sich Medizinerinnen immer häufiger an Coachs. Es geht um Führungsfragen, Karriere und Beruf, aber auch um die Fragen nach dem Leben an sich.

Ziel ist immer, dass die Klientin zu der wird, die sie ist. Das heißt, das individuelle Potenzial zu erkennen und zu leben, um Erfolg und Lebensfreude zu steigern, sowie Altlasten loszulassen. Coachen hat etwas mit gezieltem Optimieren zu tun. Dies ist ein kontinuierlicher Prozess der Annäherung.

Coaching ist Hilfe zur Selbsthilfe – unter vier Augen. Es verlangt von Ihnen viel Aktivität. Denn Sie entwickeln Ihre Lösungen selbst – der oder die Coach unterstützt Sie dabei. Immer sind es individuelle Strategien und Lösungen, die gefunden werden, denn keine ist gleich. Jede Strategie funktioniert nur, wenn sie individuell entwickelt und angepasst ist, wenn sie bezogen auf die Persönlichkeit, die Lebensumstände und die Lebenspläne stimmig ist.

Coaching für Ärztinnen

>> Keiner der Patienten hätte es je gewagt zurückzufragen, wie es ihr ginge. Wer Weiß trug, durfte schweigen, wer Weiß trug, wurde nicht gefragt, wie es ihm ging. (Julia Franck, Schriftstellerin) <<

Es gibt Unterschiede zwischen dem Coaching von Frauen und dem Coaching von Männern. Männer und Frauen, Jungs und Mädchen sind verschieden sozialisiert worden. Jungen werden ermuntert: »Sieh dich um! Erobere die Welt!«. Bei Mädchen bleibt es oft beim »Sieh Dich um!« stehen. Wenn Frauen sich anschicken, die Welt zu erobern, und Führungs- und Machtpositionen einnehmen, sind sie konfrontiert mit gesellschaftlichen Vorurteilen, Geschlechterklischees und inneren Widersprüchlichkeiten.

Ärztinnen berichten im Coaching vom Druck, durchsetzungsstark und »tough« auftreten zu müssen, um ihre Macht zu erhalten und als Führungskraft ernst genommen zu werden. Chefärztinnen formulieren die Wut und Enttäuschung darüber, dass sie das Ansehen und die Anerkennung, die jeder Chefarzt allein durch seinen Titel erhält, nicht haben. »Bei mir fragen sich alle, was ist an der (falsch), dass sie das erreicht hat!« Frauen in Führungspositionen sprechen über das Dilemma, einerseits als weibliche Führungskraft Vorbild zu sein, andererseits »weiblich« bleiben zu wollen. »Denn egal, wie klug und kompetent eine Frau ist«, schreibt die Publizistin Alice Schwarzer (Gaschke 2008), »eine jede kann liquidiert werden, indem man ihr die Weiblichkeit und damit das Begehrtwerden abspricht.«

Die Bereitschaft zum Coaching und zur Selbstreflexion ist bei Ärztinnen stärker ausgeprägt als bei Ärzten. Für Männer ist das Gespräch vor allem ein Mittel zum Informationsaustausch und gleichzeitig eine Gelegenheit, den Status mit dem anderen auszuhandeln. Aus dieser Sicht sind Problem- und Reflexionsgespräche statusgefährdend und werden daher vermieden. Für Frauen sind Gespräche eher ein Mittel, eine Beziehung herzustellen und redend nachzudenken, sodass sich feststellen lässt:

> ❯ **Frauen ist die Coachingsituation von ihrer Sozialisation her vertraut.**

Das Selbstverständnis von Ärztinnen ist meist geprägt durch ein Helfermotiv, das schon Leitmotiv für die Berufswahl war und die Berufsausübung wesentlich bestimmt. Ihre Selbstverpflichtung, verantwortungsvoll und engagiert für das Wohl der Patienten zu sorgen, steht im Vordergrund. Ärztinnen haben die Neigung zur Selbstausbeutung, einen sehr hohen Leistungsanspruch und das Bedürfnis, es allen recht zu machen. Durch ihren Hang zum Perfektionismus fällt es ihnen schwer, Aufgaben zu delegieren. Ärztinnen bevorzugen einen Führungsstil, der durch ein gutes Miteinander bestimmt ist, der Wunsch nach Harmonie ist sehr präsent. Die Ausübung der Führungsrolle mit klaren Abgrenzungen, die Ausübung von Kontrolle und das Vorbringen von Kritik, all das fällt ihnen schwer.

Teilnehmerinnen der Führungsworkshops kreuzen, wenn sie ihre *inneren Antreiber* identifizieren, am häufigsten folgende Aussagen an:

- Ich kann nur schwer Nein sagen.
- Ich muss besser sein als die anderen.
- Ich bin für alles verantwortlich.
- Ich habe sehr hohe Erwartungen und versuche sie zu realisieren.

> ❯ **Ärztinnen fällt es schwer, aktiv und direkt in Konkurrenz zu anderen zu treten und sich über ihre besonderen Kompetenzen zu positionieren. Ihre Selbstdarstellung weicht oft weit von der Realität ab.**

Selten zählt eine selbstbewusst ihre fachlichen Leistungen auf und benennt ihre Position klar und deutlich. Selbst- und Kompetenzzweifel sind eher die Regel als die Ausnahme. Sichtbar wird dabei auch, wie sehr das System Medizin prägt.

Für die Hintergründe der beschriebenen Einstellungen und Verhaltensweisen gibt es eine geschlechtsspezifische Erklärung, die auf der Bindungsorientierung als zentralem Merkmal der weiblichen Geschlechtsidentität beruht:

Frauen dürfen Überlegenheit nicht zeigen, um die Ähnlichkeit zu anderen Frauen und die Bindung aufrechtzuerhalten. Das Empfinden von Überlegenheit ist Frauen häufig peinlich und verbunden mit einem Gefühl von Scham über die eigene Kompetenz. Ärztinnen trauen sich oft nicht, sich selbst mit ihren Fähigkeiten zu zeigen. Daraus resultiert auch die Unsicherheit in der Führungsrolle. Hinzu kommt ein Arbeitsumfeld, in dem Ärztinnen schon während des Aufstiegs und in Führungspositionen häufig signalisiert wird: Du gehörst hier nicht hin. Das äußert sich z. B. darin, dass sie übergangen oder weniger gefördert werden.

Die häufig gelebte Überforderung, die bis zu selbstzerstörendem Arbeitsverhalten geht, beruht auf dem Wunsch, es allen (Mitarbeitern, Patienten, Familie) recht zu machen. Um die Bindung nicht zu verlieren, werden die Wünsche, die Bedürfnisse, der Wille der anderen wichtiger eingeschätzt als die eigenen: Erst kommen immer die anderen und erst ganz am Schluss, wenn noch Zeit ist, ich selbst.

Aus den Problembeschreibungen und Erklärungsmuster ergibt sich eine besondere Schwerpunktsetzung beim Coaching von Ärztinnen. Gefordert ist die Abkehr von mütterlichen Wertvorstellungen und ein Bruch mit den Sozialisationsinhalten wie »sei bescheiden«, »sei selbstlos«, »leiste Beziehungsarbeit«, »sei kompetent und klage nicht«, »sei attraktiv«. Jede kennt sie und kann die Reihe fortsetzen. Diese weiblichen Sozialisationserfahrungen haben zu inneren Überzeugungen geführt, die sich im beruflichen Alltag als Antreiber und Bremser auswirken:

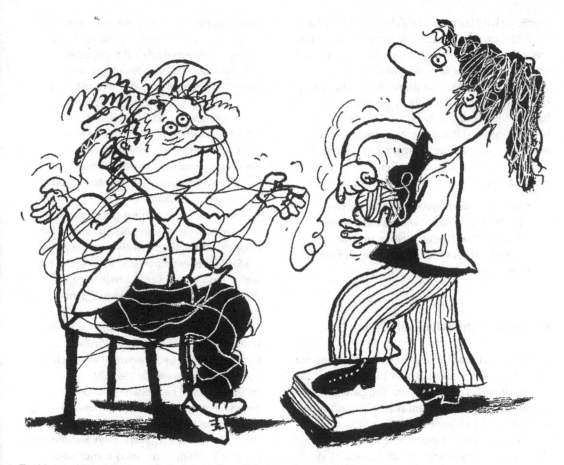

☐ **Abb. 5.1**   (Copyright: Franziska Becker, mit freundlicher Genehmigung)

❯ — **Bremser:** Vor allem emotionale Hinderungsgründe wie Perfektionismus, Angst vor Ablehnung anderer, Angst vor Fehlern und Misserfolgen, Selbstzweifel, die Scham, die eigene Leistung wahrzunehmen und zu schätzen.
  — **Antreiber:** Zu übermäßigem Arbeitsverhalten treiben z. B. die innere Forderung, es allen recht machen zu wollen, und das Harmoniestreben an.

Im beruflichen Alltag weiblicher Führungskräfte spielen tradierte Männlichkeits- und Weiblichkeitsklischees immer noch eine wichtige Rolle. In der hierarchisch strukturierten, von männlichen Regeln bestimmten medizinischen Arbeitswelt geraten Ärztinnen unweigerlich in Rollenkonflikte.

Sie sind konfrontiert mit ausgesprochenen oder unausgesprochenen Vorurteilen, sie erleben Stress, viel zu investieren und sich nicht entsprechend geschätzt zu fühlen, sie kämpfen gegen das vorherrschende männliche Denken und den männlichen Habitus. Konkret erleben sie dauerndes Kleinmachen und Kleinhalten und erfahren (außer von Patientinnen und Patienten) wenig Bestätigung.

Ärztinnen erleben, wie alle Frauen in Führungspositionen, einen Rollenkonflikt, weil Status- und Geschlechtsrolle nicht übereinstimmen. Sie geraten in einen Zwiespalt (☐ Abb. 5.1): In der Führungsrolle wird eine maskulin geprägte Dominanz gefordert (»Basta!«), gleichzeitig aber eine feminine Freundlichkeit erwartet. Im Zweifelsfall verhält sie sich immer »falsch«. »Es wird immer einen geben, der sagt, sie ist zu dominant, oder sie setzt sich nicht durch, sie hat Haare auf den Zähnen, oder sie kann es nicht«, sagt eine Chefärztin im Coaching. »Das kratzt mich nicht mehr, denn ich habe meinen Stil entwickelt, und der ist professionell.«

Die Zeiten haben sich geändert und die Auffassungen, wie sich eine weibliche Führungskraft verhalten sollte, auch. Niemand wird heute von weiblichen Führungskräften die Anpassungsleistungen verlangen, wie Männer zu denken, wie Männer zu handeln, weibliche Eigenschaften hintanzustellen und sich um die eigene Weiblichkeit zu betrügen.

> **Weibliche Führungskräfte sollen wissen, wie Männer »ticken«, wie sie denken und handeln, aber Frauen bleiben und ihr Potenzial als Frau selbstbewusst und aktiv einbringen.**

Wann brauche ich einen Coach?

Neben der Selbstreflexion geht es im Coaching um die Veränderung der erlernten Einstellungen, die Entwicklung der individuellen Kompetenzen und Bewältigungspotenziale, um sich selbst und andere gesund führen zu können. Dazu gehört auch die Entwicklung von Strategien: Wie kann ich meinen Auftritt als Führungskraft gestalten, dass ich glaubwürdig bin? Wie werde ich durchsetzungsfähiger, überzeugender? Wie müsste ich sein, um gehört zu werden? Wie sind die Spielregeln? Wie kriege ich den Ball, um mitzuspielen? Wie machen die Männer das? Soll ich auch bluffen: Mich kompetenter darstellen, als ich bin, mich wichtig(er) machen, mich wichtig(er) nehmen? Ich will ernst genommen werden! Ich will zur Macht dazugehören! Wie schaffe ich es, dass ich mich nicht für alles verantwortlich fühle? Wie kann ich so führen, dass ich körperlich und seelisch gesund bleibe? Wo sind meine Grenzen?

Die Auslöser
- Eine *Oberärztin in der Kinderchirurgie* ist in einer schwierigen Situation: Ihr Mann steht kurz vor dem Abschluss seiner Habilitation, sie managt die Kinder (3, 6 und 12 Jahre) und den Haushalt samt Garten. Vor 3 Monaten hatte sie einen körperlichen Kollaps. Nun hat sie sich

vollständig erholt.« »Ich denke nun manchmal, ich sollte stolz sein, bereits so viel erreicht zu haben. Anderseits denke ich dann, ob es wirklich sein muss, dass eine Reduktion meines zuvor immensen Arbeitsvolumens mit einer Stagnation der Laufbahn einhergehen muss?« Im Coaching will sie klären, welche Rollen Arbeit und Karriere in ihrem Leben spielen sollen und wer sie wie entlasten kann.

- Eine *junge, gerade habilitierte Medizinerin* hat von einem Headhunter ein Angebot bekommen. »Es ist eine Traumstelle«, schwärmt sie, »so eine wird mir nicht noch einmal angeboten.« Sie wird gehen und will sich ihrem Chef in einem letzten Gespräch erklären. Sie verlässt die Stelle, weil er sie gekränkt und verletzt hat, weil er das Vertrauen zwischen ihnen missbraucht hat, weil er Führungsfehler gemacht hat. Sein Ziel war der zweistellige Impact Factor, seine Strategie: die Mitarbeiterinnen und Mitarbeiter mit gleichen Aufgaben zu betrauen und sie gegeneinander auszuspielen. »Dabei ist er so ein netter Mensch!« Im Coaching will sie verstehen, warum Führung so nicht geht, den Ablöseprozess bearbeiten, das Abschiedsgespräch vorbereiten, damit sie »in Frieden gehen« kann. Sie wird ihn ja in der Scientific Community immer wieder treffen.

- Die *stellvertretende Verwaltungsdirektorin einer großen Klinik* hat in einer Vorstandssitzung ihren persönlichen Alptraum erlebt. Sie ist perfekt vorbereitet, aber der Beamer fällt aus. Sie hört sexistische Bemerkungen (»Frau und Technik«), das externe männliche Moderatorenteam kommentiert ihre Rocklänge (»sexy!«). Ihr Vortrag wird gnadenlos zerpflückt und kritisiert. Ihr Chef schweigt. Im Coaching will sie klären, was da eigentlich passiert ist. »Was hat das mit mir zu tun und muss ich so was durchstehen, oder kann ich abbrechen und gehen?«

- Die *Verwaltungsleiterin einer Klinik* ist neu im Amt. Sie wird von ihrer Mitarbeiterin im Stich gelassen: Sie bekommt deren Zuarbeiten zu spät, immer läuft sie ihr hinterher. Sie ist sich sicher, dass sie richtig delegiert, aber ihre Kritik prallt an der Mitarbeiterin ab. Die Mitarbeitergespräche haben zu keiner Veränderung geführt.

Im Coaching will sie die Situation reflektieren und ein letztes Gespräch vorbereiten, das eventuell zur Kündigung führen kann.

— Eine *Laborärztin* hat die *ärztliche Leitung einer Laborgemeinschaft.* Der jetzige Geschäftsführer hatte das Labor vor dem Verkauf an ein bundesweit agierendes Unternehmen gemeinsam mit einer MTA über Jahrzehnte geleitet. Beide sind ein eingespieltes Team und führen ihre »Berufsehe« weiter. Alle Informationen gehen von der MTA wie früher an der ärztlichen Leiterin vorbei direkt zum Chef.

»Ich habe die Führungsrolle, ich will sie haben – wie kann ich sie ausfüllen?« Mit dieser Frage kommt die Laborärztin ins Coaching.

— Die *Chefärztin* hat sich seit vielen Jahren in ihrem Berufsverband engagiert. Ihr wird die Vizepräsidentschaft des internationalen Verbands angeboten. Sie bespricht sich mit ihren Oberärzt/innen, ob sie die Klinik während ihrer Abwesenheit »wuppen«, fragt ihren Vater, ihren Ehemann und ihr Netzwerk, ob sie kandidieren soll.

»Ich will«, sagt sie zu ihrer langjährigen Beraterin. »Jetzt müssen wir besprechen, wie ich es meinem Widersacher, dem Geschäftsführer der Klinik, so beibringe, dass er mir nicht schadet.«

Wie läuft das Coaching ab?

>> Alles läuft immer auf das Wesentliche hinaus, auch wenn man nur so ins Blaue hineinredet. (Lebensweisheit) <<

Coaching ist keine Therapie und auch kein Therapieersatz. Der Coach rät nicht, er fragt, spiegelt, reagiert und weckt mit Empathie und Intuition, was in Ihnen steckt und verschüttet ist. Kluge, verblüffende, erheiternde Fragen lösen Prozesse aus, Provokationen erzielen Irritationen, Klärungen und Erkenntnisse. Jedes Coaching durchläuft fünf Phasen:
1. Analyse
2. Veränderung (Ziele)
3. Umsetzung

4. Erfolgskontrolle
5. Abschluss

■ **1. Analyse**
Wie ist die aktuelle Situation? Was ist los? Worum geht es genau? Der oder die Coach hört zu und stellt vor allem Fragen. Sie sammelt Informationen, identifiziert Problemfelder, analysiert mögliche Potenziale und Blockaden der Klientin.

■ **2. Veränderung (Ziele)**
Der Coach gibt ein erstes Feedback, reflektiert die Analyse, stellt Strategien und Handlungsoptionen vor, die gemeinsam reflektiert werden. Was davon ist für die Klientin relevant? Er entwickelt dann Optionen, Strategien und Veränderungsschritte. Der Coach bestärkt und ermutigt zur Umsetzung.

■ **3. Umsetzung**
Konkrete Handlungsschritte werden im beruflichen Alltag erprobt. Entscheidend sind der Wille und die Disziplin der Klientin.

■ **4. Erfolgskontrolle**
Was ist passiert? Hat's geklappt? Was hat sich verändert? Gemeinsam reflektieren und analysieren Coach und Klientin Effizienz und Erfolg der vereinbarten Strategie. Weitere Schritte werden entwickelt. Nach einigen Sitzungen (Halbzeit) ziehen sie Bilanz: Sind wir noch auf dem richtigen Weg? Hat sich das Ziel verändert? Sind Korrekturen nötig?

■ **5. Abschluss**
Das Coaching endet mit einem abschließenden Resümee: Was hat's gebracht? Was habe ich gelernt? Welche Methoden und Kompetenzen sind neu entwickelt worden? Wird die Klientin künftig allein zurechtkommen? Dann war das Coaching erfolgreich. Denn es geht darum, Hilfe zur Selbsthilfe zu leisten.

In der Regel ist ein Coaching zeitlich begrenzt. Mittlerweile nutzen etliche Führungskräfte Coaching nach dem Hausarztmodell. Sie kommen bei neuen Konflikten oder wichtigen Entscheidungen oder zur »jährliche Feinjustierung« wieder. Andere nutzen Coaching zur kontinuierlichen Reflexion ihrer Führungsarbeit.

Wie finde ich eine/n Coach?

Wie finden Sie nun Ihre oder Ihren Coach? Hören Sie sich bei Kolleginnen um, Empfehlungen sind die beste Quelle. Daneben gibt es Coach-Datenbanken im Internet, die über die Profile der Coachs informieren und direkte Zugänge zu deren Internetseite ermöglichen.

Entscheidend ist immer der persönliche Eindruck. Deshalb: Neben verbrieften Kompetenzen und Referenzen zählt das Subjektive, Ihr persönlicher Eindruck.

Alle Coachs haben einen Anrufbeantworter, dort hören Sie auch, ob Ihnen die Stimme sympathisch ist. Im Vorgespräch merken Sie, ob die Chemie zwischen ihnen stimmt. Ein guter Coach sollte eine gute Intuition haben, spontan sein können, warmherzig sein und Humor haben. Sie sollten spüren, dass Sie bei aller gebotenen Distanz gemocht werden.

Die Leitfrage ist immer: Können Sie ihr das Herz ausschütten, wenn Sie Ihrem Coach gegenübersitzen? Für ein erfolgreiches Coaching ist es unabdingbar, dass gegenseitige Akzeptanz und Vertrauen vorhanden sind.

Bei der Suche nach einem Coach achten Sie darauf, dass die Expertin, der Sie sich anvertrauen, über eine seriöse Qualifikation verfügt: Sie sollte einen akademischen Abschluss (z. B. als Sozialwissenschaftlerin oder Psychologin) und mehrjährige Führungserfahrung haben, eine Coaching-Ausbildung vorweisen können und daher über reflektierte Berufs- und Lebenserfahrung verfügen. Fragen Sie auch nach den Methoden. (Ich persönlich arbeite z. B. oft mit einem biografisch-analytischen Ansatz.)

Achten Sie auf das Lebensalter: Ein Coach sollte mindestens 40 Jahre alt sein. Ein 28-jähriger Coach mit brillantem Diplom und hoher Coachingkompetenz kann sich nicht einfühlen in die 53-jährige weibliche Führungskraft, die vor ihm sitzt. Erst durch Eigenbewältigung und Selbsterfahrung kann man anderen helfen. Es ist das praktische Erleben, das Wissen, wovon eine redet, weil sie es selbst schon erlebt und gefühlt hat.

> **Tipp**
>
> Fragen Sie nach Spezialisierungen, und werden Sie misstrauisch bei Alleskönnern.

Im kostenlosen Vorgespräch werden alle Fragen zur Kompetenz und zur »Chemie« geklärt, das gewünschte Ziel definiert, der zeitliche Rahmen festgelegt, der Ort (am Arbeitsplatz oder in der Praxis des Coachs), mögliche Termine geklärt und der Kostenrahmen besprochen. Vereinbaren Sie eine Bedenkzeit, bevor Sie sich entscheiden. Vielleicht möchten Sie noch andere Coachs in Vorgesprächen kennenlernen.

Wer zahlt?

Die Kosten übernimmt der Arbeitgeber im Rahmen der Führungskräfteentwicklung. Es sagt viel aus über die Unternehmenskultur, ob Coaching »sichtbar« ist, ob es als wichtig deklariert ist, also wertgeschätzt wird. Organisationsentwickler bewerten den selbstverständlichen Zugang von Führungskräften zu Coaching mittlerweile als Gütemaß für die Unternehmenskultur.

Einige Unternehmen stellen Gutscheine als Coaching-Schecks aus. Die Empfänger suchen eigenverantwortlich oder auf Empfehlung der Klinik (Coaching-Pool) eine/n Coach. Der Coach verrechnet den Scheck mit der Klinik. Über die Inhalte des Coachings ist absolute Vertraulichkeit vereinbart; die Klinik bekommt lediglich Informationen über das Ausmaß des Coachings.

Wenn der Arbeitgeber die Kosten nicht übernimmt oder nicht erfahren soll, dass Sie sich coachen lassen, können Sie die Rechnung als Weiterbildung steuerlich absetzen.

> **Was hat's gebracht?**
> - »Ich bin richtig aufgeblüht. Die Machtspiele mit den ‚Jungs' machen mir jetzt manchmal sogar Spaß.«
> - »Mein Coach ist für mich wie ein Geländer, ein Stück Sicherheit. Wenn's eng wird, denken wir zusammen nach, und ich finde meine Lösung.«
> - »Sie hat mich in den ersten 100 Tagen als Chefärztin begleitet, das hat mich gerettet. Ich weiß jetzt, wie ich Beziehungen aufbaue und halte und wie ich mich abgrenze.«

- »Ich kann führen! Das macht mich souverän.«
- »Ich kam ‚beladen' in ihre Praxis, dann
  haben wir sortiert, und ich hatte wieder
  den Überblick.«

5.2   Mentoring

Gabriele Kaczmarczyk

Woher kommt das Wort »Mentor« oder »Mentorin«? Mentor ist der Name eines Mannes der grie-
chischen Mythologie, ein Freund des Odysseus
aus Ithaka und Lehrer von Telemachos, Odysseus'
Sohn. Odysseus ließ Telemachos zurück, als er sich
zum Krieg um Troja aufmachte. Die Göttin Pallas
Athene schlüpfte in die Gestalt von Mentor und
begleitete und beriet Telemachos, ihren Menté,
in allen Lebenslagen. Sie war also die eigentliche
Mentorin des jungen Mannes in der Erzählung der
Odyssee, so beschrieben von Homer.

Heute kann man das Mentoring (eine meist
längst selbstverständliche Unternehmenskultur) of-
fener gestalten: Formale Mentoring-Programme gibt
es inzwischen in vielen gesellschaftlichen Bereichen.
Auch in der Medizin werden Mentoring-Programme eingerichtet, um die Karriere vor allem von jungen Ärztinnen und Naturwissenschaftlerinnen zu
fördern. Dieser Ansatz scheint sehr wichtig zu sein:

In einer Umfrage an einer großen medizi-
schen Fakultät wurden über 500 Ärztinnen gefragt, was ihre Karriere am meisten behindere
(Kaczmarczyk 2000). Die häufigste Antwort lautete: »Die mangelnde Förderung durch Vorgesetzte«.
Man bemerke: Es sind *nicht* die unzureichenden
Kinderbetreuungsangebote, die den Medizinerinnen öffentlich häufig als Ursache für ihre erschwer-
te Karriere in den Mund gelegt werden!

Auch in der ehemaligen DDR waren Führungspositionen in der Medizin fast ausschließlich Männern vorbehalten, bei bekanntermaßen flächen-
deckender Kinderbetreuung. Und: Für kinderlose
Frauen ist der Aufstieg in Führungspositionen in
der Medizin ebenfalls schwerer als für Männer, die
den Aufstieg selbstverständlich auch als Väter geschafft haben.

> **Männer fördern Männer: Männliche Ärzte
> haben seit jeher Mentoren in Gestalt des
> Chefs, des älteren Kollegen, des Leiters der
> Forschungsgruppe, des Vaters.**

Die Mentoren erkennen in dem Jüngeren, ihrem
Menté, ihre vergangenen eigenen Probleme wieder, bei denen ihnen damals auch ein Älterer direkt
oder indirekt beigestanden hat. Sie fördern also
aus eigener positiver Erfahrung ihr eigenes, jüngeres Selbst. Sie helfen, einen Forschungsbeitrag
unterzubringen, einen Lehrstuhl zu besetzen, eine
Empfehlung für eine Chefarztstelle auszusprechen,
häufig fällt die Bemerkung: »Da habe ich einen guten Mann…« Frauen haben selten eine derartige
Unterstützung erlebt und können (oder wollen?)
den Wert eines Mentorings für jüngere Nachwuchskräfte oft nicht richtig einschätzen.

Wer das Geschehen auf Kongressen, in Meetings, Arbeitsbesprechungen und beim Jour fixe mit
offenen Augen verfolgt, wird bald feststellen, dass es
dort (und anderswo, im Club, im Sportverein, in der
Sauna) von Mentoring-Beziehungen unter Männern nur so wimmelt. Wird der Mentor älter, belohnen ihn Ehrenpromotionen, Preisverleihungen
und andere Würdigungen, meist vor zahlreichem
Publikum, angeregt durch den ehemaligen Menté.

Legen Frauen etwa keinen Wert auf Derartiges
und glauben, darauf verzichten zu können? Die
Karrieresprünge von Männern mithilfe sichtbarer
und unsichtbarer Mentoren zeigen doch ganz deutlich, dass die Bedeutung von Mentoring nicht hoch
genug eingeschätzt werden kann.

Frauen kommen in diesem traditionellen, automatisch funktionierenden Männerklüngel höchst
selten vor und dürfen nur auf berufliche Förderung
durch Männer hoffen, wenn sie ihre soziale Situation (Familie, Kinder, pflegebedürftige Angehörige) ebenso unsichtbar machen, wie ihre männlichen Kollegen dies tun (abgesehen vom fast ob-
ligatorischen Familien- oder Kinderfoto auf dem
Schreibtisch des Chefs).

Als Führungsperson jedoch kann eine Frau in-
formelles Mentoring betreiben oder sich einer Einrichtung als Mentorin für ein zielgerichtetes, trans-
parentes Mentoring-Programm zur Verfügung
stellen und mit Selbstsicherheit und Selbstver-
ständlichkeit ihr eigenes, jüngeres Selbst fördern,
auch wenn es etwas Zeit kostet. Als Führungsper-

son kennen Sie die Gegebenheiten des Arbeitsfeldes, die stillen Hackordnungen, die Fettnäpfchen, die guten und schlechten Rituale einer Klinik oder Abteilung. So können Sie Ihre Mentée schützen, beraten, direkt oder indirekt unterstützen und in Ihr Netzwerk eingliedern.

Innerer Widerstand gegen das Prinzip der Unterstützung jüngerer Frauen ist allerdings bei einigen Frauen in Führungspositionen aus verschiedenen Gründen noch vorhanden. Ist das immer noch die überhaupt nicht notwendige (und überhaupt nicht honorierte) Anpassung an die männliche Tradition? Oder ist es ein später Neid, dass die andere es vielleicht leichter haben könnte, als ich selbst es hatte, dass *sie* Kinder hat und trotzdem selbstverständlich Karriere machen will? Und die alte Frage weiblicher Konkurrenz: Ist sie attraktiver als ich?

Als Führungsperson bin ich Vorbild. Ich darf und muss Mentorin sein, wenn meine Mitarbeiter und Mitarbeiterinnen gerne und effizient in meiner Klinik oder Abteilung arbeiten sollen. Besonders für die Förderung von Frauen gilt:

> **Als Chefin werde ich nicht zulassen, dass meine jüngeren Mitarbeiterinnen nur mit Stress und Frust und auf einem dornenreichen Weg nach oben kommen (wie es mir in vielen vergangenen Jahren ergangen ist).**

Eine nahezu ideale Mentorin hatte Dorothea von Erxleben (▶ Abschn. 2.1). Diese Möglichkeiten der Unterstützung einer jüngeren Kollegin wird kaum jemand haben. (Schließlich ist man keine Fürstin.) Aber aus dem eigenen Erfahrungsschatz und dem geschulten Blick von außen ergeben sich so manche guten und nützlichen Ratschläge für die Mentée. Allerdings muss die Mentée ihrerseits auch erkennen lassen, dass sie wirklich will und wohin der Weg gehen soll. Mentorin und Mentée müssen zusammenpassen, die Chemie muss stimmen, und beide sollten Freude an dieser Beziehung haben.

Barbara Buddeberg-Fischer, Mentorin in einem Mentoring-Programm des Züricher Universitäts-Spitals: »Ich bin überrascht, wie wenig konkrete Vorstellungen Assistierende zu ihrer beruflichen Zukunft haben. Teilweise komme ich mir wie ein Zugpferd vor, vor allem wenn es darum geht, Begeisterung für die Forschung zu wecken und aufrechtzuerhalten.«

Der deutsche Ärztinnenbund unterhält ein Mentorinnennetzwerk, das auf einer One-to-one-Beziehung zwischen Mentorin und Mentée beruht. Eine Mentée charakterisierte ihre Erfahrung in dem Programm folgendermaßen (Schrader und Gärtner 2008):

»Es war für mich eine große Erleichterung, mit meiner Mentorin über Karriereplanung sprechen zu können, da solche Vorhaben im Kollegenkreis geheim gehalten werden müssen oder gerade auch bei männlichen Mitstreitern eher Neid und Spott herausfordern. Im fachfremden Freundeskreis ist es aufgrund der fremdartig anmutenden Strukturen und erforderlichen Insiderkenntnissen ebenso schwierig, auftretende Probleme zu erörtern. Meine Mentorin konnte mir eine Vielzahl klarer Entscheidungshilfen geben, zeigte Perspektiven und Alternativen auf und zeichnete mir ein deutliches Bild der sich daraus ergebenden Anforderungen. Alternative Wege und auftretende persönliche Neugewichtungen können plötzlich Räume eröffnen und neue Perspektiven zu mehr Lebensglück aufzeigen.«

Im Alltag, und hier besonders im Sport, begegnen uns viele Situationen, die Mentoring-Charakter haben. Beispiel: Beim Tennisturnier schaut die ältere und erfahrene Spielerin zu, wie die jüngere Vereinskollegin verzweifelt, weil sie ein Spiel nach dem anderen verliert. Ihr Tipp: »Du musst konsequent nur auf die gegnerische Rückhand spielen.« Befolgt die Jüngere den Tipp, funktioniert er und führt zum Sieg!

Gerade im medizinischen Alltag braucht man auf dem Weg in eine Führungsposition gute Ratschläge: Wo reiche ich mein Paper am besten zuerst ein? Hat es Sinn und lohnt der Aufwand, sich um das ausgeschriebene Forschungsprojekt zu bewerben? Was muss ich von den Angehörigen dieses Patienten wissen? Sollte ich meine Habilitationsarbeit jetzt nicht endlich einreichen?

Auch nach Erreichen einer Führungsposition braucht man professionelle Unterstützung, z. B. durch einen Coach.

Natürlich sei auch die Frage einer potenziellen Mentorin erlaubt: »Und was habe *ich* davon?« Nun, die Antwort ist klar: Werden Sie auf keinen Fall Mentorin,

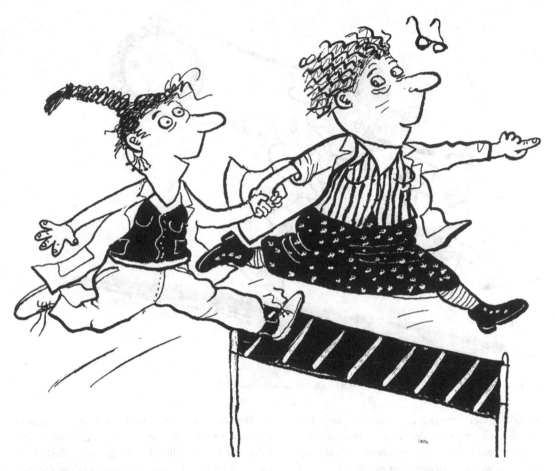

◘ Abb. 5.2 (Copyright: Franziska Becker, mit freundlicher Genehmigung)

— wenn Sie keine Freude daran haben, jemandem über Hürden zu helfen (◘ Abb. 5.2), und nachher stolz zu sein, dass es geklappt hat,
— wenn Sie kein Interesse an den Problemen junger Medizinerinnen von heute haben,
— wenn Sie keine freundschaftlichen Kontakte zu jüngeren Kolleginnen haben wollen,
— wenn Sie Ihren eigenen Werdegang nicht reflektieren wollen und nicht daran interessiert sind, dass der Dank für Ihre Unterstützung auch einmal zu Ihnen zurückkommt,
— wenn Sie glauben, kein Vorbild oder keine Lehrmeisterin (◘ Abb. 5.3) zu sein,
— wenn Sie keinen Wert darauf legen, eine Schülerin zu haben, die etwas von Ihnen übernimmt,
— wenn Sie der Meinung sind, selbst nicht genug Wertschätzung – weil Frau – erfahren zu

haben, und daher sei die andere Frau ja wohl auch nichts wert (dabei wird doch auch so etwas daraus: Indem wir einer anderen Frau im gesellschaftlichen Rahmen Autorität und Wert zuschreiben, verleihen wir uns selbst Autorität und Wert),
— wenn Sie sich nicht darüber freuen können, gebeten zu werden, Mentorin zu sein.
— wenn Sie Konkurrenz wittern und misstrauisch sind,
— wenn Sie nicht daran interessiert sind, Ihre Beratungs- und Führungskompetenzen zu erweitern.

Wenn dies alles zutrifft, dann besser nicht! Wenn dies alles jedoch *nicht* zutrifft und Sie gern einer Jüngeren über Hürden helfen (◘ Abb. 5.2.), dann arbeiten Sie nach dem Prinzip des »Affidamento«

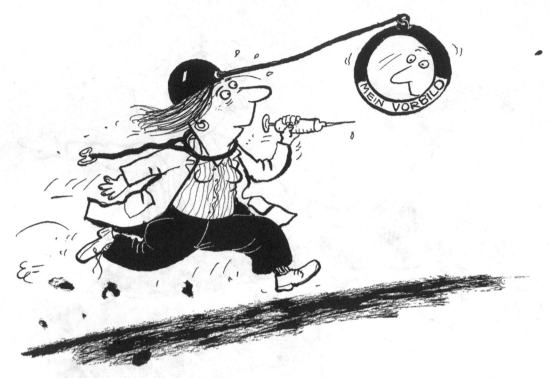

der Mailänder Frauengruppe, zu der auch Luisa Murano gehörte, nach dem Prinzip von Solidarität und Vertrauen unter Frauen. Dann sind Sie engagiert und werden erleben, dass es sich lohnt! »Eine Frau, die groß werden will, braucht eine andere Frau, die größer ist als sie.« (Luisa Murano)

Es ist wichtig, Lehrmeisterinnen zu haben, Mentorinnen, eben positive weibliche Autoritäten. Wesentlich für den eigenen Erfolg ist die Orientierung an der Tradition des eigenen Geschlechts, denn vor uns gab es Frauen, die versuchten, Grenzen zu überschreiten. Sie taten das gemeinsam mit anderen Frauen, denn sie brauchten die anderen Frauen, um sich mit der Männerwelt auseinanderzusetzen und dort zu bestehen. Jede Frau, die aus der Reihe tanzt, sei es in Bezug auf die weibliche Tradition, auf Gleichheit, ist eine Rollenbrecherin und eine Wegbereiterin für alle Frauen. Erweisen wir ihr also unsere Reverenz (Ley und Michalik 2009).

- **Tip für die Mentorin**

Martina S. Horner, eine amerikanische Psychologin und Harvard-Dozentin, bat 1972 amerikanische Medizinstudenten, eine projektive Ergänzungsgeschichte zu schreiben mit dem Titel: »Anne (bzw. John) stellt nach allen Prüfungen fest, dass sie/er die/der beste Medizinstudent/in des Jahrgangs ist.« Die Aufgabe der Studenten bestand darin zu beschreiben, was Anne (John) mit dieser Erkenntnis anfängt und wie sie/er den weiteren Lebensentwurf gestalten wird.

Wie sich herausstellte, formulierten weit mehr als die Hälfte der Studentinnen Angst, Zweifel, Verwirrung und Erschrecken, während ihre männlichen Kommilitonen sich mit der Gestaltung einer erfolgreichen Karriere beschäftigten. Die Frauen waren überrascht und freuten sich zwar zunächst über ihren Erfolg (schließlich hatten sie auch fleißig gelernt), aber die Chance, diesen Erfolg als psychisches Sprungbrett – erst einmal theoretisch – für weitere Erfolge zu nutzen, ergriffen sie in der Regel nicht. Im Gegenteil, Erfolge wurden eher negativ gesehen, vor allem in Hinblick durch die fehlende Akzeptanz des eigenen Erfolgs bei Männern und die mögliche Gefährdung einer Partnerschaft. So wurden weitere Erfolge nicht angestrebt. Horner nannte dieses Phänomen »fear of success«.

40 Jahre später haben wir in unseren Seminaren etwa hundert deutschen und österreichischen Medizinstudentinnen die gleiche Aufgabe gestellt – mit fast identischem Ergebnis! Wir fanden bei unseren Studentinnen verbreitet Zweifel an der eigenen Kompetenz, Verzagtheit und Skepsis:

— 5% unserer Schreiberinnen lassen Anna gar nicht erst eine medizinische Karriere beginnen, diese wirft frustriert das Handtuch. Bei anderen wartet Anna in nichtmedizinischen Berufen erst einmal darauf, »was sich so ergibt«, eine andere Anna arbeitet hart, »um den Chef nicht zu enttäuschen«, und merkt, das die Anerkennung ausbleibt (Hamsterrad, ◘ Abb. 5.8). Eine andere Anna findet ihr Glück in Heirat und Familie usw.

— Nur etwa 15% der Frauen planen für Anna zielstrebig und oft mit Hilfe eines Mentorings eine steile Karriere (wobei ca. 35% der Autorinnen unserer Einschätzung nach aufgrund ihrer Persönlichkeitsstruktur, ihres Ehrgeizes und ihrer Qualifikation selbst eine gute Karriere machen könnten…).

Den ersten deutschen Studien von Monika Sieverding 1990 zufolge beginnt diese karrierenegative Einstellung der Medizinstudentinnen bereits während des Studiums, wenn aus der motivierten, optimistischen Studentin zu Studienbeginn die verzagte, an sich zweifelnde Studentin des letzten Semesters wird, die dem männlichen Kommilitonen gerne den Vortritt lässt. (Er kann dann schon mal üben und ist am Ende tatsächlich kompetenter.)

Wenn Sie sich also entschließen, Mentorin zu sein, sollten Sie Ihrer Menteé »auf den Zahn« fühlen. Vielleicht lassen Sie sie auch die Vorstellung von Annas Schicksal beschreiben!

5.3 Networking: Netzwerke, Seilschaft oder doch lieber nur Klüngel?

Gabriele Kaczmarczyk

»Networking« scheint ein Zauberwort zur Erreichung einer Karrierestufe und wichtig für den

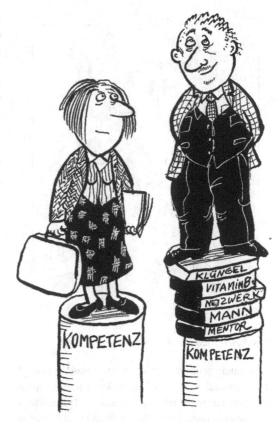

◘ **Abb. 5.4** (Copyright: Franziska Becker, mit freundlicher Genehmigung)

Aufstieg in Führungspositionen zu sein. Um eine Begriffsverwirrung zu vermeiden: Networking bedeutet nicht, dass man täglich unzählige E-Mails auf dem Rechner hat von Leuten oder Institutionen, die glauben, unbedingt etwas Unwichtiges mitteilen zu müssen, und sich die Freiheit nehmen, uns zu einer zeitraubenden Lese- und Löschaktion zu nötigen. Man braucht auch nicht mit jemandem befreundet oder persönlich bekannt zu sein, um ein Netzwerk zu haben, es zu benutzen und selbst mit anderen davon zu profitieren.

Männer nutzen ihre Netzwerke seit Jahrhunderten erfolgreich, selbstverständlich, ohne darüber nachzudenken oder ihre Beziehungen auf verschiedenen Ebenen als »Netzwerk« zu klassifizieren. Also warum die Frauen nicht auch? Kompetenz allein reicht nicht (◘ Abb. 5.4)!

Allerdings sind für Frauen die wichtigsten Netzwerke meist noch nicht vorhanden. Diese müssen bewusst erst konsequent aufgebaut und

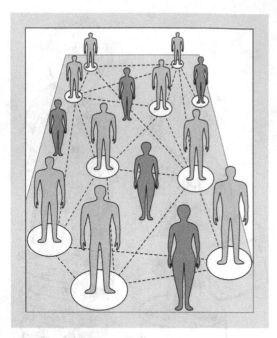

□ Abb. 5.5   Übliches Netzwerk

dann auch genutzt werden. Ohne diese Vorarbeit steht man allein da, und allein kann man es nicht schaffen. Jammern und Wehklagen, das »Zutexten« von Gesprächspartnern, Redeschwall und Flucht in den Opferstatus sind nicht nützlich und meist auch von geringem Interesse für andere.

Nach Habermann und Horstmeier (2007) wussten 72% der Medizinerinnen bei ihrem beruflichen Aufstieg nichts von Netzwerken. Nur 4% erachteten Netzwerke für ihre Karriere als sehr nützlich, gegenüber 35% der Nichtmedizinerinnen aus dem Top- und mittleren Management der Wirtschaft. Inzwischen scheint sich die Einsicht für die Notwendigkeit von Netzwerken mehr durchgesetzt zu haben (79% der weiblichen Führungskräfte in eigener Umfrage 2009).

Haben Sie bereits eine Führungsposition, so lohnt es, sich rückblickend noch einmal klarzumachen, ob Unterstützung aus Netzwerken gekommen ist und, wenn ja, welche. Im Übrigen wäre es völlig falsch, beim Erreichen eines bestimmten Ziels mit der Hilfe eines oder mehrerer Netzwerke diese dann nach dem Motto »Der Mohr hat seine Schuldigkeit getan…« zu vernachlässigen oder selbst nicht mehr für das Netzwerk zur Verfügung zu stehen. Ihre Karriere ist noch lange nicht zu Ende, auch wenn Sie oben angekommen sind. Sie

brauchen das Netzwerk weiter, lebenslang, und die anderen Personen des Netzwerkes brauchen Sie in Ihrer Eigenschaft als Führungsperson!

»Ich habe es so schwer gehabt, eine Führungsposition zu bekommen, warum sollen es die Jüngeren leichter haben als ich?« Diese Aussage, die man gelegentlich hört, ist nicht nur unsolidarisch, sondern auch kontraproduktiv, weil dann auch nichts zurückkommt zu einer einsamen und verbitterten weiblichen Führungskraft (▶ Abschn. 5.2)!

> Das Netzwerk kommt nicht von allein zu mir, ich muss es suchen, aufbauen, erweitern und pflegen, wenn ich selbst vom Netzwerk profitieren will.

Netzwerke pflegen

Fragen Sie sich: Pflege und erweitere ich mein Netzwerk auch genügend, oder stehe ich am Rande eines Netzwerkes von anderen, von Männern (□ Abb. 5.5)? Führen Sie ein privates Adressbuch, und melden Sie sich anlässlich von Veränderungen beider Seiten (Jobsuche, Stellenwechsel, Umzug, Familie, Urlaub). Sammeln Sie Visitenkarten in einer großen Box, einer Datei oder gar in einer Datenbank? Das ist schön und gut, aber wenn Sie Ihre Sammlung nicht ständig betreuen, ergänzen, neu sortieren und benutzen, haben Sie nichts davon. Sie sollten sich nicht verhalten wie der männliche (Briefmarken-)Sammler, der seine Marken einklebt und weiter nichts tut, sondern verfahren wie die uralte weibliche Sammlerin, die überall und jederzeit nützliche Früchte mitnahm, diese sofort verarbeitete oder konservierte, bis sie gebraucht wurden … oder einpflanzte, damit sie später etwas davon hatte (Ley und Michalek 2009). »Offene« und »berufliche« Netzwerke können sich durchaus durchdringen und Männer und Frauen verbinden (□ Abb. 5.6).

Pflege des Netzwerks heißt, jemandem etwas geben zu können, dies auch zu wollen (und andererseits deren oder dessen Unterstützung auch beanspruchen zu können → Win-win-Situation). Erhalten Sie als Chefin einen Anruf mit der Frage, ob Sie jemanden für eine bestimmte Stelle wüssten, dann denken Sie nach, und empfehlen Sie eine gute

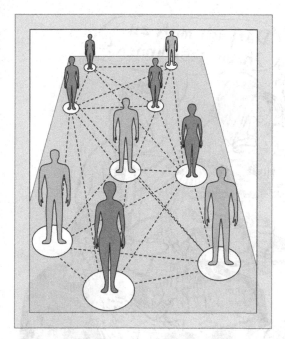

■ **Abb. 5.6**   So sollte Ihr Netzwerk aussehen

Frau (und teilen derjenigen Ihre Empfehlung auch mit). Wie oft hört man von männlichen Chefs, die bei Stellenbesetzungen dabei sind: »Da habe ich einen guten Mann!« – selbst wenn hochqualifizierte Frauen in der eigenen Abteilung tätig sind. Networking heißt:

- Bei Verdiensten einer Frau diese lobend öffentlich erwähnen und vermitteln, dass Sie hinter ihr stehen.
- Das Netzwerk beim Verteilen von Ressourcen (Freiräumen, Forschungsmitteln, Tagungen) einbeziehen.
- Jemanden empfehlen, z. B. für eine Position, eine Forschungsarbeit, einen operativen Eingriff. (Vorsicht: nicht aus falscher Solidarität eine ungeeignete Person empfehlen!)
- Weitervermitteln: Ich frage da mal jemanden, ich kenne da jemanden, dafür habe ich eine gute Frau oder einen guten Mann. (Viele Unternehmen vergeben Positionen eher auf Empfehlung als über eine Ausschreibung.) Headhunter empfehlen!
- Andere im Netzwerk über das informieren, was für sie wichtig sein könnte.
- Sich und andere auf dem Laufenden halten, anrufen, nachfragen.

- Informationen über andere Netzwerke vermitteln: »Ich kenne jemanden, der weiterhelfen kann, der etwas darüber wissen könnte, der jemanden anders kennt, der weiter helfen kann oder der jemanden kennt, der etwas wissen könnte« usw.
- Bei Sitzungen auf nicht wahrgenommene, aber wichtige Redebeiträge zurückkommen: Frauen erleben oft, dass ihre guten Redebeiträge übergangen und später von anderen ohne Rückbezug übernommen werden und erst dann gebührende Beachtung erfahren. Das ärgert einen doch: Klinken Sie sich wieder ein.

Gerade in der Medizin lassen sich viele Beispiele erfolgreichen Networkings finden:
- Der Chairman auf einem Kongress möchte für die geplante Sitzung noch ein weiteres Thema vergeben.
- Der Assistenzarzt hat Wind davon bekommen, dass in der Abteilung bald eine attraktive Stelle frei wird. (Hat eine Kollegin es ihm verraten, der ihre qualifizierte stellensuchende Kommilitonin gerade nicht einfällt oder die diese vergessen hat?)
- Der Oberarzt, der einen anderen Oberarzt anruft, um die relevanten Beschlüsse eines Gremiums zu erfahren (Arbeitsteilung und Vermeiden von Herumsitzen in langweiligen Kommissionssitzungen).
- Die Vergabe eines Forschungsprojekts an eine qualifizierte Person, die aber gern auch den eigenen Buchbeitrag ins Englische überträgt usw.

»Hilfst du mir, dann helf ich dir!« – das ist weder veraltet noch unmoralisch, sondern ein legitimes und von Männern seit Jahrhunderten praktiziertes Erfolgsrezept.

Jede kennt mit etwas Fantasie viele Möglichkeiten des Networkings.

❯ **Das Geheimnis erfolgreichen Networkings ist, dieses ganz bewusst zu praktizieren (Frauen haben da Nachholbedarf!) und dazu die modernen Kommunikationsmittel zu nutzen.**

5

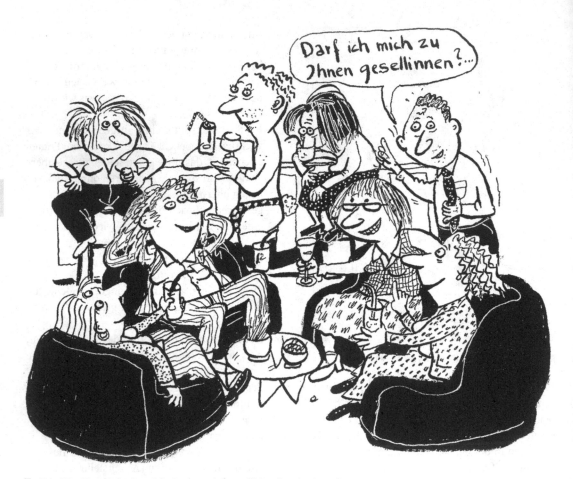

◧ **Abb. 5.7**   (Copyright: Franziska Becker, mit freundlicher Genehmigung)

In einer Führungsposition kann das »Vorzimmer« nützlich sein. Aber auch ohne eigenes Sekretariat ist Networking am eigenen Arbeitsplatz mit Computer und Telefon möglich. Die modernen Kommunikationsmittel können den persönlichen, direkten Kontakt selbstverständlich nicht ersetzen. Führungspersönlichkeiten in der Politik könnten viele Absprachen per Telefon tätigen – wie ihre rege Reisetätigkeit zu Konferenzen und Kommissionen jedoch zeigt, sind andere Strategien erfolgreicher.

Suchen Sie also die Gespräche vor Ort, auf dem Gang, im Aufenthaltsraum, in der Personalkantine, in der Kongresspause, abends nach dem Kongresstag in der Kneipe (ganz wichtig und oft sträflich vernachlässigt von Frauen, die lieber den letzten Feinschliff am eigenen Vortrag des nächsten Tages anbringen und dazu den Abend allein im Hotelzimmer verbringen), beim Empfang, auf einer Versammlung, bei der Vortragende in der Kaffeepause angesprochen werden können, und anderswo. Machen Sie es lieber so:

❯ **Als Teil eines Netzwerks bin ich bekannt. Bekanntsein ist eine wesentliche Voraussetzung für eine erfolgreiche Karriere und den Aufstieg in eine Führungsposition. Auf Veranstaltungen jeder Art treffe ich mich mit meinem Netzwerk (◧ Abb. 5.7).**

Bei einer Umfrage unter Managern eines weltweiten Großkonzerns zum Thema Erfolgsfaktoren mit dem Ziel »Top-Management« bezifferten diese den Anteil von »Selbstpräsentation, Bekanntsein, Kontakte haben« mit 90%, Leistung nur mit 10% (Asgodom 2003). Verlassen Sie also Ihr Hamsterrad, in dem sie allein und weitgehend unbeachtet bis zur Erschöpfung strampeln und darauf warten,

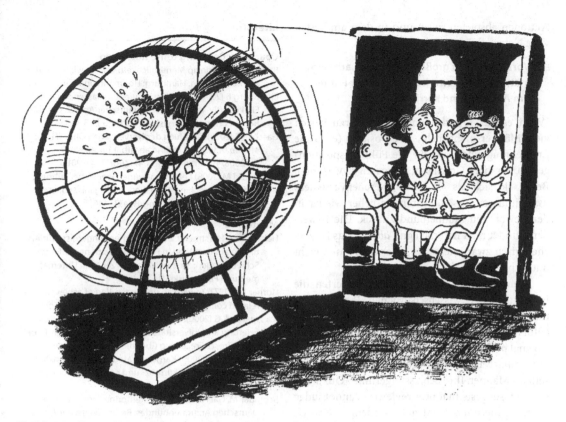

Abb. 5.8 (Copyright: Franziska Becker, mit freundlicher Genehmigung)

dass man Ihre Leistung anerkennt, während andere im Nachbarzimmer ihre Netzwerke pflegen und Entscheidungen treffen (Abb. 5.8).

> Wenn es in der Medizin ums Ganze geht, ist ein Netzwerk zwar nützlich, aber unter Umständen zu schwach. Hier bringt eine in meinem Interesse agierende Seilschaft den Erfolg.

Da Seilschaften unter Umständen Korruption und Bestechung beinhalten, sollte es dabei selbstverständlich mit rechten Dingen zugehen. Jutta Limbachs Ausspruch »Nirgendwo in der Universität herrscht so viel kriminelle Energie wie in Berufungsverfahren« sollte zu denken geben!

Wen kenne ich, und wer ist (oder wäre ein geeigneter) Teil meines Netzwerkes? Selbstverständlich sind dies Familie, Sportclub, Gesangsverein, deren Mitglieder ihrerseits viele Kontakte haben. Dann die Nachbarin, die eine Imbissbude be-

treibt und »Gott und die Welt« kennt, der Mann der Nachbarin, der beim Bundesgesundheitsministerium arbeitet, die Kollegin vom Studium, die beim Spitzenverband der Krankenkassen beschäftigt ist, die Freundin, die Delegierte bei der Ärztekammer ist und ihrerseits eine Freundin hat, die gerade auf eine Professur für Kardiologie berufen wurde. Nicht zu vergessen der Tennispartner, der in der Computerbranche tätig ist, die Mutter aus dem Kindergarten, die in der Bezirksverordnetenversammlung sitzt, die medizinischen Fachgesellschaften und Berufsverbände usw.

- **Männliches, weibliches oder gemischtes Netzwerk?**

Ist diese Frage überflüssig? Durchaus nicht, denn es kommt immer darauf an, welche Ziele ich mithilfe meines Netzwerks erreichen will. Wichtig ist die nüchterne Betrachtung des Umfelds, in dem sich

Aktionen abspielen sollen und in dem am besten viele Netzwerkfäden verknüpft sind.

> ❱ **Vorsicht vor zu großem Vertrauen auf rein männliche Netzwerke, wenn es für Frauen um Aufstieg und Karriere geht!**

Wenn es zur Entscheidung kommt, trauen sich viele Männer nicht mehr, ihre Position (etwa die Empfehlung einer Frau für die Führungsposition) gegenüber ihren Geschlechtsgenossen zu vertreten. Bevor sie sich als »Weichei«, »Frauenversteher« usw. titulieren lassen, kehren sie lieber wieder in den gewohnten Männerbund zurück. Die Bewerberin findet man natürlich gut, *aber*… Das ist psychologisch zwar interessant, aber für Frauen nicht nützlich.

Wenneras und Wold (1997) analysierten die Bewertung der wissenschaftlichen Produktivität männlicher und weiblicher Mitarbeiter eines Instituts der Universität Göteborg: Frauen mussten 2,6-mal produktiver (bezüglich Veröffentlichungen mit Impact Factor in »peer-reviewed journals«) sein als Männer. Ihre Schlussfolgerung: »Our study strongly suggests that peer reviewers cannot judge scientific merit independent of gender.«

Der Faktor 2,6 passt zum Hamsterrad, in dem meist nur Frauen touren. Männer kompensierten den Faktor 2,6 durch »nepotism« (Vetternwirtschaft; eine entsprechende weibliche Sprachform existiert im Deutschen nicht). Vor kurzem veröffentlichte nun (endlich) auch die Deutsche Forschungsgemeinschaft eine von ihr beauftragte Studie (mit ausführlichem Literaturverzeichnis), in der das Wissenschaftssystem selbst unter die Lupe genommen wird (Ranga et al. 2012).

Was lehrt uns das? Eine von vielen möglichen Antworten lautet (Hausladen u. Laufenberg 2001):

> **Tipp**
>
> »Warten Sie nicht länger darauf, wegen Ihrer Kompetenz und wegen Ihrer hervorragenden Ideen gefördert zu werden, sondern ergreifen Sie selbst die Initiative. Seien Sie stolz auf das, was Sie können – und nutzen Sie eine Kraft, die stärker ist als sämtliche Zeugnisse und Diplome: Nutzen Sie die Kraft des Klüngelns!«

Literatur

Coaching: Beratung ohne Ratschlag
Bauer J (2006) Prinzip Menschlichkeit. Warum wir von Natur aus kooperieren. Hamburg: Hoffmann und Campe.
Ehrenberg B (2008) Coaching für niedergelassene Ärztinnen. Ein kognitiv-verhaltenstherapeutischer Ansatz. Organisationsberatung Supervision Coaching 15: 374–384.
Gaschke S (2008) Der Fluch der Nervensägen Oh! ZEIT, Nr. 41 vom 01.10.2008. Online abrufbar unter: www.zeit.de/2008/41/Nervensaegen-41 (Zugriff 14.6.2013).
Sombetzki M (2008) Lebenshaltungen weiblicher Führungskräfte. Ein Coaching-Praxisbericht. Organisationsberatung Supervision Coaching 15: 433–446.

Mentoring
Habermann-Horstmeier L (2007) Karrierehindernisse für Ärztinnen auf dem Weg in Führungspositionen. Villingen-Schwenningen: Steinbeis Transferzentrum Unternehmen und Führungskräfte.
Horner MS (1972) Toward an understanding of achievement-related conflicts in women. J Soc Issues 28: 157–175.
Kaczmarczyk G (2000). Wissenschaftliche Arbeit und Qualifizierung am Universitätsklinikum Charité. Unveröffentlichte Broschüre. Bezug über die Autorin.
Ley U, Michalik R (2009) Karrierestrategien für Frauen. Neue Spielregeln für Konkurrenz- und Konfliktsituationen. München: Redline.
Schrader M, Gaertner E (2008) Mentorinnennetzwerk des Deutschen Ärztinnenbundes. Berlin: Deutscher Ärztinnenbund. Online abrufbar unter: www.aerztinnenbund.de/downloads/6/flyer%20mnw%2003-2008.pdf (Zugriff: 26.6.2013).
Sieverding M (1990) Psychologische Barrieren in der beruflichen Entwicklung von Frauen. Das Beispiel der Medizinerinnen. Stuttgart: Enke.
Wenneras C, Wold A (1997) Nepotism and sexism in peer-review. Nature 378: 341–343.

Networking: Netzwerke, Seilschaft oder doch lieber nur Klüngel?
Asgodom S (2003) Eigenlob stimmt. München: Econ.
Hausladen A, Laufenberg G (2001) Die Kunst des Klüngelns – Erfolgsstrategien für Frauen. Reinbek: Rowohlt.
Ranga M, Gupta N, Etzkowitz H (2012) Gender effects in research funding. A review of the scientific discussion on the gender-specific aspects of the evaluation of funding proposals and the awarding of funding. Online abrufbar unter: www.dfg.de/download/pdf/dfg_im_profil/evaluation_statistik/programm_evaluation/studie_gender_effects.pdf (Zugriff: 26.6.2013).

Ausblicke und Visionen: Wie die Medizin sich verändern muss

Gabriele Kaczmarczyk, Ulrike Ley

» Nur wer sich mit dem Reagieren zufriedengibt, braucht keine Vision. «

Wir werden nicht darum herumkommen, das Alt(herr)gebrachte zu verändern – um den Herausforderungen in der Medizin zu begegnen. Die Umbrüche erfordern strukturelle und organisatorische Änderungen im großen Stil. Sie verlangen strategische Fantasie und Bilder des Neuen – in denen Medizinerinnen ihren angemessenen Platz haben (◘ Abb. 6.1). Visionen beflügeln die Handelnden, zu neuen Ufern aufzubrechen – immerhin stehen im Strom ja schon einige Brückenpfeiler.

❯ Das geht nicht? Natürlich geht das!

6.1   Karriere: Mehrfachorientierung statt Einbahnstraße

Wir brauchen Vielfalt, also unterschiedliche Karrierewege, in denen auch Zeiten der Neuorientierung möglich sind, durchbrochene Karrierewege mit Auszeiten und Familienphasen, und zwar für beide Geschlechter. Jeder Mensch hat so viel Potenzial, das muss gelebt werden können.

Aus dem Stand entwickeln die Ärztinnen in unseren Workshops Ideen, die ihre Wünsche und Vorstellungen spiegeln. Sie sind kreativ und fordernd: »Ich bräuchte nur das Signal: Wir brauchen dich, deine Leistung zählt. Wenn du Kinder hast, halten wir alles vor: flexible, individuell angepasste Arbeitszeiten, Unterstützung bei der Kinderbetreuung etc. etc. Ich bin fest davon überzeugt, dass alle Kinder bekämen, wenn das geregelt wäre.«

Die angespannte Stellensituation (Ärztemangel) könnte junge Ärztinnen motivieren, schwanger zu werden, weil sie sicher sind, dass sie eine Stelle bekommen. Sie werden gebraucht und könnten sagen: »Mich gibt es nur mit Kind und Familie, was haben Sie zu bieten?«

Es ist an der Zeit, unkonventionell zu denken. Es ist hohe Zeit, aus dem immer noch vorhandenen Schatten des (von den Nationalsozialisten propagierten) Mutterkreuzes zu treten (Vinken 2005) und das Vermächtnis »Die Mutter gehört (immer) zu ihrem Kind« zu verweigern. Das ist das eine. Das andere: Es ist eine Zumutung, unter dem Stichwort

»Vereinbarkeit« zwei Leben (Beruf und Familie) gleichzeitig leben zu müssen, und diese Vereinbarkeit den Frauen allein zu überlassen. Wer denkt schon bei der Forderung »alles unter einen Hut zu kriegen«, an einen Mann? Mit der bekannten Zerrissenheit und den Schuldgefühlen, weder eine gute Mutter noch eine gute Führungskraft sein zu können.

Und was haben Sie als Führungskraft damit zu tun? Teil Ihrer Führungsverantwortung ist es, Arbeitsbedingungen so zu gestalten, dass Ihre Mitarbeiter/innen gesund, motiviert und effizient arbeiten können und z. B. in der Forschung nicht 2,6-mal so gut sein müssen wie ihre männlichen Kollegen, um dieselbe Unterstützung zu bekommen (Wenneras u. Wold 1997).

Eine Auswahl der Ideen und Wünsche aus unseren Workshops als Anregung zur Umsetzung:
- »Ich will Beruf und Kind genießen, also im Beruf drin bleiben, mich weiterbilden und soziale Kompetenz – etwa durch Kindererziehung – erwerben.«
- »Karriere geht auch später! Warum muss es eigentlich schnell gehen mit der Karriere? Der enorme Zeitdruck wäre dann weg.«
- »Alt und Jung! Ich bin jung und habe zwei Kinder, ich würde gerne eine Stelle mit einer älteren, erfahrenen Kollegin teilen.«
- »Ich will Zeit haben für ein Leben neben der Arbeit. Und ich will aussetzen können, mal nach Afrika mit ‚Ärzte ohne Grenzen'; denn Führung gewinnt durch die Fähigkeiten, die im ‚richtigen' Leben entwickelt werden.«
- »Ich will für gleiche Arbeit das gleiche Geld bekommen wie meine Kollegen.«

Wir beobachten Grenzverwischungen zwischen den Geschlechtern, Väter, die tatsächlich eigenverantwortlich Aufgaben in der Kinder- und Familienarbeit übernehmen, und Mütter, die diese Aufgaben loslassen, ihren Beruf aber nicht. Zwei Annäherungen an ein Ziel, das Gesine Schwan, Mutter, Politikwissenschaftlerin und Karrierefrau, die mit 66 Jahren (zum zweiten Mal) für das Amt der Bundespräsidentin kandidierte, so beschreibt:

»Partnerschaftliche Familien, in denen sowohl Familienarbeit als auch Berufstätigkeit von Männern und Frauen ausgeübt wird. Dazu ist es nötig

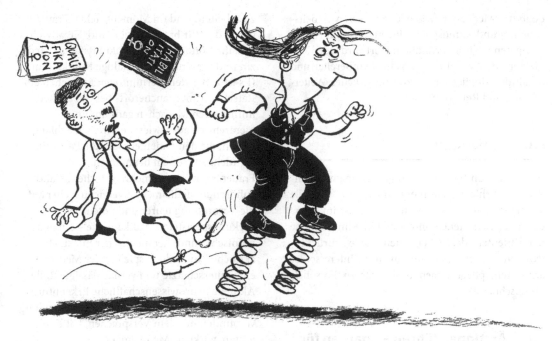

☑ **Abb. 6.1**   (Copyright: Franziska Becker, mit freundlicher Genehmigung)

die Rushhour in unserem Leben – etwa zwischen dem 25. und dem 50. Lebensjahr – zu entlasten. Männer und Frauen sollten in dieser Zeit beide weniger arbeiten müssen und den Höhepunkt ihrer Karriere in die Zeit danach legen. Wir werden alle älter – auch gesünder älter. Führungsaufgaben verlangen Lebenserfahrung. Wir könnten eine viel organischere Arbeitsbiografie haben, als das bisher der Fall ist.«

Noch sind wir sternenweit davon entfernt, dass der Chefarzt seine Stelle reduziert, weil er seine Schwiegermutter pflegt. Dieses zurzeit noch so absurd anmutende Beispiel (das die Ehrenpräsidentin des Ärztinnenbundes, Astrid Bühren, gern verwendet) zeigt uns aber das Ziel: die Normalität tatsächlicher Gleichberechtigung.

6.2   Gesunde Führung

Frauen können besser führen. Warum? Weibliche Führungskräfte inspirieren und stimulieren – Fähigkeiten, die im Gesundheitswesen und in den Veränderungsprozessen gebraucht werden. Wo

Frauen führen, werden sie geschätzt, aufgrund ihrer »weiblichen« Fähigkeiten und dafür, dass sie und ihr gesunder Führungsstil authentisch sind. Jede Klinik kann von den weiblichen Fähigkeiten profitieren, wenn der Anteil an Frauen mindestens ein Drittel beträgt. Für den Übergang brauchen wir eine verpflichtende Quote.

Um einer Vision gleich vorzubeugen: Wenn 40% der Führungskräfte Frauen sind, wird es sicher nicht nett und harmonisch. Die Vielfalt, ein Charaktermix von tough bis sanft und nachdenklich, soll und wird sich abbilden. Es geht nicht um Überfrauen oder Superärztinnen, auch den weiblichen »Kotzbrocken« wird es geben.

Wenn Frauen führen, gibt es selbstverständlich auch Schattenseiten: Intrigen, Neid, indirektes Agieren, emotionale Verstrickungen (und noch keine Spielregeln zum Ausagieren). Doch die Summe all dieser möglichen Nachteile ist nicht gefährlicher als männliche Rücksichtslosigkeit und Egomanie.

Was verlangt werden kann, ist fachliche Expertise – da haben Medizinerinnen keinen Nachholbedarf, sie sind leistungsstark – und professionelle Führung. In anderen europäischen Ländern (in die deutsche Mediziner wegen der besseren Arbeitssituation und -atmosphäre flüchten) ist Führungskompetenz selbstverständlich: Dort wird jeder Mediziner auf die Führungsposition vorbereitet und erhält die Möglichkeit zu kontinuierlicher Weiterbildung und Reflexion.

6.3 Fehlerkultur

In einer zukünftigen Medizin gibt es ein gut durchdachtes Fehlermanagement und eine für alle selbstverständliche Fehlerkultur. Das ist im Interesse aller Betroffenen, in erster Linie im Interesse der Patienten, deren Vertrauen wieder zurückgewonnen werden muss, aber auch im Interesse des ärztlichen, pflegerischen und weiteren Personals (► Abschn. 4.8).

6.4 Ärztinnen führen – Chancen für Innovationen und eine effektivere Medizin

Das Krankenhaus der Zukunft bedeutet für die einen "Visite online", konsequenten Einsatz von Informationstechnologie, optimale Logistik und eine Struktur, in der der Chefarzt ein Teamworker ist und die Patienten berechtigte Erwartungen haben.

Unsere These: Die medizinische Versorgung in Deutschland ist nicht schlecht, aber für das, was sie leistet, zu teuer. Dieses Missverhältnis ändert sich in Richtung Verbesserung, wenn mehr Frauen in Führungspositionen kommen. Weiten wir unseren Blick: Auf einer internationalen Konferenz in Berlin sagte der (männliche) Gesundheitsminister aus Uganda: "We must have more women in medical decision-making processes in our country, we need to support women empowerment." Ach, Uganda, mögen Sie einwenden, aber wissen Sie genug über das Gesundheitssystem von Uganda, um zu widersprechen?

Für die Notwendigkeit, mehr Frauen in der deutschen Medizin in Führungspositionen zu bringen, gibt es gleich mehrere gute Gründe:
— In untergeordneter Position besteht in der Medizin kaum die Chance, eigene gute Ideen zu äußern, gar zu verwirklichen oder kreativ

zu arbeiten. Und im Moment stehen Frauen genau da. Wir brauchen aber ihre Kreativität und ihr Können für eine zukunftsfähige Medizin und für eine zukunftsfähige Klinikkultur. (Es ist z. B. jedem vernünftigen Menschen ein Rätsel, warum mancherorts bei Chefvisiten immer noch Menschen ganz am Ende der hierarchisch ausgewiesenen weißen Schlange stehen, die den Patienten oder die Patientin gar nicht zu Gesicht bekommen.)
— Frauen praktizieren mehr »sprechende und zuhörende Medizin« und verzichten eher auf die Verordnung teurer und potenziell nebenwirkungsbelasteter Medikamente – ein ökonomischer und therapeutischer Effekt. Die ärztliche Zuwendung spielt in der Medizin eine unterschätzte und vernachlässigte Rolle. Aktuelle neurowissenschaftliche Erkenntnisse weisen die Richtung: Menschliche Zuwendung verbunden mit dem Versprechen, Hilfe zu leisten, wirkt als Medikament.
— Die gute Ärztin ist also zweifach wirksam: zum einen durch ihr fachliches Können und ihre medizinischen Maßnahmen, zum anderen durch ihr Auftreten, ihre Zuwendung und das Vertrauen, das sich aus einer guten Ärztin-Patient/innen-Beziehung ergibt.
— Frauen sind zurückhaltender bei der Empfehlung zu operativen Eingriffen, die nicht lebensnotwendig sind – ein ökonomischer und psychosozial positiver Effekt verbunden mit dem Fehlen postoperativer Komplikationen.
— Medizinerinnen machen weniger Kunstfehler und verursachen weniger Kunstfehlerprozesse (Taragin et al. 1992, Freeborn et al. 1999). Wissenschaftliches Fehlverhalten findet sich ebenfalls seltener bei Frauen als bei Männern (Fang et al. 2013).

6.5 Gesundheit und Gesellschaft

Eine zukunftsorientierte Medizin richtet sich nicht nur nach molekularbiologischen Forschungen zu Krankheiten, sondern setzt sich ein für die Schaffung einer Gesamtheit von physischem, psychischem, sozialem und ökonomischem Wohlbefinden, wie es in der Charta von Ottawa 1986 niedergelegt ist (WHO, HPR, HEP 1986).

Neue Studiengänge, die die Beziehungen zwischen gesellschaftlichen/kulturellen Faktoren und Gesundheit/Krankheit bei beiden Geschlechtern thematisieren, wie z. B. Studiengänge der Berlin School of Public Health (www.bsph.charite.de/), werden verstärkt nachgefragt, vor allem von Frauen. Ärztinnen sind offenbar daran interessiert, die Gesamtsituation der Patientinnen und Patienten zu kennen und zu verstehen.

6.6 Gender-Medizin auch in der Lehre

Eine geschlechtssensible Medizin müssen selbstverständlich nicht nur die Studierenden der Medizin in den Anfangssemestern lernen, auch alle ausgebildeten Ärztinnen müssen diese beherrschen und lehren können (▶ Abschn. 2.1). Der Weg dorthin ist weit, wird aber an einigen Stellen schon beschritten. Wer sollte dies verhindern wollen?

6.7 Aufgabe: Heilen

Mediziner/innen sollen Aufgaben erfüllen, für die sie ausgebildet sind, und müssen in die Lage versetzt werden, sich selbstverständlich ohne große Probleme ständig weiterbilden zu können, und zwar nicht nur fachlich (das Angebot ist ja vorhanden), sondern auch in anderen unverzichtbaren Fähigkeiten wie Sozialkompetenz, Empathie, Kommunikationsfähigkeit.

Was Ärztinnen am meisten stört, sind Arbeitsüberlastung und Bürokratie in den Krankenhäusern, das zeigen alle aktuellen Umfragen. Viele arztfremde Tätigkeiten binden Energie und zerstören die ursprünglich vorhandene Motivation. Ist es nicht bestürzend, wenn 30% des ärztlichen Personals (übrigens vor allem Frauen) die Frage, ob sie ihren beruflichen Weg noch einmal gehen würden, dies verneinen (Kaczmarczyk 2000)? Wo sind die persönlichen Ressourcen, die ein Arzt, eine Ärztin für eine heilende Tätigkeit dringend braucht, geblieben?

Die arztfremden Aufgaben – Arztbriefe tippen, Blut abnehmen – könnte das nichtärztliche Personal effizienter und kostengünstiger übernehmen. In den Niederlanden beispielsweise, wohin viele deutsche Ärzte und Ärztinnen abwandern, existiert für verwaltungstechnische Arbeiten ein Unit-Manager, der den Papierkram erledigt, medizinisches Gerät bestellt, neue Computer besorgt etc. Das ermöglicht es den Ärztinnen, sich auf die medizinische Arbeit zu konzentrieren.

Nach aktuellen Erhebungen sind mindestens 19.000 deutsche Ärzte im Ausland kurativ (heilend) tätig (Kopetsch 2008). Leider fehlen hierbei Daten zur Geschlechterverteilung.

6.8 Neue Kooperationen

Gemeinsame Grundausbildung in Medizin und Pflege

Einige Frauen in Führungspositionen haben längst erkannt, wie sich Hierarchien abflachen und Machtspiele sowie Reibungsverluste zwischen den Statusgruppen reduzieren lassen, wie sich die Patientenversorgung verbessern lässt, kurz: Wie die Medizin effizienter wird.

Ihr Vorschlag: Den künftigen Mediziner/innen und Pflegekräften wird relevantes Wissen interdisziplinär in einem gemeinsamen medizinischen Grundstudium vermittelt. Ethik, Kommunikation, Gesundheitspolitik etc. als interdisziplinäre Vorlesungen sowie Kommunikations- und Interaktionstrainings in kleinen Gruppen ermöglichen durch gemeinsames Lernen Annäherungen und gegenseitige Wertschätzung. Dies stärkt soziale und kommunikative Kompetenzen und senkt das Konfliktpotenzial zwischen den traditionellen Statusgruppen. Es geht um Kooperation statt Konflikt, von Beginn an. Das bedeutet einen Paradigmenwechsel: Im Fokus steht die interkollegiale Kommunikation.

Die Haltungen einer »Doktor in spe« und einer künftigen Pflegekraft werden dabei hinterfragt, verändert oder gestärkt. Dazu gehören eine fächerübergreifende Perspektive und Sensitivität für die Sicht von Patient/innen.

An einer großen medizinischen Fakultät beginnt man, angestoßen durch die guten Praxiserfahrungen interkollegialer Kooperation, als ersten Schritt über ein Modul für die gemeinsame Lehre nachzudenken. Medizinerinnen und Pflegewissenschaftlerinnen könnten künftig Medizinethik gemeinsam lernen, wie es im europäischen Ausland, etwa in Skandinavien, längst verwirklicht ist.

Interkollegiale Kommunikation

Ein Blick in die Praxis weist in die Zukunft: An der Charité z. B. finden Mortalitäts- und Morbiditätskonferenzen (M+M-Konferenzen) nicht mehr fachbezogen, sondern interdisziplinär und interkollegial statt. In diesen Konferenzen geht es darum, effiziente Lösungen zu suchen und umzusetzen – und nicht darum, »Sünder« zu finden. Diese ersten Ansätze einer interkollegialen Kommunikation wecken Akzeptanz und Wertschätzung für die Arbeit der jeweils anderen Berufsgruppe.

Und noch etwas anderes ließe sich klären: Etliche Medizinerinnen singen ein garstig' Lied von der besonderen Konkurrenz zwischen Ärztin und Krankenschwester. Um die Ursachen zu verstehen, reicht ein Blick in die Vergangenheit, denn einst waren die Rollen klar verteilt: Der Arzt war die väterliche Autorität, die Schwester ein dienstbarer Geist. Mittlerweile haben etliche der »Schwestern« Pflegewissenschaft studiert und promoviert, sie arbeiten nach wissenschaftlich geprüften Pflegestandards und grenzen sich selbstbewusst gegen die Ansprüche der Mediziner/innen ab. Doch statt Kooperation gibt es nun, verstärkt durch aktuelle Diskussionen darüber, inwieweit Pflegende ärztliche Aufgaben übernehmen dürfen oder sollen, ein Machtgerangel. Was auf persönlicher Ebene ausgetragen wird, ist offenbar ein "Organisations-" und »Wertschätzungsthema«. Was also ist zu tun?

Die Professionsgrenzen der Bereiche Medizin und Pflege und die Hierarchien innerhalb des ärztlichen und pflegerischen Systems werden abgeflacht und Kooperationsformen entwickelt, sodass z. B. klar ist, wer wem Anweisungen erteilen kann. Pflegedienstleitung und ärztliche Leitung sprechen »mit einer Zunge«. Das fördert eine gemeinsame Kommunikationskultur zwischen Diskussion und schneller Entscheidung. Denn Mediziner/innen wissen jetzt genug über die Pflege, und die Pflege kennt die Abläufe und Probleme der ärztlichen Seite.

Die Neuorganisation von Aufgaben optimiert Arbeitsabläufe, ein gemeinsames Führungskräftetraining von Oberärzten/innen und Pflegedienstleitungen ermöglicht den interdisziplinären Austausch (in Stationsbesprechungen, Qualitätszirkeln, Supervision, Visiten) und sinnvolle Abgrenzungen. Die alten Grabenkämpfe und Dauerkonflikte, die sich an ungeklärten Zuständigkeiten und unter Zeitdruck bei der Versorgung von Patienten immer neu entzündeten und nach dem Motto »Wir machen unser Ding und die Ihrs« ausgetragen wurden, sind zu Ende. Aus der Kooperation entsteht ein Wir-Gefühl, die Energien, die in Konflikten und Kämpfen verbrannt wurden, kommen Patient/innen, Pflegenden und Ärztinnen zugute.

Bei diesen Nachbesserungen darf und soll es nicht bleiben. Die gemeinsame Ausbildung von Beginn an hat das Ziel, eine Kultur der Kooperation zu schaffen. Das Ergebnis hieße: Menschlichkeit und Effizienz.

Literatur

Fang FC Bennett JW, Cadadevall A (2013). Males are overrepresented among life sciences researchers committing scientific misconduct. mBio 4: 1–3.

Freeborn DK, Levinson W, Mullooly JP (1999) Medical malpractice and its consequences: Does physician gender play a role? J Gender Culture Health 4: 201–214.

Kaczmarczyk G (2000) Wissenschaftliche Arbeit und Qualifizierung am Universitätsklinikum Charité Berlin. Unveröffentliche Broschüre. Bezug über die Autorin.

Kopetsch T (2008) Ärztewanderung: Das Ausland lockt. Dtsch Ärztebl 105: A–716.

WHO, HPR, HEP (1986) Ottawa Charta for Health Promotion. First International Conference in Health Promotion, Ottawa, 21 Nov. 1986. Online abrufbar unter: www.who.int/healthpromotion/conferences/previous/ottawa/en/index.html (Zugriff 1.7.2013).

Taragin MI, Wilzek AP, Karns ME, Trout R, Carson JL (1992) Physician demographics and the risks of medical malpractice. Am J Med 93: 537–542.

Vinken B (2005) Im Schatten des Mutterkreuzes. Tagesspiegel 18: 806.

Wenneras C, Wold A (1997) Nepotism and sexism in peer-review. Nature 378: 341–343.

Tests, Übungen und Checklisten

Ulrike Ley, Gabriele Kaczmarczyk

7.1   Wie gut führe ich?

Mit der folgenden Checkliste (◙ Tab. 7.1) können Sie überprüfen, ob Sie Ihre Sache gut machen und in welchen Bereichen Sie sich noch steigern können.

Auswertung: Addieren Sie die Punkte.

- **0–5 Punkte:** Sie haben erhebliche Schwächen im Führungsverhalten. Ihre Mitarbeiter/innen müssen sich selbst managen.
- **6–11 Punkte:** Sie haben deutliche Defizite. Ihre Mitarbeiter/innen übernehmen wichtige Führungsaspekte (oder auch nicht).
- **12–17 Punkte:** Sie können führen, partielle Schwächen kompensieren die Mitarbeiter/innen.
- **18–22 Punkte:** Auf Sie als Chefin können sich ihre Mitarbeiter/innen verlassen. Von Ihnen können sie Führung lernen.

Quelle: Modifiziert nach *Focus Magazin* Nr. 5 (2007): Focus-Test: Wie gut führt mein Chef? (mit freundlicher Genehmigung)

7.2   Mein Machtprofil

Anhand der 10 Punkte in ◙ Tab. 7.2 bekommen Sie einen Überblick, wo Ihre Macht stark ist, wo Sie wenig oder (noch) keine Macht besitzen und nach Möglichkeiten suchen sollten, Ihre Macht zu mehren. Beziehen Sie diesen Test auf Ihre berufliche Tätigkeit oder auf Ihre berufliche Position. Zu jedem dieser Machtfundamente haben Sie zwei mögliche Machtquellen:

- die Macht, die Sie aus Ihrer berufliche Position/Funktion beziehen, und
- die Macht, die Sie als Person/Persönlichkeit mitbringen.

Auswertung: Zählen Sie die Punkte zusammen.

- **25–30 Punkte:** Sie sind mächtig! (Waren Sie sich dessen bewusst?)
- **11–24 Punkte:** Ein gutes Fundament; wo können Sie Ihre Macht noch mehren?
- **10 Punkte:** Handeln Sie, und mehren Sie Ihre Macht.

Quelle: Schellhorn MD (2009) Handbuch für Träger von Kindertageseinrichtungen. 11. Ergänzungslieferung. Kennzahl 37.30. Carl-Link-Verlag, Köln (mit freundlicher Genehmigung)

7.3   Kraftquellen

Dieser kurze Test verschafft Ihnen einen Überblick über Ihre aktuellen Ressourcen. Deren Stärke zeigt, wie gut Ihre Voraussetzungen für selbstwirksames Handeln sind. Beantworten Sie die Fragen in ◙ Tab. 7.3 mit der spontanen Angabe, wie es derzeit ist. Der Vergleich, wie es früher war oder zukünftig sein könnte, zeigt Ihnen Erweiterungsmöglichkeiten für Ihre persönlichen Ressourcen.

Auswertung: Zählen Sie die Punkte zusammen. Maximal 40 Punkte sind erreichbar (Ressourcenbestwert). Je mehr Punkte Sie haben, desto besser ist Ihre aktuelle Ressourcenlage – und desto größer Ihr Glaube an sich selbst.

Quelle: Pscherer J (2004) Die Quellen der Kraft. Psychologie heute 11:27 (mit freundlicher Genehmigung)

7.4   Stressfallen

Mit diesem Test erfahren Sie mehr über Ihre inneren Antreiber und Stressfallen. Kreuzen Sie die Aussagen in ◙ Tab. 7.4 an, die für Sie zutreffen.

Auswertung: Sätze, die Sie sehr oft oder häufig zu sich sagen, sollten Sie genauer unter die Lupe nehmen. Beantworten Sie dazu folgende Fragen:

- Führe ich durch meine Bewertung oder Befürchtung Stress herbei?
- Nutzt mir dieser Satz?
- Mache ich mir das Leben damit selbst schwer und belastend?

Quelle: Reschke K, Schröder H (2000) Optimistisch den Stress meistern. Materialie 47, Deutsche Gesellschaft für Verhaltenstherapie. DGVT, Tübingen (mit freundlicher Genehmigung)

Ich ...	Ja	Nein
■ Tab. 7.1 Wie gut führe ich?		
... zeige meinen Mitarbeiter/innen auf, wie sie zum Gesamterfolg der Klinik beitragen.	1	0
... messe den Wert ihrer Leistungen am Ergebnis und nicht daran, wie viele Stunden sie in der Klinik verbracht haben.	1	0
... setze sie ihren Stärken entsprechend ein.	1	0
... bin mir des Wertes meines Teams bewusst und schaffe ein Arbeitsklima, das die gemeinsame Leistung betont. Motto: Die Erfolge der Chefin sind die Erfolge des Teams und umgekehrt.	1	0
... bringe den Mitarbeiter/innen Anerkennung und Vertrauen entgegen.	1	0
... habe ein offenes Ohr für ihre Probleme.	1	0
... schaffe es selbst in turbulenten Zeiten, klare Prioritäten zu setzen.	1	0
... vereinbare mit den Mitarbeiter/innen auf ihren Aufgabenbereich bezogene klare Ziele, an denen sie sich auch messen lassen können. Diese Ziele werden akzeptiert und erreicht.	1	0
... stimme mit den Mitarbeiter/innen ab, wie sie ihre Ziele erreichen können und bis wann sie welches Ergebnis erarbeiten müssen.	1	0
... übernehme Verantwortung und zeige Rückgrat bei Auseinandersetzungen.	1	0
... entscheide schnell und integriere die Mitarbeiter/innen in den Entscheidungsprozess.	1	0
... gebe ihnen regelmäßig Feedback zu ihren Leistungen und erkläre, was genau gut gelaufen ist.	1	0
... gebe ihnen Hinweise, wie sie ihre Fähigkeiten und Qualifikationen verbessern können, und übertrage ihnen herausfordernde Aufgaben.	1	0
... ermutige sie zu besonderen Leistungen.	1	0
... rege sie an, über Verbesserungen nachzudenken und für die Umsetzung der Vorschläge selbst auch Verantwortung zu übernehmen.	1	0
... delegiere Aufgaben verständlich und fair. Ich lasse den Mitarbeiter/innen dabei Handlungsspielräume.	1	0
... unterstütze sie fachlich kompetent bei ihrer Arbeit.	1	0
... stelle sicher, dass Aufgaben fristgerecht erledigt werden können.	1	0
... bereite Meetings gründlich vor und stelle eine offene, sachliche Arbeitsatmosphäre her, in der die Besprechung effektiv abläuft.	1	0
... informiere gut über Vorgänge und Neuigkeiten.	1	0
... fördere die Zusammenarbeit mit anderen Abteilungen.	1	0
... stärke die Kommunikation untereinander und abteilungsübergreifend. Ich sage immer ausdrücklich, was meine gemeinsamen Ziele, Pläne und Ideen sind.	1	0

7.5 Auf das Wesentliche achten

Sind Sie bereits von der Tempo-Gesellschaft infiziert? Der folgende Test von Prof. Lothar Seiwert, Europas bekanntestem Experten in Sachen Zeit- und Selbstmanagement, gibt Auskunft (■ Tab. 7.5).

Auswertung:

- **Weniger als 18 Punkte:** Glückwunsch! Sie wissen: »In der Ruhe liegt die Kraft.«
- **Mehr als 18 Punkte:** Achtung! Sie sind stark gefährdet, Opfer des Tempowahns zu werden. Entschleunigen Sie Ihr Leben, und entdecken Sie die Langsamkeit.

▸ **Tab. 7.2**   Mein Machtprofil

Machtfundament	Keine(n)	Wenig	Stark/viel
Informationszugang	1	2	3
Beziehungen	1	2	3
Expertise/Fachwissen	1	2	3
Anerkennung	1	2	3
Sanktionsmöglichkeiten	1	2	3
Körper und Erotik (positive Attribute)	1	2	3
Definitions- und Deutungsmacht	1	2	3
Fähigkeiten	1	2	3
Kommunikationsfähigkeiten	1	2	3
Materielle Ressourcen	1	2	3

▸ **Tab. 7.3**   Quellen der Kraft

	Nie	Manchmal	Meist
Mein Alltag ist gut geregelt.	0	1	2
Ich komme finanziell gut zurecht.	0	1	2
Ich arbeite gern.	0	1	2
Meine Wohnverhältnisse sind stabil.	0	1	2
Ich bin gelassen und sorglos.	0	1	2
Ich habe eine positive Einstellung zu mir selbst.	0	1	2
Ich trete für meine Bedürfnisse und Ziele ein.	0	1	2
Frust und Ärger kann ich gut verarbeiten.	0	1	2
Ich kann Probleme im Allgemeinen gut lösen.	0	1	2
Ich habe ein positives Körpergefühl.	0	1	2
Ich verhalte mich gesundheitsbewusst.	0	1	2
Ich kann Krankheiten gut bewältigen.	0	1	2
Ich bin offen für andere.	0	1	2
Ich bin mit Partnerschaft und Familie zufrieden. Als Single: Ich erlebe mein Single-Dasein positiv.	0	1	2
Ich habe ein stabiles soziales Netz.	0	1	2
Ich spüre Sinn und Halt im Leben.	0	1	2
Ich kann Verantwortung übernehmen.	0	1	2
Ich pflege Hobbys und Interessen.	0	1	2
Ich kann Dinge gut genießen.	0	1	2
Ich bin kreativ und flexibel.	0	1	2

◘ Tab. 7.4 Innere Antreiber: Die Stressfallen in mir	
	Trifft zu
Ich bin für alles verantwortlich.	
Ich kann mich auf die anderen nicht verlassen.	
Ich kann nur schwer Nein sagen.	
Ich treffe nur Entscheidungen, wenn ich mir absolut sicher bin.	
Ich erwarte, dass die anderen genauso denken wie ich.	
Ich kann eigene Fehler nur schwer zugeben.	
Ich habe sehr hohe Erwartungen und versuche, sie zu realisieren.	
Ich gehe Schwierigkeiten und Problemen lieber aus dem Weg.	
Ich bin an allem schuld.	
Ich brauche keine Hilfe.	
Ich bin vom Pech verfolgt.	
Ich muss besser sein als die anderen.	
Ich erwarte von den anderen Liebe oder zumindest Anerkennung.	
Ich darf die Kontrolle nicht verlieren.	
Ich weiß, dass es immer die perfekte Lösung gibt.	
Ich kann Kritik nur schwer verkraften.	
Ich werde es nie schaffen, mich zu verändern.	
Ich habe keine Probleme.	
Ich habe nicht gelernt, auf Warnsignale meines Körpers zu achten.	
Ich habe mir nie Sorgen über die Grenzen meiner Kräfte gemacht.	
Ich bin schlechter und schwächer als die anderen.	
Was mir sonst noch einfällt:	

Quelle: Seiwert L (2006) Noch mehr Zeit für das Wesentliche. Zeitmanagement neu entdecken. Ariston, München (mit freundlicher Genehmigung)

7.6   Sozialer Rückhalt

Mit diesem Test lernen Sie:
— Kontakte wichtig zu nehmen,
— Interesse für andere zu zeigen,
— um Hilfe bitten zu können,
— sich Zeit zu nehmen für Freunde und Familie.

Zeichnen Sie durch die Symbole, Anfangsbuchstaben oder Vornamen Ihr persönliches System von Beziehungen zu anderen Personen (◘ Abb. 7.1).
   Auswertung: Betrachten Sie Ihr Ergebnis für eine gewisse Zeit.
— Welche Beziehungen stützen und bestärken Sie?
— Welche »offenen Stellen« sehen Sie und möchten Sie ausgleichen?
— Wie hat sich Ihr Beziehungsnetz in den letzten Jahren verändert?
— Welche Veränderungen würden Sie gerne herbeiführen?

Quelle: Reschke K, Schröder H (2000) Optimistisch den Stress meistern. Materialie 47, Deutsche Gesellschaft für Verhaltenstherapie. DGVT, Tübingen (mit freundlicher Genehmigung)

7.7   Burn-out-Syndrom

Sind Sie überfordert? Wie groß ist die Gefahr, dass Sie »ausbrennen«? Machen Sie den Test (◘ Tab. 7.6).
   Auswertung: Addieren Sie die Punkte.
— **0–8 Punkte:** Sie sind eins mit Ihrer Umwelt. Schließlich gestalten Sie Ihre Lebensumstände selbst und sind nicht etwa deren Opfer. Nur weiter so! Sie können sich für etwas begeistern und sind leistungsfähig – nicht nur im Beruf. Sie wissen außerdem, dass Sie um Ihrer selbst willen gemocht werden.
— **9–17 Punkte:** Sie sind auf dem besten Weg, ein Burn-out-Syndrom zu entwickeln. Ihre Chancen stehen jedoch gut, dieser Gefahr noch rechtzeitig zu entkommen. Stellen Sie Ihre eigenen Bedürfnisse und Interessen nicht immer hintan. Niemand wird es Ihnen jemals danken. Denken Sie daran: Kein Mensch ist unentbehrlich. Der zweite Merksatz für Sie:

☐ Tab. 7.5   Achten Sie auf das Wesentliche?

	Nein	Manchmal	Grundsätzlich
Ich stehe ständig unter Anspannung und Zeitdruck.	0	1	2
Ich sehe häufig auf die Uhr, um mich zu orientieren.	0	1	2
Ich versuche, möglichst viele Sachen gleichzeitig zu machen.	0	1	2
Ich schaffe es fast nie, mein Tagespensum zu bewältigen.	0	1	2
Ich nehme häufig unerledigte Arbeit mit nach Hause.	0	1	2
Ich bin auch während des Urlaubs für das Büro erreichbar.	0	1	2
Ich treibe andere oft zur Eile an.	0	1	2
Ich unterbreche andere und/oder beende ihre Sätze.	0	1	2
Ich komme kaum dazu, mir regelmäßig Pausen oder Auszeiten zu nehmen.	0	1	2
Ich fahre meistens zu schnell und wechsele häufig die Fahrspur.	0	1	2
Ich bin meistens als Erster fertig, wenn ich mit anderen esse.	0	1	2
Ich habe immer noch zu tun, wenn andere bereits ihre Freizeit genießen.	0	1	2
Ich habe neben meinem Job keine Energie mehr für andere Dinge.	0	1	2
Ich muss in meiner Freizeit immer wieder an liegen gebliebene Dinge denken.	0	1	2
Ich werde schnell nervös und ungeduldig, wenn ich warten muss.	0	1	2
Ich habe Angst davor, nicht mehr alles schaffen zu können.	0	1	2
Ich hetze mich oft ab, um Termine einzuhalten und Projekte fristgerecht abzugeben.	0	1	2
Ich werde ganz nervös, wenn ich meine Armbanduhr vergessen habe.	0	1	2
Ich habe häufiger gesundheitliche Beschwerden.	0	1	2
Ich habe kaum noch Kontakt zu Freunden und Bekannten.	0	1	2

Anerkennung kommt niemals, wenn wir sie dringend brauchen. Und: Lachen Sie bitte etwas häufiger!

- **18–24 Punkte:** Sie sind gefährdet auszubrennen. Beginnen Sie gleich damit, Ihren Lebensstil zu ändern, damit Sie nicht ernsthaft körperlich und seelisch krank werden. Erlernen Sie Entspannungsübungen, damit Sie Ihre leeren Krafttanks wieder auffüllen. Wichtig: Nehmen Sie nicht alles gleich persönlich.

Quelle: Kolitzus H (2003) Das Anti-Burnout-Erfolgsprogramm. Deutscher Taschenbuch Verlag, München (mit freundlicher Genehmigung)

7.8   Eigene Chronobiologie

Prof. Till Roenneberg, Leiter des Zentrums für Chronobiologie am Institut für Medizinische Psychologie der Ludwig-Maximilians-Universität München, hat den »Munich Chronotype Questionnaire« entwickelt: www.bioinfo.mpg.de/mctq/core_work_life/core/introduction.jsp?language=deu. Mithilfe dieses Fragebogens wird der persönliche Chronotyp ermittelt (Bin ich eine »Lerche«? Eine »Nachtigall«?), und Sie werden beraten, wie Sie eventuelle Nachteile ausgleichen können. Das Ausfüllen dauert etwa 5 Minuten. Ihr persönliches Profil erhalten Sie wenige Minuten nach dem Absenden per Mail.

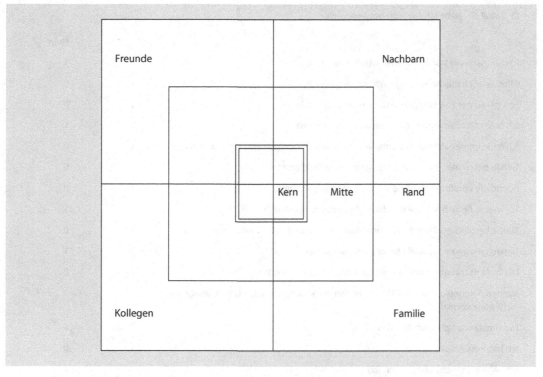

Freunde

Nachbarn

Kern   Mitte   Rand

Kollegen

Familie

□ **Abb. 7.1**   Soziale Geborgenheit gibt Rückhalt (aus Reschke K, Schröder H (2000) Optimistisch den Stress meistern. Materialie 47, Deutsche Gesellschaft für Verhaltenstherapie. DGVT, Tübingen (mit freundlicher Genehmigung)

7.9   Checkliste Konkurrenz

Potenzialanalyse

Zuerst die Analyse Ihrer Ressourcen: Was befähigt mich, erfolgreich zu führen? Als kleine Hilfestellung und um möglichst viel zu erfassen folgende Unterteilung:

- Meine Fachkompetenzen: ...
- Meine Problemlösefähigkeiten: ...
- Meine sozialen Kompetenzen: ...
- Meine Motive und Einstellungen: ...

Gehen Sie auch ein Stück zurück in die Vergangenheit:

- Meine bisherigen Leistungen: ...
- Diese Fähigkeiten brauchte ich dazu: ...
- Meine bisherigen berufsrelevanten Erfahrungen: ...

Konkurrentinnen-Check (eignet sich auch für Konkurrenten)

Vergleichen Sie Ihre Stärken/Schwächen (siehe oben) mit denen der »anderen«?

- Sie kann besser ... als ich.
- Sie ist besser in ... als ich.
- Ich kann besser ... als sie.
- Ich bin besser in .... als sie.
- Was hätten Sie gern von ihr? Wie kann sie Ihnen behilflich sein, das zu erlangen?
- Für Geübte: Was könnten Sie Ihrer Konkurrentin anbieten?

Wir als Duo?!

- Welche Ihrer Stärken und welche Stärke Ihrer Konkurrentin könnten sich ergänzen?

◻ Tab. 7.6   Habe ich ein Burn-out-Syndrom?

	Ja	Nein
Ich bin nach wie vor von meiner Arbeit begeistert.	0	1
Alles, was ich mache, ist eigentlich sowieso sinnlos.	1	0
Seit geraumer Zeit fühle ich in mir eine ungeheure Leere.	1	0
Ich bin trotz allem immer noch ein richtiger Optimist.		1
Ich leide immer öfter unter Kopfschmerzen, Schlafstörungen und innerer Unruhe.	1	0
Genau betrachtet, habe ich mir meist zu hohe Ziele gesteckt.	1	0
Irgendwie empfinde ich Nähe inzwischen häufig als Stress.	1	0
Für meine Aufgaben habe ich glücklicherweise genügend Tatkraft.	0	1
Meine beruflichen Ziele decken sich eigentlich nie so ganz mit meinen eigenen.	1	0
Genau genommen ist mein Beruf auch nur ein Job.	0	1
Ich finde es traurig, dass so wenig zurückkommt für das, was ich alles leiste.	1	0
Meinen Alkoholkonsum und Medikamentenverbrauch halte ich, ehrlich gesagt, für nicht ganz normal.	1	0
Die Umstände haben mich voll im Griff.	1	0
Ich habe oft Angst.	1	0
Ich habe oft einen richtig guten Tag.	0	1
Im Grunde genommen fühle ich mich völlig wertlos, überflüssig und mag mich selbst nicht.	1	0
Ich bin körperlich erschöpft, häufiger erkältet und krank.	1	0
Ich kann mich für nichts mehr richtig begeistern, bin gefühlsmäßig erschöpft.	1	0
Immer häufiger mag ich anderen gar nicht mehr richtig zuhören.	1	0
Entscheidungen fallen mir immer schwerer.	1	0
In der Freizeit kann ich mich auch kaum noch entspannen.	1	0
Ich erlebe viel zu selten erfüllende Sexualität und Zärtlichkeit.	1	0
Wenn ich morgens aufstehe, freue ich mich auf den Tag.	0	1
Meine Arbeit schlägt mir so richtig auf den Magen.	1	0

- Wo wäre eine gelungene Kooperation möglich?
- Skizzieren Sie für sich ein Kooperationsabkommen mit ihr!
- Überlegen Sie, ob Sie es ihr im Gespräch vorschlagen!

Quelle: Ley U, Michalik R (2005) Karrierestrategien für freche Frauen. Redline Wirtschaft, München, S. 225.

7.10   DÄB-Checkliste zum familienfreundlichen Krankenhaus

Arbeitgeber, die die Vereinbarkeit von Familie und Beruf bewusst und aktiv fördern, haben deutliche Standort- und Wettbewerbsvorteile, wenn es darum geht, qualifizierte Ärztinnen und Ärzte zu gewinnen und an ihr Klinikum zu binden. Zusätzlich erschließen familienfreundliche Maßnahmen betriebswirtschaftliche Einsparpotenziale und positive Kosten-Nutzen-Effekte für die Bilanz.

Aus der Checkliste kann je nach Bedarf und Wünschen ausgewählt werden.

1. Wertschätzung von Familienkompetenz durch:
   - Betrachtung von Eltern- und Schwangerschaft und Pflege von Angehörigen als natürliche Lebensereignisse und nicht als Störfaktoren der klinischen Organisationsabläufe
   - Flexible Elternzeit- und Teilzeitregelungen für Ärzte und Ärztinnen
   - Kontaktpflege während der Elternzeit und Förderung des frühzeitigen Wiedereinstiegs von Eltern
   - Aufstiegschancen auch in Teilzeittätigkeit und Anerkennung elterlicher Managementfähigkeiten
   - Kompetente Ansprechpersonen in der Verwaltung, die initiativ die Vereinbarkeit von Berufstätigkeit und familiären Pflichten begleitet und Eltern organisatorisch unterstützen

2. Gleichberechtigte Karrierechancen für Ärztinnen schaffen durch:
   - Parietätische Einteilung für weiterbildungsrelevante Tätigkeiten, z. B. Operationen/OP-Katalog, Endoskopie, Intensivmedizin und Pflichtkurse
   - Parietätische Freistellung und Förderung für wissenschaftliches Arbeiten
   - Mentoring auch durch weibliche Rollenvorbilder
   - Vorbildfunktion durch ChefärztInnen und Sanktionierung verbaler, sexualisierter und geschlechtsrollenspezifischer Diskriminierung im Arbeitsalltag
   - Wertschätzung statt Ablehnung von Doppel-Karriere-Paaren
   - Überprüfung von Vorurteilen: Ärztinnen mit kleinen Kindern werden fälschlicherweise als weniger leistungsfähig eingeschätzt, wohingegen Ärzte mit Nachwuchs als besonders verantwortlich und leistungsbereit gelten
   - Akzeptanz von den Lebensphasen entsprechenden familiären Anforderungen

   - Berücksichtigung auch kürzerer Weiterbildungseinheiten als ein halbes Jahr in Absprache mit der jeweiligen Landesärztekammer
   - Individuelle und stationsgerechte Umsetzung der Mutterschutzrichtlinien zum Schutz von werdender Mutter und Kind, aber Schwangere nicht pauschal von bestimmten ärztlichen Tätigkeiten in der Patientenversorgung ausschließen

3. Attraktive Grundbedingungen bieten durch:
   - Adäquate Honorierung der ärztlichen Mitarbeiterinnen und Mitarbeiter, denn Vereinbarkeit von Beruf und Familie kostet auch Geld
   - Verlässliche Arbeitszeiten, Bereitschaftsdienstpläne und Urlaubsplanung
   - Angebot flexibler Arbeitszeitmodelle – bedarfsgerecht aus MitarbeiterInnen- und Kliniksicht

4. Serviceangebote für Kinderbetreuung und private Haushaltsführung durch:
   - Arbeitsplatznahe, arbeitszeitkompatible, qualitativ hochwertige und tägliche Kinderbetreuung von 0–10 Jahren, möglichst betrieblich, sonst Vermittlung und Kooperation
   - Angebote zur Hausaufgaben- und Ferienbetreuung und zur Obhut bei leichten Erkrankungen der Kinder bzw. bei Ausfall der sonstigen Kinderbetreuung, z. B. der Tagesmutter oder Großeltern
   - Kinderbetreuungsangebote während Fortbildung und Kongressen
   - Rückzugsmöglichkeiten zum Stillen
   - Logistische Unterstützung bei der Betreuung pflegebedürftiger Angehöriger
   - Angebote für die Kinder von MitarbeiterInnen, in der Klinikmensa zu speisen, gemeinsam mit den Eltern Mittag zu essen und Familienmenüs nach Hause mitzunehmen
   - Einkaufsservice, Bügelservice und ähnliche Angebote am Arbeitsplatz

5. Gesundheitliche Prävention und Persönlichkeitsbildung fördern durch Fortbildungsangebote für:

- Kommunikationstraining, Entspannungstechniken, Stressmanagement
- Angebote für Supervision und Teilnahme an Balint-Gruppen
- MitarbeiterInnengesundheit: unter anderem Burn-out-Prophylaxe, Rückengesundheit, Raucherentwöhnung

6. Familienfreundliche Medizin – auch als Standortvorteil:
   - Berücksichtigung geschlechtsdifferenter Aspekte in der Behandlung – Gender-Medizin
   - Familienfreundliches Arbeitsklima wirkt sich positiv auf den Umgang mit PatientInnen aus
   - Kommunikation Ärztin/Arzt-Patientin/Patient – partnerschaftlich statt patriarchalisch
   - Gegebenenfalls auch Kinderbetreuungsangebote für PatientInnen und BesucherInnen

7. Assistenz- und Oberärztinnen und -ärzte durch ein explizit familienfreundliches Leitbild und konkrete Angebote gewinnen und weiterhin an das Klinikum binden.
   - Bisher lautet der Tenor: »Sie können bei uns arbeiten, aber es ist Ihr und nicht unser Problem, wie und ob Sie Ihre Berufstätigkeit mit Ihren familiären Aufgaben unter einen Hut bringen.«
   - Moderne Personalpolitik sollte vermitteln: »Wir wollen Ihre Mitarbeit, wir brauchen Sie, was können wir Ihnen anbieten, damit Sie Beruf, Weiterbildung, Familie und private Haushaltsführung ohne unnötige Reibungsverluste tagtäglich bewältigen können?«

8. Ärztlichen Nachwuchs für die eigene Abteilung interessieren und rekrutieren durch Beachtung und Wertschätzung bereits der Studierenden und Sicherstellung von »Studium und Kind«:
   - KrankenpflegepraktikantInnen: als zukünftige Medizinerinnen und Mediziner kontaktieren und ihre Freude am Beruf fördern
   - FamulantInnen: für die eigene Klinik begeistern und durch familienfreundliche Arbeitsbedingungen auffallen. Mindestens

Bereitstellung und Waschen der Schutzkleidung und kostenlose, qualitativ gesunde und optisch appetitanregende Mahlzeiten in der Kantine/Mensa
- PJ-Studierende: gute Lehre und Mentoring. Sie beobachten genau, wie mit Ärztinnen mit Kindern und mit Ärzten in der Elternzeit umgegangen wird. Möglichst Aufwandsentschädigung während des Praktischen Jahres
- Gegebenenfalls Vergabe von Stipendien an diejenigen, die später in dieser Klinik ärztlich tätig werden

9. Einbindung in »Lokale Bündnisse für Familie« und gegebenenfalls Zertifizierung durch »Hertie-Stiftung«: In lokalen Bündnissen setzen sich zunehmend auch Krankenhäuser für die Gestaltung einer familienfreundlichen Arbeits- und Lebenswelt ein:
   - Steigerung des Images der Stadt als Ort mit familienfreundlichen Arbeitgebern
   - Schaffung hochwertiger Betreuungsangebote für Beschäftigte und Studierende
   - »Audit Beruf und Familie« durch die gemeinnützige Hertie-Stiftung

Quelle: Bühren A (2008) Das familienfreundliche Krankenhaus. Arzt und Krankenhaus 81:173–175 (mit freundlicher Genehmigung)

7.11 Ärztin und Mutter sein: Back-up-Einrichtungen

Notfälle, Verzögerungen, kurzfristige Änderungen im Dienstplan – als Ärztin müssen Sie oft Ihre persönliche Planung innerhalb kurzer Zeit umstellen. Doch während sich beispielsweise private Verabredungen relativ leicht verschieben lassen, brauchen Sie für Ihr Kind in einem solchen Fall sofort eine Ersatzbetreuung, und das nicht nur am Tag, sondern oft auch nachts oder am Wochenende. Es gibt Betreuungseinrichtungen, die genau für solche Situationen gedacht sind: die Back-up-Einrichtungen der *pme Familienservice GmbH*.

Gisela Erler weiß um die Belange berufstätiger Eltern. Die Familienforscherin hat deshalb im Jahr 1991 die *pme Familienservice GmbH* gegründet, die eine breite Palette individueller Betreuungslösungen speziell für Berufstätige anbietet. Gisela Erler rät: »Flexible Unterstützungsangebote lohnen sich insbesondere auch für Kliniken, da diese oft ein großes personelles Potenzial unausgeschöpft lassen. Die Frauen werden ein solches Engagement danken – mit Engagement, Loyalität und Flexibilität.«

■ **Was genau sind Back-up-Einrichtungen?**
Back-up-Einrichtungen sind hochflexible Einrichtungen, die spontan und zu jeder Tages- und Nachtzeit eine gute Kinderbetreuung sicherstellen. Betreut werden Kinder von 0–12 Jahren, die Öffnungszeiten richten sich nach dem jeweiligen Bedarf der Eltern. Konkret bedeutet das: Auch wenn Sie kurzfristig einen Einsatz in der Nacht, am Wochenende oder an einem Feiertag haben, sind diese Einrichtungen für Sie und Ihr Kind da. Die Back-up-Einrichtungen des pme Familienservice sind genau das Richtige für Ärztinnen und Ärzte mit unregelmäßigen Arbeitszeiten bzw. spontanen Einsätzen, daher werden ihre Dienste verstärkt von Universitäten und Kliniken in Anspruch genommen.

Back-up-Einrichtungen des *pme Familienservice* gibt es mittlerweile flächendeckend im gesamten Bundesgebiet. Für diese innovative Form der Kinderbetreuung wurde der Anbieter im Rahmen des Wettbewerbs »365 Orte im Land der Ideen« ausgezeichnet.

Das leisten die Back-up-Einrichtungen:
- Betreuung von Kindern zwischen 0 und 12 Jahren
- Rund um die Uhr, am Wochenende und an Feiertagen geöffnet
- Auch kurzfristige Buchung möglich, ein Anruf genügt
- Besonders hoher Personalschlüssel
- Altersgerechte Aktivitäten für die Kinder
- Zentrale, verkehrsgünstige Lage, oft auch in der Nähe von Kliniken gelegen
- Regelmäßige Schnuppertage, damit Eltern und Kind unverbindlich das Back-up kennenlernen können

Gisela Erler, Familienforscherin und Gründerin des Familienservice, sagt:

»Wir sind besonders darauf eingestellt, ungewöhnliche Arbeitszeiten abzudecken. Das beweisen wir unter anderem mit unseren Back-up-Einrichtungen, in denen wir auf Wunsch rund um die Uhr betreuen.«

»Mir sind lange Betreuungszeiten und eine gleichbleibend hohe Betreuungsqualität sehr wichtig. Bei uns gibt es keine Spätgruppen oder übrig gebliebene Kinder, wir betreuen auch abends noch jedes Kind mit derselben Hingabe und Verantwortung wie am Vormittag. Bei uns müssen die Kinder auch nicht jeden Tag da sein, um in den Genuss guter pädagogischer Arbeit zu kommen.«

■ **Wer ist der Familienservice?**
Die *pme Familienservice GmbH* ist der größte Work-Life-Anbieter im deutschsprachigen Raum. Sie bietet innovative Dienstleistungen für Firmen in den Bereichen Kinderbetreuung, Homecare–Eldercare und Lebenslagen-Coaching. Das Unternehmen ist flächendeckend in ganz Deutschland vertreten und unterhält Standorte in Österreich, der Schweiz und Tschechien. In Kooperation mit Unternehmen und Kommunen betreibt es zahlreiche Kinderbetreuungseinrichtungen im gesamten Bundesgebiet. 2009 wurde zudem in Berlin die *pme Akademie* eröffnet. Weitere Informationen unter www.familienservice.de.

7.12 Übung in Achtsamkeit

»Nimm eine angenehme Stellung ein im Liegen oder Sitzen, halte die Wirbelsäule gerade, lass die Schultern fallen.

Schließe deine Augen, wenn es angenehm ist.

Gehe mit deiner Aufmerksamkeit zu deinem Bauch, spüre, wie er sich mit dem Einatmen hebt oder leicht ausdehnt, mit dem Ausatmen senkt oder zurückzieht.

Bleib bei deiner Atmung, sei bei jedem Einatmen für seine ganze Dauer und bei jedem Ausatmen für seine ganze Dauer, als würdest du von den Wellen deines Atems getragen.

Jedes Mal, wenn du bemerkst, wie sich dein Geist von deinem Atem entfernt, bemerke, was dich weggebracht hat, und dann bringe deine Aufmerksamkeit freundlich zu deinem Bauch und dem Gefühl des ein- und ausströmenden Atems zurück.

Wenn sich dein Geist tausendmal von deinem Atem entfernt, ist deine Aufgabe nur, ihn jedes Mal zu deinem Atem zurückzubringen, womit er auch beschäftigt ist.

Mache diese Übung jeden Tag 15 Minuten zu einer geeigneten Zeit, ob dir danach ist oder nicht, für eine Woche, und schaue, wie es ist, eine disziplinierte Meditationspraxis in dein Leben einzubauen. Sei bewusst, wie es sich anfühlt, jeden Tag eine Zeit zu verbringen, in der du nur bei deinem Atem bist, ohne irgendetwas tun zu müssen.« (Jon Kabat-Zinn)

Quelle: Kabat-Zinn J (1999) Stressbewältigung durch die Praxis der Achtsamkeit (Buch und CD), Dt. Bearbeitung: U. Kesper-Grossmann. Arbor, Freiburg (www.arborverlag.de) (mit freundlicher Genehmigung)

A Anhang

A1 Zum Schluss ein Dank

Franziska Becker, deren Karikaturen uns seit vielen Jahren zum Lachen bringen, hat die Illustration übernommen mit der Begründung: »Ich liebe es, medizinische Themen zu bearbeiten. Schließlich bin ich Arzttochter, und meine Spielplätze waren Krankenhaus, Pathologie und Friedhof.« Ihre »medizinische« Kreativität hat uns begeistert. Vielen Dank! Wer mehr davon möchte: www.franziska-becker.de.

Für die Gastbeiträge, die dieses Buch bereichern, danken wir Dr. Isabell Lisberg-Haag und Uschi Heidel, Inhaberinnen der PR-Agentur für Wissenschaftskommunikation *TRIO Service GmbH* (www.trio-medien.de), sowie Elke Köhler, Trainerin, Beraterin, Gesprächs- und Suchttherapeutin, ganz herzlich (www.elkekoehler.com).

Einen Dank auch an Gisela Erler, Familienforscherin und Gründerin von *pme Familienservice GmbH*.

Hedwig Francois-Kettner, ehem. Pflegedirektorin der Charité, danken wir für die inspirierenden Gespräche über eine gemeinsame Ausbildung von Mediziner/innen und Pflegenden und ihre Initiative zur Umsetzung interkollegialer Kommunikation in der Praxis.

Für ihre Unterstützung unserer Umfrage zur Situation von Ärztinnen in Führungspositionen danken wir Frau Dr. med. Verena Schlegel, die sehr engagiert die Organisation in der Schweiz übernommen hat.

Unser Dank gilt Dr. med. Astrid Bühren, ehemalige langjährige Präsidentin des *Deutschen Ärztinnenbundes*, für ihr unermüdliches Wirken mit dem Ziel, Ärztinnen in Führungspositionen zu bringen und dafür die Rahmenbedingungen zu schaffen, wie z. B. familienfreundliche Strukturen in Kliniken.

Sabine Höschele, Hiltrud Wilbertz und Barbara Karg vom Springer-Verlag danken wir für die freundliche und umsichtige Betreuung der 2. Auflage dieses Buches und Markus Pohlmann für das sorgfältige Lektorat.

Viele andere haben im Hintergrund (und in unserem Hinterkopf) entscheidend an diesem Buch mitgewirkt. Wir danken den Teilnehmerinnen und Teilnehmern unserer Führungs-Workshops in Deutschland und Österreich – Oberärztinnen, Chefärztinnen, Professorinnen (und die, die es noch werden wollen) – für ihre Fragen, ihre »Fälle«, für ihre Kritik und ihre Ideen. In diesem Sinne danke ich besonders denen, die ich coachen und deren Karrierewege ich begleiten darf und die in Führungsfragen meinen Rat suchen.

Ein großes Dankeschön geht an Regina Michalik, Coach und Mediatorin (www.interchange-michalik.com), für die Inspirationen zu Konflikt und Konkurrenz.

In vielen Gesprächen und Diskussionen mit Kolleginnen und Kollegen haben wir unsere Ideen und Vorschläge evaluiert. Wir danken Ihnen und Euch für die Anregungen, für Lob und Kritik.

A2 Feedback

Wir freuen uns über Rückmeldungen zum Buch. Ebenso über Interesse an Coachings, Workshops oder am Netzwerken. Kontakt:

- www.dr-ulrike-ley.de/
- info@dr-ulrike-ley.de
- gabriele.kaczmarczyk@charite.de
- http://prof-gabriele-kaczmarczyk.de

A3 Workshop

Führungsworkshop für Ärztinnen

Wir möchten Teilnehmerinnen unserer Workshops »Gesunde Führung«, von Workshops im
Rahmen von Mentoring-Programmen, die wir
an Universitätskliniken in Deutschland und
Österreich durchführen, und **Medizinerinnen**,
die unsere Arbeit kennenlernen möchten, miteinander ins Gespräch bringen und **vernetzen**.
Auf vielfachen Wunsch haben wir dafür ein
Angebot entwickelt:

Es geht um **Gesunde Führung** mit jährlich
wechselnden Spezialitäten wie Macht, Konkurrenz, Kommunikation, Selbstmanagement. Wir
frischen Führungsthemen auf und erweitern
Netzwerke.

Die Teilnehmerinnen sind Führungsfrauen
in der Medizin oder auf dem Weg dahin. Wir
treffen uns **einmal jährlich** im Mai von Frei-
tag(nachmittag) bis Sonntag(mittag). Dafür haben wir einen schönen Ort zur Vernetzung und
Entspannung in Berlin gefunden (www.berlin-
schwanenwerder.de). Wir starten freitags mit
einer Veranstaltung in der Friedrichstadtkirche
am Gendarmenmarkt. Dort diskutieren wir mit
Expertinnen und Experten über aktuelle medizinische Themen.

Wer möchte, kann den Workshop mit einem
individuellen **Coaching** verbinden, davor und
danach (Freitag und Montag).

Wenn Sie interessiert sind oder teilnehmen
möchten, lassen Sie sich bitte in unserer
Datenbank registrieren (info@dr-ulrike-ley.de;
Stichwort: Datenbank »Führung«). Sie erhalten
dann jeweils im Herbst eine Einladung und das
Programm.

Printed in the United States
By Bookmasters